U0621084

考研西医临床医学综合能力
内外科病例精析

刘 钊◎编著

紧扣
新大纲

昭昭老师 独家秘笈

表格理解 → 图形记忆 → 口诀背诵

考点贯通

重要提示

1. 正版图书双色印刷。
2. 凭刮刮卡（每书一个，限用3次）登录 www.buaapress.com.cn 在线享用20小时视频。
3. 扫描昭昭医考微信公众号，发送刮刮卡卡号及密码，昭昭老师在线答疑。
4. 凭刮刮卡密码报名昭昭医考培训，抵现100元。

北京航空航天大学出版社
BEIHANG UNIVERSITY PRESS

内 容 简 介

　　作者根据近30年来西医临床综合能力考试中内外科的重点、难点及常考点、必考点进行归纳总结,整理了此书。全书分为两部分:第一部分,内科学——病例分析;第二部分,外科学——病例分析。近年来,国家对医学生临床实践的要求越来越高,作为研究生入学考试,考试的题目也越来越贴近临床,病例分析的题目也越来越多。常言道:西综考试,得内外科者,得天下。本书正是在这种趋势下,为广大有致于踏入高等学府的考生们提供攻克临床题目的法宝。

　　书中昭昭老师除了写出常见点和必考点的经典试题外,还对重点题目进行了详细的解析,并将解析进行了口诀化、图表化,对易混淆点进行了表格对比处理,以方便记忆。

图书在版编目(CIP)数据

2019考研西医临床医学综合能力内外科病例精析 /
刘钊编著. -- 北京:北京航空航天大学出版社,2018.3
　ISBN 978-7-5124-2656-6

　Ⅰ. ①2… Ⅱ. ①刘… Ⅲ. ①临床医学－研究生－入
学考试－自学参考资料 Ⅳ. ①R4

中国版本图书馆 CIP 数据核字(2018)第 031949 号

2019考研西医临床医学综合能力内外科病例精析
刘　钊　编著
责任编辑　郑　毅
*
北京航空航天大学出版社出版发行
北京市海淀区学院路 37 号(邮编 100191)　http://www.buaapress.com.cn
发行部电话:(010)82317024　传真:(010)82328026
读者信箱:bhpress@263.net　邮购电话:(010)82316936
涿州市新华印刷有限公司印装　各地书店经销
*
开本:787×1 092　1/16　印张:20　字数:512 千字
2018 年 6 月第 1 版　2018 年 6 月第 1 次印刷
ISBN 978-7-5124-2656-6　定价:99.00 元

前　言

　　很多参加考研西医临床医学综合能力考试的同学,反复纠结的问题是:知识点太多、无法记忆并感觉混乱;看了几遍,记不住;记住了,但是记混了! 这是我从事医学考试培训以来,学员们抱怨最多的三个问题。帮他们把这三个问题解决好,考上研究生指日可待。

　　昭昭老师想通过这本书真真正正地教给大家如何做题,即昭昭老师教给大家解题三部曲:找题眼、明考点、选答案。我们通过对一道一道题目的分析,了解这个题目为什么选 A,更要知道为什么不选其余的三个选项,以及题干如何改变就会选其他选项。这样训练下来,同学们掌握的不仅仅是一个知识点,而是一串知识点,通过一个题目,把与其相通、类似的题目全部掌握。最后就会发现,通过做题自己对于知识点的掌握有了巨大的进步,给你带来了本质的飞跃,使你的分数得到提高。

　　紧紧抓住内外科真题,沿着考题提供的信息来指导复习,真正理解和掌握真题的内涵,就能把握住复习的主动权,这是有效、保险的复习方法和简捷、高效的复习途径。《2019 考研西医临床医学综合能力内外科病例精析》这本书包含了内外科常见考点的考题,是攻克西综的利器。如想进一步快速突破,考生还可参考昭昭老师所编写的《2019 考研西医临床医学综合能力核心考点背诵版》,该书中,我们将数千页的内容浓缩为 400 页左右的核心必考点。

　　成功属于那些坚持的人,坚持学完本书中的相关高频考点真题,你会在考场上如鱼得水、游刃有余!

昭昭老师
2018 年 5 月

目 录

题 目

第一部分 内科学——病例分析

题 目

第二部分 外科学——病例分析

解　析

第一部分　内科学——病例分析

解　析

第二部分　外科学——病例分析

第一部分
内科学——病例分析

第一章　呼吸系统

第1节　慢性阻塞性肺疾病

【例1】男,43岁,反复咳嗽、咳脓痰10年,加重5天入院。吸烟史15年,已戒10年。查体:右下肺可闻及较多湿啰音及少量哮鸣音。可见杵状指。胸部X线片示右下肺纹理增粗、紊乱。该患者应首先考虑的诊断是

  A. 支气管结核　　　　　　　　　B. 慢性阻塞性肺疾病

  C. 支气管肺癌　　　　　　　　　D. 支气管哮喘

【例2】男,67岁,咳嗽、咳痰20年,加重伴气短1周。查体:T 36.8℃,双肺呼吸音减弱,语音震颤减弱,叩诊呈过清音。该患者最可能的诊断是

  A. 支气管哮喘　　　　　　　　　B. 慢性阻塞性肺疾病

  C. 气胸　　　　　　　　　　　　D. 支气管扩张

【例3】男,68岁,反复咳嗽、咳痰15年,加重伴发热3天。吸烟史40年,1包/天。查体:T 38.8℃,口唇发绀,桶状胸,双肺可闻及哮鸣音和湿啰音。血WBC $10.3×10^9$/L,N 0.85。该患者最可能的诊断是

  A. 支气管肺癌　　　　　　　　　B. 肺血栓栓塞

  C. 慢性阻塞性肺疾病　　　　　　D. 支气管扩张

【例4】男,70岁。因咳嗽、咳痰30年,气短5年,近期加重前来体检。胸部X线片示双肺透光度增加。其胸部查体最可能出现的体征是

  A. 叩诊过清音　　　　　　　　　B. 呼吸音增强

  C. 叩诊实音　　　　　　　　　　D. 语颤增强

【例5】男,55岁,间断咳嗽、咳痰,反复发作30年,近2年来渐觉气短,发现高血压3年,吸烟36年,40支/日。查体:BP 140/90mmHg,心肺无明显阳性体征,心脏彩超未发现异常,为明确诊断首选的检查是

  A. 胸部CT　　　　　　　　　　B. 肺功能

  C. 运动心肺功能　　　　　　　　D. 冠状动脉造影

【例6】男,68岁,反复咳嗽、咳痰20年,气短10年,喘息加重2天。吸烟30年,约1包/天。查体:神志清楚,呼吸急促,端坐位,口唇发绀;桶状胸,左下肺呼吸音明显减弱,右肺可闻及哮鸣音和湿啰音;WBC $6.3×10^9$/L,N 0.85。为进一步诊治,首选的检查是

  A. 肺功能　　　　　　　　　　　B. 血气分析

  C. 痰培养　　　　　　　　　　　D. 心电图

【例7】男,75岁,间断咳嗽、咳痰12年,加重伴气短2天就诊。吸烟40余年,约1包/天。胸部X线片示双肺纹理粗乱。动脉血气示pH 7.34,$PaCO_2$ 48mmHg,PaO_2 55mmHg。该患者氧疗的最佳方式是

A. 持续低流量吸氧　　　　　　　　　　B. 无重复呼吸面罩吸氧

C. 气管插管、机械通气　　　　　　　　D. 无创通气

【例8】男性50岁,慢性阻塞性肺疾病6年,1小时前突发呼吸困难加重,右侧胸痛、大汗、发绀,首先考虑诊断

A. 肝性胸膜炎　　　　　　　　　　　　B. 急性心肌梗死

C. 自发性气胸　　　　　　　　　　　　D. 细菌性肺炎

例9～例10 共用题干

男,62岁,间隔咳嗽、咳痰10余年,喘息5年,加重3天入院。吸烟41年,30支/日,已戒5年。查体:烦躁、球结膜充血、水肿、口唇发绀,桶状胸,双肺呼吸音低,右下肺可闻及少许湿性啰音,肝肋下5cm,肝颈静脉回流征(＋),双下肢水肿;血K^+ 4.5mmol/L。Na^+ 129mmol/L,Cl^- 90mmol/L。

【例9】若该患者出现意识障碍,最可能的原因是

A. 感染中毒性脑病　　　　　　　　　　B. 脑血管意外

C. 肝性脑病　　　　　　　　　　　　　D. 肺性脑病

【例10】该患者目前最重要的治疗措施为

A. 抗感染　　　　　　　　　　　　　　B. 静脉滴注支链氨基酸

C. 无创通气　　　　　　　　　　　　　D. 利尿

例11～例12 共用题干

男,66岁。活动后突发左侧胸痛伴呼吸困难1天。既往慢性阻塞性疾病史10余年。查体:R 26次/分,BP 95/60mmHg;口唇发绀,左肺呼吸音明显减弱,心率102次/分,心律整齐。

【例11】该患者最可能的诊断是

A. 急性心肌梗死　　　　　　　　　　　B. 自发性气胸

C. 阻塞性肺不张　　　　　　　　　　　D. 胸腔积液

【例12】为明确诊断,应先采取的检查措施是

A. CT肺动脉造影　　　　　　　　　　B. 胸腔穿刺

C. 支气管镜　　　　　　　　　　　　　D. 胸部X线片

第2节　支气管哮喘

【例13】男性,18岁。反复喘息发作2年,常在春季发病,表现为突然发作呼吸困难,每次发作1～2小时,经咳出白色黏痰后症状缓解,血象检查:嗜酸性粒细胞增多,IgE增高,X线胸片正常,应诊断为

A. 支气管哮喘　　　　　　　　　　　　B. 急性左心衰竭

C. 急性间质性肺炎　　　　　　　　　　D. 慢性支气管炎

【例14】男,21岁。发作性喘息4年,再发3天急诊入院。查体:端坐呼吸,口唇发绀,双肺广泛哮鸣音,心率120次/分。该患者最可能的诊断是

A. 自发性气胸　　　　　　　　　　　　B. 肺血栓栓塞

C. 急性左心衰竭　　　　　　　　　　　D. 支气管哮喘

【例 15】男,18 岁。发作性胸闷 3 年、再发 2 天。发作多以凌晨为主,无咯血和发热,发作时不经药物治疗可逐渐缓解。查体:双肺呼吸音清晰。该患者最可能的诊断是

A. 慢性支气管炎 　　　　　　　B. 胃食管反流病

C. 左心衰竭 　　　　　　　　　D. 支气管哮喘

【例 16】女,18 岁。2 小时前赏花时突然出现咳嗽、胸闷、呼吸困难,追问病史近 1 年每年春季常有类似发作。体检:两肺满布哮鸣音,心脏无异常。X 线胸片显示心肺无异常。该例诊断应为

A. 心源性哮喘 　　　　　　　　B. COPD

C. 支气管扩张 　　　　　　　　D. 支气管哮喘

【例 17】女,28 岁。发作性干咳、胸闷 3 年,夜间明显,无咯血、发热。每年发作 2～3 次,约 1～2 周可自行缓解。近 2 天来再次出现上述症状而就诊。查体:双肺呼吸有清晰,未闻及干湿性啰音,心率 86 次/分,心脏各瓣膜听诊区未闻及杂音。胸部 X 线片未见异常,肺通气功能正常。为明确诊断,应采取的进一步检查是

A. 支气管镜 　　　　　　　　　B. 胸部高分辨 CT

C. 胸部 MRI 　　　　　　　　　D. 支气管激发试验

【例 18】男,45 岁。间断咳嗽 2 年,每年均于秋季出现,干咳为主,夜间明显,伴憋气,常常影响睡眠,白天症状常不明显。使用多种药物抗感染治疗无效,持续 1～2 个月后症状可自行消失。本次入秋后再次出现上述症状,体检未见明显异常。胸部 X 线片未见明显异常,肺勇气功能正常。为明确诊断,宜采取的进一步检查措施是

A. 胸部 CT 　　　　　　　　　　B. 支气管激发试验

C. 睡眠呼吸监测 　　　　　　　D. 支气管镜

【例 19】女,28 岁。反复发作性干咳伴胸闷 2 年,多于春季发作,无发热、咯血及夜间阵发性呼吸困难,多次胸片检查无异常,常用抗生素治疗效果不明显。无高血压病史。全身体检无阳性体征。为明确诊断首选的检查是

A. 胸部 CT 　　　　　　　　　　B. 心脏超声波

C. 支气管激发试验 　　　　　　D. 动脉血气分析

【例 20】女性,18 岁。反复发作喘息、呼吸困难、咳嗽 3 年。体检:双肺散在哮鸣音,心脏无异常。下列检查结果中有助于明确诊断的是

A. 最大呼气流量显著降低 　　　B. 一秒钟用力呼气容积降低

C. 最人呼气中段流量降低 　　　D. 支气管舒张试验阳性

【例 21】女,32 岁,间断喘息 5 年,无明显规律,发作期间无不适,此次因"气喘 6 小时"来院。查体,T 36.8℃,端坐呼吸,口唇发绀,双肺呼吸音低,呼气相明显延长,未闻及哮鸣音。血常规 WBC 8.3×10^9/L,N 0.75,该患者最可能的诊断是

A. 慢性支气管炎 　　　　　　　B. 支气管哮喘

C. 心源性哮喘 　　　　　　　　D. 肺栓塞

【例 22】女,45 岁。间断干咳 3 年,无低热、咯血等,反复抗生素治疗无效。查体无明显阳性体征。胸部 X 线片未见明显异常,最可能的诊断是

A. 支原体肺炎 　　　　　　　　B. 支气管结核

C. 支气管扩张 　　　　　　　　D. 咳嗽变异型哮喘

【例23】 支气管哮喘12年,规律吸入糖皮质激素。近2周再次出现喘息发作,夜间症状明显不宜采取

  A. 加用长效茶碱   B. 加用小剂量口服激素

  C. 增加吸入激素剂量   D. 加用短效 β 激动剂

例24～例27 共用题干

  女性,18岁。反复发作呼吸困难、胸闷、咳嗽2年,每年秋季发作,可自行缓解,此次已发作半天症状仍继续加重而来就诊。体检:双肺满布哮鸣音,心率85/分,心律整齐,无杂音。

【例24】 该患者的诊断应首先考虑为

  A. 慢性支气管炎   B. 阻塞性肺气肿

  C. 慢性支气管炎并肺气肿   D. 支气管哮喘

【例25】 对该患者的治疗应选用的药物为

  A. β_2 受体激动剂   B. β_2 受体阻滞剂

  C. α 受体激动剂   D. α 受体阻滞剂

【例26】 给予足量的特布他林(博利康尼)和氨茶碱治疗1天多病情仍无好转,呼吸困难严重,口唇发绀。此时应采取

  A. 原有药物加大剂量再用24小时 B. 应用琥珀酸氢化可的松静脉滴注

  C. 大剂量二丙酸倍氯米松气雾吸入 D. 静脉滴注第三代头孢菌素

【例27】 应用足量的解痉平喘药和糖皮质激素等治疗均无效,患者呼吸浅快、神志不清,PaO_2 50mmHg,$PaCO_2$ 70mmHg。此时应采取的救治措施为

  A. 高浓度吸氧   B. 甲基泼尼松龙静脉滴注

  C. 纠正水电解质和酸碱平衡紊乱   D. 气管插管正压机械通气

【例28】 女,29岁。反复发作喘息2年。此次发作持续发作约19小时,大汗淋漓,发绀,端坐呼吸,双肺肺气肿征,有散在哮鸣音。首选的治疗是

  A. 山莨菪碱(654-2)静脉注射

  B. 补液+氨茶碱+β受体激动剂

  C. 沙丁胺醇气雾剂吸入+溴化异丙托品吸入

  D. 补液+糖皮质激素+氨茶碱

【例29】 男,39岁。诊断支气管哮喘9年,规律吸入糖皮质激素治疗,症状控制尚满意。近1周于受凉后再次出现喘息发作。夜间症状明显。为改善患者症状,不宜采取的措施是

  A. 加用长效茶碱   B. 加用小剂量口服激素

  C. 增加吸入激素剂量   D. 加用短效 β 受体激动剂

【例30】 女,34岁。哮喘患者。平时规律使用吸入激素,偶有需要短效 β_2 受体激动剂治疗,症状控制较为满意。进来过敏性鼻炎发作,喘息症状出现波动。此时为加强抗炎效果,宜首先选择的药物是

  A. 茶碱缓释片   B. 长效 β_2 受体激动剂

  C. 白三烯受体调节剂   D. 口服激素

【例31】 男,20岁。持续喘息发作24小时来急诊。既往哮喘病史12年。查体:端坐呼吸,大汗淋漓,发绀,双肺布满哮鸣音。动脉血气分析结果示 pH 7.21,$PaCO_2$ 70mmHg,PaO_2 55mmHg。此时应采取的紧急措施是

A. 机械通气　　　　　　　　　　B. 使用光谱抗生素

C. 静脉点滴糖皮质激素　　　　　D. 静脉注射氨茶碱

第3节 支气管扩张

【例32】女,53岁。今晨突发咯血250mL,无发热。幼年8岁时起反复咳嗽,咳痰。查体：T 36.8℃,BP 120/70mmHg,左肺可闻及湿啰音,该患者最可能的诊断是

A. 肺结核　　　　　　　　　　　B. 支气管扩张

C. 支气管肺癌　　　　　　　　　D. 慢性支气管炎

【例33】男,34岁。咯鲜血半小时。就诊时仍有鲜血咯出。咳嗽不显著,无咳痰及呼吸困难。既往有类似情况出现,可自行停止。否认慢性心肺疾病史。查体：双肺呼吸音清晰。胸部X线片未见异常。为明确诊断,首先应进行的检查是

A. 上呼吸道检查　　　　　　　　B. 支气管镜

C. 支气管动脉造影　　　　　　　D. 胸部CT

【例34】女,35岁。间断咳嗽、咳脓痰伴咯血10余年,再发2天入院。咯血总量约600mL,经抗感染、静脉点滴垂体后叶素治疗后,咯血停止,进行胸部CT检查示右下叶多发囊状,部分囊腔内可见液平,其余未见异常,该患者宜进一步采取的最佳措施为

A. 支气管动脉栓塞　　　　　　　B. 规律使用流感疫苗

C. 感染时联合使用抗生素　　　　D. 手术切除病变肺叶

第4节 肺 炎

【例35】女,38岁,寒战高烧,右侧胸痛3天。查体：T 39.4℃,意识模糊,右下肺呼吸音减弱,血常规WBC $14.3×10^9/L$,N 0.88。胸片示右下肺大片浸润阴影,该患者最可能的诊断是

A. 克雷柏杆菌肺炎　　　　　　　B. 肺炎链球菌肺炎

C. 肺炎支原体肺炎　　　　　　　D. 干酪性肺炎

例36～例37 共用题干

男,28岁。平素健康,受凉后,突发寒战、高热、头痛。第3天出现右侧胸痛、咳嗽、咳痰,胸片示右上肺大片实变影。

【例36】最可能的诊断为

A. 大叶性肺炎　　　　　　　　　B. 胸膜增厚

C. 肺脓肿　　　　　　　　　　　D. 肺结核

【例37】体检不会出现的体征是

A. 右上肺语颤增强　　　　　　　B. 右上肺叩诊浊音

C. 气管向左侧偏移　　　　　　　D. 急性病容

例38～例39 共用题干

男,28岁,受凉后发热、咳嗽、咳痰1周气促2天,意识模糊1小时。查体：T 39.8℃,血压

80/50mmHg,口唇发绀,双肺可闻及较多湿啰音,心率 109 次/分,未闻及杂音,四肢冷,血常规 WBC 21×10^9/L,N 0.90。

【例38】该患者最可能的诊断是

　　A. 中枢神经系统感染　　　　　　　　B. 急性左心衰竭

　　C. 重症肺炎　　　　　　　　　　　　D. 干酪性肺炎

【例39】该患者经过抗感染等综合治疗后症状有所改善,血压 100/60mmHg,动脉血气分析(面罩吸氧 5L/min)提示 PaO_2 50mmHg,$PaCO_2$ 28mmHg,HCO_3^- 16mmol/L。此时首选的措施是

　　A. 静脉点滴糖皮质激素　　　　　　　B. 静脉点滴丙种球蛋白

　　C. 机械通气　　　　　　　　　　　　D. 静脉点滴碳酸氢钠

【例40】女,22岁。受凉后出现寒战、发热、咳嗽,咳少许黏痰 3 天,自服"感冒药"后热退。查体:T 39.5℃,急性病容,右肺呼吸音减弱,语音震颤增强。血 WBC 13.4×10^9/L,N 0.87。胸部 X 线片示右下肺大片状模糊阴影。该患者抗感染治疗不宜首选的是

　　A. 青霉素　　　　　　　　　　　　　B. 左氧氟沙星

　　C. 阿莫西林　　　　　　　　　　　　D. 阿米卡星

【例41】女,62岁。寒战、高热 1 周,少量脓血痰。查体:T 39.5℃,右下肺散在湿啰音,胸部 X 线片示右下肺叶实变阴影伴小空洞形成,血 WBC 14.8×10^9/L,N 0.96。该患者感染的病原菌最可能是

　　A. 结核分枝杆菌　　　　　　　　　　B. 肺炎链球菌

　　C. 铜绿假单胞菌　　　　　　　　　　D. 金黄色葡萄球菌

【例42】男,73岁,因脑梗死住院半月,近一周出现高热咳嗽,咳血痰。查体:T 38.5℃,意识模糊,呼吸急促,口唇发绀,双肺散在湿啰音,血常规 WBC 22.2×10^9/L,N 0.95。胸片:右肺大片状阴影,其中可见多个气囊腔。该患者最可能得的是

　　A. 金黄色葡萄球菌肺炎　　　　　　　B. 肺炎链球菌肺炎

　　C. 肺炎支原体肺炎　　　　　　　　　D. 干酪性肺炎

【例43】老年患者突然发生寒战、高热、咳嗽、咳痰,痰黏稠,砖红色,胶冻状,引起感染最可能的病原菌是

　　A. 葡萄球菌　　　　　　　　　　　　B. 克雷伯杆菌

　　C. 铜绿假单胞菌　　　　　　　　　　D. 流感嗜血杆菌

【例44】男,73岁。因脑梗死住院治疗 1 个月,病情基本稳定。3 天前受凉后出现发热、咳嗽、咳红色胶冻状黏痰。查体:T 38.7℃,呼吸急促,口唇发绀,右上肺叩诊浊音,可闻及支气管呼吸音和少量湿罗音。胸部 X 线片示右上肺大片状阴影,其中可见多个空洞。该患者最可能的诊断是

　　A. 真菌性肺炎　　　　　　　　　　　B. 肺炎链球菌肺炎

　　C. 肺炎克雷伯杆菌肺炎　　　　　　　D. 干酪性肺炎

【例45】男,68岁。COPD病史。因畏寒、发热,伴咳嗽、气急 3 天就诊。住院后高热不退,气急、发绀明显,咳黏稠脓性血痰。X 线胸片示右上叶大片密度增高的阴影,内有多个小透亮区,水平叶裂呈弧形下坠。最可能的诊断

　　A. 肺炎球菌肺炎　　　　　　　　　　B. 肺脓肿

C. 克雷伯杆菌肺炎   D. 干酪性肺炎

【例46】男,35岁,发热,气短15天,伴明显<u>刺激性咳嗽</u>、咽痛、头痛。白细胞增高。胸片呈双
   下肺点片状浸润影。最有可能的诊断为

  A. 干酪性肺炎   B. 葡萄球菌肺炎

  C. 肺炎链球菌肺炎   D. 支原体肺炎

例47～例49共用题干

  男性,18岁,低热、咳嗽、咽部不适2周,胸部X线片示两肺下部<u>网状及小叶分布的斑片状
浸润阴影</u>,血 WBC 10×10^9/L。

【例47】患者最可能的<u>诊断</u>是

  A. 支原体肺炎   B. 病毒性肺炎

  C. 军团菌肺炎   D. 肺炎球菌肺炎

【例48】首选哪项检查以<u>确定诊断</u>

  A. 痰细菌培养   B. 痰真菌培养

  C. 冷凝集试验   D. 血清抗体测定

【例49】治疗药物<u>首选</u>

  A. 青霉素   B. 红霉素

  C. 氟康唑   D. 异烟肼＋利福平

第5节　肺脓肿

【例50】女,55岁。<u>咳嗽,咳脓血痰伴高热</u>2天。糖尿病病史8年。胸部X线片示双肺多发团
   片状阴影,有空洞形成。查体:背部可见多个<u>疖肿</u>,双肺少量湿性啰音,心腹未见异
   常。最可能的诊断为

  A. 大肠埃希菌肺炎   B. 军团菌肺炎

  C. 血源性肺脓肿   D. 肺炎克雷伯杆菌肺炎

【例51】男性,38岁,半月前<u>拔牙</u>,次晨畏寒发热,咳嗽,痰量逐渐增多,呈<u>脓性有臭味</u>,胸片示
   左下肺大片阴影,有<u>空洞</u>,最可能的诊断是

  A. 左下肺炎症   B. 左下肺脓肿

  C. 左下肺结核   D. 肺癌

【例52】男性,52岁。发热咳嗽、咳痰2周,近3天来咳<u>大量脓性臭痰</u>,量约200mL/d。体检:
   T 40℃,右下肺叩呈浊音,可闻及湿啰音,杵状指,应考虑的诊断为

  A. 支气管炎   B. 急性肺脓肿

  C. 肺炎球菌肺炎   D. 葡萄球菌肺炎

【例53】男,18岁。寒战、高热、<u>咳嗽</u>4天。1周前脚趾曾划伤<u>化脓感染</u>,经治疗后愈合。听诊
   双肺可闻及湿啰音,血常规 WBC 17×10^9/L,N 0.92,胸部X线片示两肺多发性X块
   状密度增高影,部分有<u>空洞形成</u>。最可能的诊断是

  A. 肺血管炎   B. 肺结核

  C. 肺囊肿继发感染   D. 肺脓肿

【例54】女,34岁。寒战、高热、咯血痰1周。2周前干农活时右小腿外伤。查体:T 39.7℃。神志清楚,精神差。双肺未闻及干湿性啰音,右外踝上方可见小脓痂,血常规:WBC $17×10^9/L$,N 0.95,胸部X线片发现右下肺、左上肺尖圆形阴影,其内可见空洞及液平。该患者最可能的诊断是

　　A. 肺结核　　　　　　　　　　　　B. 血源性肺脓肿

　　C. 真菌性肺炎　　　　　　　　　　D. 革兰阴性杆菌肺炎

【例55】男,37岁。1周来寒战、咳嗽、高热,最高体温40℃,血WBC $15.2×10^9/L$,N 0.91,经阿莫西林抗感染治疗后体温下降不明显,逐渐出现呼吸急促,半月前颈部皮肤疖肿,自行结痂。胸部X线片示双肺可见多发直径2~3cm的边缘模糊的类圆形阴影,其内可见空洞。下列检查对诊断意义最大的是

　　A. 痰涂片革兰染色　　　　　　　　B. 支气管镜

　　C. 动脉血气分析　　　　　　　　　D. 血培养

例56~例57共用题干

　　男,45岁。发热、咳浓痰1周,胸部X线片示右下叶背段浸润阴影。用头孢呋辛治疗,体温稍下降,但痰量增多,为脓血痰,有臭味。1周后复查胸部X线片示大片浸润阴影中出现空洞。

【例56】治疗中需加用的药物是

　　A. 阿米卡星　　　　　　　　　　　B. 左氧氟沙星

　　C. 甲硝唑　　　　　　　　　　　　D. 红霉素

【例57】治疗2周后,患者临床症状明显改善,胸部X线示空洞缩小。抗感染的总疗程应为

　　A. 8~12周　　　　　　　　　　　　B. 6~8周

　　C. 3~6周　　　　　　　　　　　　D. 2~4周

【例58】男,42岁。5个月前咳嗽、咳黄脓痰,经检查诊断为"右下肺脓肿"。现住院治疗4月余,仍间断咯血、发热,复查胸部X线片示右下肺可见空洞、内有液平。此时,应采取的最佳治疗是

　　A. 经皮穿刺引流　　　　　　　　　B. 祛痰及体位引流

　　C. 纤维支气管镜冲洗、引流　　　　D. 手术切除病变组织

第6节　肺结核

【例59】女,21岁。干咳2个月伴不规则发热,体温38.8℃,无咯血及关节、肌肉痛,先后多次静脉注射"头孢霉素"仍未见效,现停经20天。查体:消瘦,双颈部可触及成串小淋巴结,活动,无压痛,右上肺可闻及少量湿啰音。胸片示右上肺大片密度不均阴影,有小空洞形成。该患者最可能的诊断是

　　A. 细菌性肺炎　　　　　　　　　　B. 支原体肺炎

　　C. 过敏性肺炎　　　　　　　　　　D. 干酪性肺炎

【例60】女,32岁。干咳、低热、盗汗半月,今日突然咯血而就诊。左上肺可闻及湿啰音。首先考虑的诊断是

　　A. 肺炎球菌肺炎　　　　　　　　　B. 支气管扩张

C. 肺脓肿 D. 肺结核

【例61】男,35岁。低热伴咳嗽3周,咳少量白痰。使用多种抗生素治疗无效。胸部X线片示右下叶背段斑片状影,有多个不规则空洞,无液平面。为明确诊断,应首先进行的检查是

A. 痰涂片革兰染色 B. 痰涂片抗酸染色
C. 支气管镜 D. 痰真菌培养

【例62】男,41岁。干咳2个月,无发热,盗汗,反复静滴"头孢菌素"半个月未见效。查体:T 36.5℃,双侧颈部均可触及黄豆大淋巴结,质软,活动,双肺未闻及干湿啰音。为明确诊断,首选的检查是

A. 血沉 B. 胸部X线检查
C. 痰找结核菌 D. 结核菌素试验

【例63】男,33岁。咳嗽、痰中带血伴乏力2周。胸部X线片显示左上肺少量斑片状阴影,可见少许不规则透亮区,未见液平。为明确诊断首先采取的措施是

A. 痰涂片抗酸染色 B. 痰细菌培养＋药敏
C. 痰细胞学检查 D. 痰涂片找细菌

【例64】女,28岁,发热,咳嗽两个月,胸部X线片示左上肺不规则片状阴影,予抗结核治疗1月余。查体:T 36.5℃。巩膜稍黄染。双肺未闻及干湿啰音。血WBC 4.3×10^9/L,N 0.55。肝功能检查:ALT、AST正常,总胆红素 40.6μmol/L,直接胆红素 17.8μmol/L。该患者现停用的药物是

A. 利福平 B. 异烟肼
C. 吡嗪酰胺 D. 乙胺丁醇

【例65】男,53岁。低热、干咳1周,经胸部X线片诊断为浸润性肺结核。既往有高血压病史3年,痛风病史3年,口服药物治疗。在患者进行抗结核治疗时,应避免使用的药物是

A. 异烟肼 B. 利福平
C. 乙胺丁醇 D. 吡嗪酰胺

第7节　肺血栓栓塞病

【例66】男,56岁。5小时前突发右侧胸痛伴咳嗽、憋气。否认其他病史。查体:R 24次/分,BP 130/80mmHg,双肺呼吸音清晰,未闻及干湿性啰音及胸膜摩擦音。心率102次/分,$P_2>A_2$,心脏各瓣膜听诊区未闻及杂音。胸部X线片未见异常。动脉血气分析示 pH 7.45,$PaCO_2$ 32mmHg,PaO_2 55mmHg。下列检查对明确诊断意义最大的是

A. CT肺动脉造影 B. 心肌坏死标志物
C. 血D-二聚体 D. UCG

【例67】男,47岁。患扩张型心肌病10年,活动后喘憋进行性加重,因病卧床半年。下床排便后喘憋突然加重1小时。查体:R 30次/分,BP 90/60mmHg,口唇发绀,右下肺可闻及少许湿性啰音,心界向左扩大,心率90次/分,心律整齐,心音低钝,P_2亢进,双下肢无水肿。心电图示右束支传导阻滞。血气分析示 PaO_2 48mmHg,$PaCO_2$ 35mmHg。该患者喘憋突然加重的最可能的原因是

A. 急性心包炎　　　　　　　　　　　B. 肺血栓栓塞

C. 急性心肌梗死　　　　　　　　　　D. 心绞痛

第8节 肺　癌

【例68】男,65岁。干咳2周入院,无发热、咯血及呼吸困难。查体:心肺未见异常,双手可见杵状指。胸部X线片示右下肺可见直径约3cm的类圆形阴影,其内可见小空洞,该患者应首先考虑的诊断是

A. 肺结核　　　　　　　　　　　　　B. 慢性肺脓肿

C. 肺囊肿继发感染　　　　　　　　　D. 支气管肺癌

【例69】男,45岁。支气管肺癌患者,近年来出现头面部、颈部和上肢水肿。查体可见颈静脉怒张,其发生是由于

A. 上腔静脉阻塞　　　　　　　　　　B. 下腔静脉阻塞

C. 癌转移致心包积液　　　　　　　　D. 癌转移致胸腔大量积液

【例70】男性,49岁,刺激性咳嗽5个月,视物不清10天,胸片示左肺上叶尖段边缘直径8cm不规则块状阴影,此病变造成的颈交感神经综合征不包括

A. 面部无汗　　　　　　　　　　　　B. 瞳孔缩小

C. 眼球内陷　　　　　　　　　　　　D. 声音嘶哑

【例71】女,54岁,干咳1个月,无发热,盗汗,反复静滴头孢菌素半个月也未见效。查体:T 36.8℃,双侧颈部均可触及黄豆大淋巴结,质软活动,双肺未闻及干湿啰音,为明确诊断首选的检查是

A. 血沉　　　　　　　　　　　　　　B. 胸部X线片

C. 痰找结核杆菌　　　　　　　　　　D. 结核菌实验

【例72】男,70岁。咳嗽半年,声音嘶哑1个月。胸部X线片示左肺门明显增大,胸部CT是左肺叶可见直径4cm的块状影,主动脉弓下及弓旁淋巴结明显肿大、融合。该患者最可能的诊断是

A. 阻塞性肺炎　　　　　　　　　　　B. 肺脓肿

C. 肺结核　　　　　　　　　　　　　D. 肺癌

【例73】女,60岁。咳嗽伴痰中带血3个月,胸部X线片示左肺门阴影,大小3cm×2cm,行痰细胞学检查3次均为阴性。对明确诊断最有价值的检查是

A. 支气管镜检查　　　　　　　　　　B. 经胸壁穿刺活检

C. 胸部MRI　　　　　　　　　　　　D. 胸部CT

【例74】男,56岁。咳嗽伴痰中带血2周,胸部X线片及CT检查发现右肺上叶周围型结节,痰细胞学检查示鳞癌可能性大。该患者首选的治疗是

A. 免疫治疗　　　　　　　　　　　　B. 手术治疗

C. 化学药物治疗　　　　　　　　　　D. 介入治疗

例 75~例 77 共用题干

男,70岁。痰中带血 1 月余。吸烟 10 年,40 支/天。胸部 X 线片示右肺门肿块影伴右上肺不张。支气管镜见右上肺开口内新生物。

【例 75】初步诊断首先考虑的肺癌类型是

    A. 周围型
        B. 弥漫型

    C. 结节型
        D. 中心型

【例 76】该患者肺癌的病理类型最可能是

    A. 鳞癌
        B. 腺癌

    C. 小细胞癌
        D. 大细胞癌

【例 77】该患者首选的下一步检查是

    A. 头颅 CT
        B. 全身骨扫描

    C. 肝、肾、肾上腺 B 型超声
        D. 胸部 CT

例 78~例 79 共用题干

男,58岁。咳嗽、痰中带血丝半年余。吸烟 18 余年。胸部 X 线示右上肺近肺门处肿块影。

【例 78】为明确病理诊断,首选的检查是

    A. 开胸活检
        B. 胸腔镜活检

    C. 纵隔镜活检
        D. 支气管镜活检

【例 79】如拟手术治疗,下列不属于手术禁忌证的是

    A. 对侧肺门淋巴结转移
        B. 肝转移

    C. 锁骨上淋巴结转移
        D. 同侧肺门淋巴结转移

例 80~例 81 共用题干

男,78岁。因进行性气短 2 周就诊,无咳嗽、发热、胸痛,胸部 X 线片示左侧大量胸腔积液。血 WBC 8.9×10^9/L,N 0.72,Hb 110g/L,ESR 36mm/h。

【例 80】为明确诊断首先应进行的检查是

    A. 支气管镜
        B. 胸腔穿刺

    C. 胸腔镜
        D. 纵隔镜

【例 81】该患者胸部 CT 示左侧支气管通畅,左下肺直径 2cm 分叶状结节影,纵隔可见直径 1~2cm 的肿大淋巴结。该患者胸腔积液治疗最有效的措施为

    A. 胸膜固定术
        B. 手术治疗

    C. 反复穿刺抽液
        D. 全身化疗

第 9 节　肺间质疾病

【例 82】男性,44岁,无诱因出现活动后气促,逐渐加重 1 年,查体:轻度发绀,杵状指,肺底部可闻爆裂音。胸片示双肺中下野肺纹理增多呈网格状、小结节阴影。血气分析:PaO_2 55mmHg,$PaCO_2$ 37mmHg。最可能的诊断是

    A. 慢性支气管炎
        B. 支气管哮喘

C. 支气管扩张症   D. 肺间质纤维化

14   2019考研西医临床医学综合能力内外科病例精析·题目

第10节 肺动脉高压和肺源性心脏病

【例83】女,32岁。反复胸痛半年,进行性活动后呼吸困难2个月,否认慢性咳嗽、咳痰及心脏病史。查体:BP 120/80mmHg,双肺呼吸音低,未闻及干湿啰音,$P_2>A_2$,三尖瓣区可闻及3/6级收缩期杂音,剑突下可见心尖搏动,右下肢水肿。为确定诊断最有意义的检查是

A. CT肺动脉造影   B. 胸部X线片

C. 肺通气功能   D. 超声心动图

【例84】男,69岁。反复咳嗽、咳痰、喘息20年,加重2周,嗜睡1周。无发热、咯血。既往吸烟30年,每日约1包。查体:T 36.8℃,BP 160/95mmHg,昏睡状,口唇发绀,颈静脉充盈,肝颈静脉回流征阳性。双肺可闻及哮鸣音和细湿啰音。心率130次/分,$P_2>A_2$,双下肢水肿,病理征(一)。该患者肺动脉高压的最主要机制是

A. 缺氧、CO_2潴留致血管收缩   B. 原位血栓形成

C. 肺毛细血管静水压升高   D. 肺小动脉结构重塑

【例85】男,72岁。慢性咳嗽15年。间断下肢水肿2年。查体:BP 120/80mmHg,颈静脉怒张,左下肺可闻及干湿啰音,心界向左扩大,$P_2>A_2$。三尖瓣区可闻及3/6级收缩期吹风样杂音,余瓣膜区未闻及杂音,肝肋下3cm。该患者最可能的诊断是

A. 肥厚型心肌病   B. 风湿性心脏瓣膜病

C. 冠心病   D. 慢性肺源性心脏病

【例86】男,69岁。反复咳嗽、咳痰18年,气短9年,近2天来发热,咳黄痰,夜间不能平卧而入院。查体:BP 170/90mmHg,口唇发绀,桶状胸,双肺叩诊呈过清音,触诊语颤减弱,听诊呼吸音减弱,可闻及干、湿啰音,P_2亢进,剑突下见心脏搏动,三尖瓣区可闻及收缩期杂音。该患者最可能的诊断是

A. 冠状动脉硬化性心脏病   B. 慢性肺源性心脏病

C. 风湿性心脏病   D. 原发性心肌病

【例87】男,69岁。有长期咳嗽史患者,其心电图QRS额面平均电轴≥90°,重度顺时针转位,$RV_1+SV_5≥1.05mV$,$PⅡ>0.22mV$,最可能的诊断是

A. 阻塞性肺气肿   B. 支气管哮喘

C. 慢性肺源性心脏病   D. 风湿性心脏病二尖瓣狭窄

【例88】女,63岁。反复咳嗽、咳痰18年,气短4年,近2周发热、气促、双下肢水肿入院。查体:BP 140/90mmHg,颈静脉怒张,桶状胸,双肺叩诊呈过清音,可闻及干、湿啰音,P_2亢进,心率110次/分,可闻及期前收缩,剑突下见心脏搏动,肝大,肝颈静脉回流征阳性,下肢凹陷性水肿。该患者首选的治疗是

A. 有效控制感染   B. 快速推注强心剂

C. 快速推注强利尿剂   D. 快速纠正心律失常

例89~例91 共用题干

男性,78岁,反复咳嗽、气促20余年,胸闷、心悸3年,加重伴发热1周,昏睡2小时入院。入院后查体BP 150/90mmHg,嗜睡状,呼之能应,瞳孔等大等圆,对光反射存在,口唇发绀,双肺可闻及干、湿啰音,心率120次/分,期前收缩3次/分,下肢凹陷性水肿。

【例89】该患者最可能的诊断是

A. 冠状动脉硬化性心脏病　　　　B. 慢性肺源性心脏病

C. 风湿性心脏病　　　　　　　　D. 原发性心肌病

【例90】假设上述诊断成立,补充体检时还可出现的最主要体征是

A. 心音强弱快慢不等　　　　　　B. 心界向左下扩大

C. 心界向左、右两侧扩大　　　　D. 肺动脉瓣区第二心音亢进

【例91】假设上述诊断成立,其出现昏睡最可能的原因是

A. 代谢性碱中毒　　　　　　　　B. 中毒性脑病

C. 肺性脑病　　　　　　　　　　D. 脑梗死

第11节　胸腔积液

【例92】男,51岁。发热2周,体温波动37.5~38℃,右胸疼痛,近3天胸痛减轻,感胸闷、气促。查体:右下胸语音震颤减弱,叩诊浊音,呼吸音降低。诊断最可能是

A. 肺炎链球菌肺炎　　　　　　　B. 支原体肺炎

C. 结核性胸膜炎　　　　　　　　D. 浸润性肺结核

【例93】女,18岁,午后发热伴胸闷、气短2周入院,胸部X线片示左侧胸腔积液。其气短的最主要原因是

A. 阻塞性通气功能障碍　　　　　B. 肺组织弥散功能障碍

C. 限制性通气功能障碍　　　　　D. 通气/血流比例失调

【例94】女,59岁。发热、咳嗽3天。查体:T 38℃,右侧胸廓略饱满,右下肺第4前肋间以下叩诊呈实音,呼吸音明显减弱。该患者最可能出现的其他体征是

A. 右下肺可闻及湿性啰音　　　　B. 右下肺可闻及胸膜摩擦音

C. 气管向右侧移位　　　　　　　D. 右下肺语音共振减弱

【例95】男,22岁,发热、咳嗽、胸痛3天入院,抗感染治疗一周后未见明显效果,且咳嗽胸痛加重,深呼吸时明显。查体,T 37.5℃,右下肺呼吸音减弱,语颤减弱,胸片提示,右下肺大片状阴影,上缘呈弧形。为明确诊断,首选检查是

A. 支气管镜　　　　　　　　　　B. 胸部CT

C. 痰找抗酸杆菌　　　　　　　　D. 胸腔穿刺

【例96】男,38岁。发热2周,胸闷5天。无咳嗽、咳痰、咯血,曾使用"三代头孢菌素"抗感染治疗无效。查体:T 37.8℃,BP 140/90mmHg,右下肺呼吸音消失,语音共振减弱。胸部X线片示右下肺大片状密度增高影,上缘呈外高内低弧形。为明确诊断,首选的检查是

A. 超声心动图　　　　　　　　　B. 支气管镜

C. 胸部CT　　　　　　　　　　D. 胸腔穿刺抽液

【例 97】女,58 岁。咳嗽、痰中带血、左胸痛 1 个月,胸部 X 线片示左侧大量胸腔积液。查体:左侧呼吸音消失、语颤减弱。有助于明确诊断的检查不包括

  A. 胸腔积液细胞学及生化   B. 胸部 CT

  C. 胸膜活检   D. 肺功能

例 98～例 100 共用题干

  男性,50 岁,左胸闷气 2 个月,胸痛 20 天,夜间加重。查体:颜面及颈部,胸壁略肿胀,胸壁静脉曲张,腋下有一拇指大小的淋巴结,无压痛,活动尚好,心率 108 次/分,心律整齐,左肺呼吸音消失。

【例 98】诊断为

  A. 冠心病心力衰竭   B. 冠心病心绞痛

  C. 左自发性气胸   D. 左癌性胸膜炎

【例 99】为明确诊断需要哪项检查

  A. 胸 CT   B. 胸腔积液脱落细胞检查

  C. 心电图心功能检查   D. 腋下淋巴结病理检查

【例 100】采取哪项措施能缓解患者呼吸困难

  A. 静脉注射快速利尿剂   B. 缓慢静脉注射毛花苷 C

  C. 静脉注射激素类药物   D. 胸腔排液减压

第 12 节　胸部损伤

【例 101】男性,25 岁。活动时突感右胸部撕裂样痛。查体:大汗淋漓惊恐状,气促,气管左偏,叩诊右胸空瓮音,右侧呼吸音消失。该患者最可能的诊断为

  A. 胸腔积液   B. 大叶性肺炎

  C. 干性胸膜炎   D. 右侧张力性气胸

【例 102】男,20 岁。突发右侧胸痛伴气短 1 天入院。体检示右胸叩诊呈鼓音。该患者最可能出现的胸部 X 线片表现是

  A. 巨大肺大疱   B. 少量胸腔积液

  C. 膈疝   D. 气胸

【例 103】男性,22 岁。突发右胸痛 2 天,无发热、咳嗽。查体:T 37.2℃,右胸阔稍饱满,语音震颤减弱,叩诊呈鼓音,呼吸音消失。该患者最可能的诊断是

  A. 肺不张   B. 胸腔积液

  C. 肺炎   D. 气胸

【例 104】男,56 岁。咳嗽、胸闷、憋气,持续不缓解。查体:左侧呼吸运动减弱,叩诊呈鼓音,呼吸音明显减弱,胸部 X 线显示左肺被压缩,该患者最有效的治疗措施是

  A. 呼吸机辅助呼吸   B. 低流量吸氧

  C. 胸腔闭式引流   D. 胸腔穿刺排气

【例 105】男性,32 岁。活动时突感右胸部撕裂样痛。查体:大汗淋漓惊恐状,气促,气管左偏,叩诊右胸空瓮音,右侧呼吸音消失。该患者最可能的诊断为

  A. 胸腔积液   B. 大叶性肺炎

C. 干性胸膜炎　　　　　　　　　　D. 右侧张力性气胸

【例106】男,20岁。闭合性胸外伤5小时。查体:口唇发绀,端坐呼吸,左侧胸壁触及皮下气肿,气管右偏,左侧呼吸音减弱,正确的急救措施是

　　　A. 急诊开胸探查　　　　　　　　　B. 心包穿刺

　　　C. 左胸腔穿刺排气　　　　　　　　D. 加压吸氧

第13节　急性呼吸窘迫综合征与多器官功能障碍综合征

【例107】男,50岁,急性胰腺炎胆囊造瘘,胰腺引流术后,禁食,胃肠减压,输液及积极抗感染治疗,吸入高浓度纯氧,动脉血气分析:pH 7.48,PaO_2 53mmHg,$PaCO_2$ 34mmHg。胸片显示双肺广泛大片状阴影,心电图示窦性心动过速。该患者最有可能的诊断是

　　　A. 肺梗死　　　　　　　　　　　　B. 急性心力衰竭

　　　C. 急性呼吸窘迫综合征　　　　　　D. 术后肺不张

【例108】男,47岁。因腹痛4小时于急诊诊断为"重症急性胰腺炎"。入院后给予禁食、补液及抗感染治疗。2天后患者逐渐感觉气短。查体:T 38.3℃,R 31次/分,BP 110/75mmHg。双肺呼吸音清晰,心率96次/分,$P_2 < A_2$,未闻及杂音及附加音。腹部压痛(＋)。经皮氧饱和度监测示SpO_2由95%逐渐下降至88%。该患者首先考虑的诊断是

　　　A. 医院获得性肺炎　　　　　　　　B. 心力衰竭

　　　C. 急性呼吸窘迫综合征　　　　　　D. 阻塞性肺不张

【例109】男,38岁。因车祸致骨盆、股骨骨折急诊手术。术后一天逐渐出现憋气,烦躁不安。经皮血氧饱和度监测显示由98%逐渐下降至87%,经面罩给氧(5L/min)后,SpO_2增加至89%,但症状缓解不明显。查体:T 37.2℃,P 103次/分,R 32次/分,BP 90/60mmHg,意识清楚,口唇发绀。双肺呼吸音对称,双肺闻及少量湿啰音。该患者最可能的诊断是

　　　A. 气胸　　　　　　　　　　　　　B. 肺血栓栓塞

　　　C. 急性左心衰竭　　　　　　　　　D. 急性呼吸窘迫综合征

【例110】男,16岁,溺水,经急救后送来急诊。查体:P 120次/分,R 32次/分,BP 95/65mmHg,神志清楚,口唇发绀,双肺可闻及湿啰音。面罩吸氧后氧饱和度监测显示为85%。该患者应立即采取的治疗措施是

　　　A. 静脉注射地塞米松　　　　　　　B. 静脉注射毛花苷C

　　　C. 无创通气　　　　　　　　　　　D. 皮下注射吗啡

【例111】女,68岁。因急腹症入院,急救过程中先后出现少尿、肺水肿、呼吸困难、嗜睡,意识障碍,消化道出血等症状,应诊断为

　　　A. DIC　　　　　　　　　　　　　B. ARF

　　　C. MODS　　　　　　　　　　　　D. ARDS

第14节　呼吸衰竭

【例112】男,74岁。反复咳嗽、咳痰30年,近5年来长期夜间家庭氧疗。1周前因受凉后出现喘息,夜间入睡困难。昨夜自服舒乐安定(艾司唑仑)2片,并将吸氧流量提高至4L/min,自觉喘息症状有所改善。今晨家属发现其呼之不应。入院查体:轻度昏迷,球结膜水肿,口唇无发绀。双肺呼吸音低。双侧巴宾斯基征(±)。该患者最可能出现的问题是

A. 电解质紊乱　　　　　　　　　　B. 氧中毒

C. 肺性脑病　　　　　　　　　　　D. 镇静剂中毒

例113～例114共用题干

男,70岁。间断咳嗽30余年,加重伴意识障碍2天入院。查体:T 38.0℃,P 102次/分,R 21次/分,BP 120/80mmHg。烦躁不安,球结膜水肿充血,口唇发绀,桶状胸,双肺可闻及哮鸣音,双下肺少量湿性啰音。

【例113】对诊断最有意义的检查是

A. 心电图　　　　　　　　　　　　B. 脑电图

C. 痰细菌培养　　　　　　　　　　D. 动脉血气分析

【例114】该患者禁忌使用的药物是

A. 甲泼尼龙　　　　　　　　　　　B. 地西泮

C. 氨茶碱　　　　　　　　　　　　D. 地塞米松

【例115】女,65岁,间断咳嗽、咳痰10年,加重伴呼吸困难2天。血气分析:PH 7.35,PaO_2 56mmHg,$PaCO_2$ 46mmHg。给予该患者鼻导管吸氧治疗。如需使用的吸氧浓度为27%,则其氧流量应调整为

A. 1.0L/min　　　　　　　　　　　B. 1.5L/min

C. 2.0L/min　　　　　　　　　　　D. 2.5L/min

第二章 循环系统

第1节 心力衰竭

【例116】男,66岁,急性前壁心肌梗死2天,轻微活动即喘憋。查体:BP 100/60mmHg,双肺底可闻及少量细小湿啰音。心率102次/分。该患者心功能分级为
A. Killip分级Ⅱ级
B. Killip分级Ⅲ级
C. NYHA分级Ⅲ级
D. NYHA分级Ⅱ级

【例117】男性,68岁。陈旧性前壁心肌梗死5年,劳累后心悸、气短3年,双下肢水肿半年,近1周气短加重,体力活动明显受限,从事一般家务活动即感喘憋,入院时心电图与2个月前相比无变化,该患者的心功能分级为
A. NYHA分级Ⅱ级
B. NYHA分级Ⅲ级
C. Killip分级Ⅱ级
D. Killip分级Ⅲ级

例118~例119共用题干

男,55岁,慢性咳喘20年,间断性下肢水肿3年。查体:BP 120/80mmHg,颈静脉怒张,左下肺可闻及干、湿啰音,心界向左扩大,$P_2 > A_2$,三尖瓣区可闻及3/6级杂音。肝肋下3cm。

【例118】该患者最可能的诊断是
A. 肥厚型心肌病
B. 风湿性心脏瓣膜病
C. 冠心病
D. 慢性肺源性心脏病

【例119】与上述诊断符合的心脏改变是
A. 心包积液
B. 室间隔肥厚
C. 冠状动脉狭窄
D. 右心室扩大

【例120】男,72岁。10年前因心肌梗死住院,5年前出现活动后气短,夜间憋醒。近1年双下肢水肿,少尿。查体:BP 140/90mmHg,颈静脉怒张,双下肺可闻及湿啰音,心界向两侧扩大,心率110次/分,肝肋下3cm,质中,压痛阳性,双下肢水肿。该患者最可能的诊断是
A. 右心衰竭
B. 全心衰竭
C. 心功能Ⅲ级(NYHA分级)
D. 左心衰竭

【例121】男,46岁。活动耐力进行性下降5年,近半年来平地步行50米左右即感呼吸急促,并出现双下肢水肿。1周前上呼吸道感染后症状加重,伴夜间阵发性呼吸困难。查体:平卧位,颈静脉怒张,肝颈静脉回流征阳性,双肺可闻及细湿罗音,双下肢凹陷性水肿。目前该患者的心衰类型为
A. 急性左心衰竭
B. 全心衰竭
C. 急性右心衰竭
D. 慢性右心衰竭

【例122】男,33岁。入院诊断为扩张型心肌炎,心功能Ⅳ级。心电图显示心率92次/分,心房

颤动。血清钾 6.7mmol/L,血清钠 133mmol/L。该患者不宜应用

　　A. 硝普钠　　　　　　　　　B. 呋塞米

　　C. 螺内酯　　　　　　　　　D. 地高辛

【例123】男,56 岁,间断活动时憋喘 1 年余,近期加重,重体力活动即感喘憋,有夜间憋醒。既往高血压病 8 年余,糖尿病 4 年余。查体:BP 150/100mmHg,双肺呼吸音清。心率 76 次/分,心律整齐。患者经药物治疗症状好转,为改善预后需要长期使用的药物是

　　A. 洋地黄类药物　　　　　　B. 肾上腺素能受体激动剂

　　C. 磷酸二酯酶抑制剂　　　　D. 血管紧张素转换酶抑制剂

【例124】女,65 岁。急性心力衰竭 1 小时。查体:BP 180/70 mmHg,心率 105 次/分。立即静脉滴注硝普钠。硝普钠的主要作用机制是

　　A. 降低心脏后负荷　　　　　B. 增加心房内剩余血量

　　C. 增加心室内剩余血量　　　D. 减慢房室结传导

【例125】男,56 岁,充血性心力衰竭,房颤,心率长期在 100～110 次/分,口服地高辛 0.25mg/d,两周后心率无明显下降,为进一步控制心率,应首选

　　A. 硝普钠　　　　　　　　　B. β受体阻滞剂

　　C. 螺内酯　　　　　　　　　D. 苯妥英钠

【例126】女,30 岁,活动后心悸气短 2 年,1 周前受凉后出现咳嗽、咳白痰。有风湿性心脏病二尖瓣狭窄史。查体:高枕卧位,BP 90/60mmHg,双肺底可闻及较密的细湿啰音,心率 140 次/分,心律绝对不齐,S_1 强弱不一,治疗首选

　　A. 西地兰　　　　　　　　　B. 青霉素

　　C. 硝普钠　　　　　　　　　D. 美托洛尔

【例127】女性,68 岁。风湿性心脏瓣膜病 12 年,近 1 年服用地高辛治疗。近日出现恶心、呕吐、心悸、黄视,心电图显示频发室性期前收缩。目前主要诊断是

　　A. 左心衰竭　　　　　　　　B. 右心衰竭

　　C. 洋地黄中毒　　　　　　　D. 急性心肌梗死

【例128】女性,28 岁。患风心病二尖瓣狭窄合并关闭不全,心悸、气短、下肢水肿,每日口服地高辛 0.25mg,双氢克尿噻 25mg,1 个月后感恶心、呕吐,心电图显示窦性心律,心率 68 次/分,室性期前收缩二联律,治疗应

　　A. 改用毒毛花苷 K　　　　　B. 停地高辛,给氯化钾

　　C. 停地高辛,给呋塞米　　　D. 增加地高辛用量

例 129～例 130 共用题干

　　女,68 岁,反复咳嗽、咳痰 20 年,气喘 10 年,加重伴下肢水肿一周入院,高血压病史 10 余年,血压 145/90mmHg。查体:T 37.8℃,口唇发绀,BP 135/80mmHg,双下肺散在湿啰音和哮鸣音,肝肋下 3cm,肝颈静脉回流征阳性,双下肢水肿,WBC 9.3×10⁹/L,N 0.78。

【例129】该患者最可能的诊断是

　　A. 支气管哮喘　　　　　　　B. 急性右心衰竭

　　C. 慢性阻塞性肺病　　　　　D. 支气管扩张

【例130】该患者发生下肢水肿的机制是

A. 水钠潴留　　　　　　　　　　B. 淋巴回流障碍

C. 体循环淤血　　　　　　　　　D. 毛细血管通透性增加

【例131】男,50 岁,突起呼吸困难,咳粉红色泡沫痰,血压 190/100mmHg,诊断为急性左心衰,该患者的最佳治疗是

A. 西地兰　　　　　　　　　　　B. 氨茶碱

C. 硝普钠　　　　　　　　　　　D. 多巴酚丁胺

【例132】男,68 岁。活动后心悸,气短 4 年。突发喘憋 1 小时来诊。高血压病史 10 年余,平时血压波动(130~150)/(70~90)mmHg。查体:BP 230/100mmHg,端坐位,双肺底可闻及少许湿性啰音,心率 114 次/分。该患者最适宜的治疗是

A. 口服哌唑嗪　　　　　　　　　B. 口服阿替洛尔

C. 口服硝苯地平　　　　　　　　D. 静脉滴注硝普钠

【例133】男,60 岁。突发心悸,气促 2 小时,咳粉红色泡沫样痰,不能平卧。高血压病史 20 余年,未规律服用降压药。查体:BP 180/130mmHg。双肺满布干、湿啰音,心界扩大,心率 110 次/分,心律绝对不齐。对该患者最恰当的治疗组合是

A. 硝酸甘油、毛花苷 C、美托洛尔　　B. 硝普钠、地尔硫卓、呋塞米

C. 硫酸甘油、地尔硫卓、呋塞米　　　D. 硝普钠、毛花苷 C、呋塞米

例 134～例 135 共用题干

男,72 岁。4 小时前因情绪激动突发极度气急,咳嗽,咳粉红色泡沫样痰,出冷汗,焦虑不安。既往 COPD 史 20 年,高血压病 25 年。查体:T 36.2℃,P 120 次/分,R 34 次/分,BP 220/130mmHg,神志模糊,端坐位,口唇发绀。无颈静脉怒张。双肺可闻及细湿啰音和哮鸣音。心率 120 次/分。心律整齐,心尖区可闻及舒张早期奔马律及 2/6 级收缩期杂音,腹软,双下肢无水肿。血气分析:pH 7.28,PaO_2 60mmHg,PCO_2 60mmHg。

【例134】该患者突发气急的最可能原因是

A. 肺动脉栓塞　　　　　　　　　B. COPD 合并右心衰

C. 高血压合并肺部感染　　　　　D. 高血压合并急性左心衰

【例135】该患者不适宜的抢救措施是

A. 静脉滴注氨茶碱　　　　　　　B. 静脉注射呋塞米

C. 静脉注射吗啡　　　　　　　　D. 静脉滴注硝普钠

第2节　心律失常

【例136】男,40 岁。查体发现心动过缓 20 余年。平时心率 45~55 次/分。无心悸,无头晕和乏力,无黑矇和晕厥。运动后心率可达 90 次/分。该患者最适宜的处置是

A. 口服胺碘酮　　　　　　　　　B. 暂不治疗,定期随访

C. 口服阿托品　　　　　　　　　D. 静脉注射异丙肾上腺素

【例137】女,33 岁。健康查体时 ECC 发现偶发房性期前收缩。既往体健。查体:心界不大,心率 80 次/分,心脏各瓣膜区未闻及杂音。该患者最恰当的处理措施是

A. 寻找病因,定期随诊　　　　　B. 口服普罗帕酮

C. 口服美西律　　　　　　　　　D. 口服胺碘酮

【例 138】男,38 岁。因间断心悸 1 天就诊。查体:心率 72 次/分,偶可闻及期前收缩。心电图显示 提前出现的 P 波,形态与窦性 P 波略有不同,P-R 间期 0.13 秒,QRS 波群形态正常,代偿间期不完全。最恰当的处理是

  A. 静脉注射阿托品　　　　　　　　B. 口服美托洛尔

  C. 口服普罗帕酮　　　　　　　　　D. 寻找和去除病因

【例 139】男,36 岁,心悸 3 年,既往体健。查体:BP 130/80mmHg。双肺未闻及湿啰音,心脏各瓣膜区未闻及杂音。心律不齐,心电图显示心室率 140 次/分,P 波消失,代之大小不等的 F 波,该患者最可能出现的体征是

  A. 发绀　　　　　　　　　　　　　B. 二尖瓣面容

  C. 脉短绌　　　　　　　　　　　　D. A₂ 亢进

【例 140】男,50 岁。因持续心悸 5 天入院。既往体健。查体:BP 142/80mmHg,心界不大,心率 132 次/分,心律不齐,心电图显示 P 波消失,代之以 F 波,心室率绝对不规则。控制 心室率宜首选

  A. 华法林　　　　　　　　　　　　B. 腺苷

  C. 胺碘酮　　　　　　　　　　　　D. 比索洛尔

【例 141】男性,51 岁,急性前壁心肌梗死,起病第二天发生心房颤动,心室率 184 次/分,血压 84/60mmHg,气急发绀,首选治疗措施是

  A. 静脉注射毛花苷 C　　　　　　　B. 同步电击除颤

  C. 静脉注射美托洛尔　　　　　　　D. 静脉注射多巴酚丁胺

【例 142】男,55 岁。心房颤动 5 年,1 年前曾发作语言不利伴肢体活动障碍。该患者长期 抗栓治疗的药物首选

  A. 阿司匹林　　　　　　　　　　　B. 尿激酶

  C. 低分子肝素　　　　　　　　　　D. 华法林

【例 143】女,76 岁。持续性心房颤动两年。有高血压和糖尿病史。查体:BP 120/65mmHg,心率 87 次/分,心脏各瓣膜区未闻及杂音。该患者最适宜的 抗栓治疗措施是

  A. 皮下注射低分子肝素　　　　　　B. 静脉滴注肝素

  C. 口服阿司匹林　　　　　　　　　D. 口服华法林

例 144～例 145 共用题干

  女,38 岁。突发心悸伴烦躁和胸闷 30 分钟,四肢发凉,曾出现黑矇,收入急诊监护病房。查体:BP 70/50mmHg。心率 180 次/分,心律绝对不齐,心音强弱不等,心脏各瓣膜区未闻及杂音。心电图提示"预激综合征伴心房颤动"。

【例 144】该患者最适宜的处理是

  A. 静脉注射胺碘酮　　　　　　　　B. 静脉注射维拉帕米

  C. 电转复　　　　　　　　　　　　D. 静脉注射西地兰

【例 145】在诊疗过程中,该患者突然意识丧失,全身青紫,肢体抽搐。血压测不到,心音消失。心电图 QRS-T 波完全消失,代之以大小不等、极不匀齐的低小波。该患者需立即采取的治疗措施是

  A. 心室超速起搏治疗　　　　　　　B. 同步直流电转复

  C. 非同步直流电除颤　　　　　　　D. 植入永久起搏器

【例 146】女,42 岁。阵发性心悸 3 年,无心跳间歇感。发作时按摩颈动脉窦心悸可突然终止。发作时心电图示:心室率 190 次/分,逆行 P 波。QRS 波群形态与时限正常。该患者最可能的诊断是

A. 窦性心动过速

B. 心房扑动

C. 阵发性室性心动过速

D. 阵发性室上性心动过速

【例 147】男,25 岁。无诱因突发心悸 1 小时来诊。查体:BP 130/80mmHg,心率 240 次/分,心律整齐。压迫颈动脉窦后心率突然降至 70 次/分,心律整齐。该患者最可能的诊断是

A. 阵发性室上性心动过速

B. 心动过缓-心动过速综合征

C. 室性心动过速

D. 窦性心动过速

【例 148】男,14 岁。因阵发性心悸 3 年,再发 2 小时入院,查体无异常发现,心电图显示心率 180 次/分,节律规则,QRS 波群时限 0.11 秒,可见逆行 P 波,该患者最可能的诊断为

A. 阵发性室上性心动过速

B. 阵发性室性心动过速

C. 窦性心动过速

D. 心房扑动

【例 149】合并急性左心衰竭的阵发性室上性心动过速,最佳治疗是

A. 静脉注射维拉帕米

B. Valsalva 动作

C. 直流电复律

D. 植入起搏器

【例 150】男,52 岁。心悸头晕,四肢冰凉,见宽 QRS 波,心动过速,心律不规则,采取最合理的治疗是

A. 直流电复律

B. 静脉注射普罗帕酮

C. 静脉注射利多卡因

D. 静脉注射普鲁卡因酰胺

【例 151】男,60 岁。突发意识丧失,心电监护显示心电波形、振幅与频率均极不规则,无法辨认 QRS 波群、ST 段与 T 波。该患者应首选

A. 胺碘酮 150mg 静脉注射

B. 利多卡因 1～1.5mg/kg 静脉注射

C. 阿托品 0.1mg 静脉注射

D. 360J 直流电除颤

【例 152】男,55 岁。突发持续胸痛 4 小时。查体:BP 100/50mmHg,心率 30 次/分,心律整齐,心电图显示急性下壁、右室心肌梗死,三度房室传导阻滞。为提高心室率应立即采取的治疗措施是

A. 静脉滴注异丙肾上腺素

B. 静脉滴注多巴酚丁胺

C. 静脉注射肾上腺素

D. 植入临时性心脏起搏器

【例 153】男,55 岁。持续胸痛 5 小时。既往糖尿病 10 年,吸烟 30 年。查体:心率 35 次/分,心律整齐。心电图显示 Ⅱ、Ⅲ、aVF 导联 ST 段弓背向上抬高,转运中突然意识障碍,导致该患者意识障碍最可能的心律失常是

A. 心房颤动

B. 左束支传导阻滞

C. 窦性停搏

D. 三度房室传导阻滞

【例 154】女,68 岁。1 年前坐位用早餐时无明显诱因突感心悸,随之意识丧失跌倒,数分钟后意识恢复。无大汗、肢体抽搐、口吐白沫和大小便失禁。1 年来反复发作上述症状 3 次。发作与体位运动无关。查体:BP 130/70mmHg,心率 48 次/分。心电图示二

度房室传导阻滞。该患者意识丧失最可能的原因是

A. 低血糖　　　　　　　　　　B. 心律失常

C. 癫痫发作　　　　　　　　　D. 低体位性低血压

第3节　高血压

【例155】女,66岁,体检发现血压高,无不适,其父亲于49岁时死于急性心肌梗死。查体:BP 155/100mmHg,实验室检查:血清总胆固醇5.90mmol/L,尿蛋白240mg/24h。对该患者高血压的诊断应为

A. 1级,高危　　　　　　　　　B. 2级,高危

C. 2级,很高危　　　　　　　　D. 2级,中危

【例156】男,45岁。1年前发现血压170/110mmHg,长期口服氨氯地平等药物治疗,2个月前诊断为糖尿病,口服降糖药治疗,目前血压、血糖均在正常范围。该患者高血压诊断正确的是

A. 高血压3级,高危　　　　　　B. 高血压1级

C. 高血压2级,高危　　　　　　D. 高血压3级,很高危

【例157】男,43岁,发现血压增高2年,近1年血压持续为$(180\sim200)/(130\sim140)$mmHg,近3天来头痛、视物模糊。眼底检查发现视盘水肿,最可能的诊断为

A. 急性视盘病变　　　　　　　B. 脑出血

C. 恶性高血压　　　　　　　　D. 脑梗死

【例158】男,36岁。近日由于工作压力较大,出现焦虑,头痛等症状来诊。查体:BP 260/120mmHg,出现癫痫样抽搐,呕吐,意识模糊等中枢神经系统功能障碍的表现,脑CT未见异常,最可能的诊断是

A. 脑出血　　　　　　　　　　B. 高血压脑病

C. 蛛网膜下腔出血　　　　　　D. 脑梗死

【例159】女,68岁,高血压病史5年,药物治疗后血压波动于$(140\sim170)/(50\sim80)$mmHg。既往糖尿病病史。该患者的收缩压控制目标应低于

A. 110mmHg　　　　　　　　　B. 125mmHg

C. 140mmHg　　　　　　　　　D. 130mmHg

【例160】男,76岁。高血压病史1年,血压波动在$(170\sim190)/(60\sim65)$mmHg范围内,查体未见明显异常。实验室检查:血常规、尿常规、肾功能、空腹血糖、血脂等均正常,心电图正常。该患者的收缩压控制目标值至少低于

A. 140mmHg　　　　　　　　　B. 170mmHg

C. 130mmHg　　　　　　　　　D. 150mmHg

【例161】男,35岁。发现蛋白尿、镜下血尿3年,血压升高1个月,BP 160/100mmHg,尿RBC $(30\sim35)$/HP,尿蛋白1.8g/d,血Cr 130μmol/L,该患者首选的降压药是

A. β受体阻滞剂　　　　　　　B. 利尿剂

C. 钙通道阻滞剂　　　　　　　D. 血管紧张素转换酶抑制剂

【例162】男,65 岁。高血压病史 10 余年,既往有痛风病史。查体:BP 180/100mmHg,双肺呼吸音清,心率 50 次/分,心律整齐,心脏各瓣膜区未闻及杂音。实验室检查:血 Cr 320μmol/L。该患者最适宜的降压药物是

    A. 血管紧张素转换酶抑制剂　　　　　　B. 噻嗪类利尿剂

    C. 血管紧张素Ⅱ受体阻滞剂　　　　　　D. 钙通道阻滞剂

【例163】女,79 岁。Ⅱ型糖尿病史 10 年。查体:BP 140/95mmHg,心率 65 次/分。实验室检查:血 Cr 160μmol/L,血 K⁺ 4.2mmol/L,尿蛋白(+)。该患者降压药应首选

    A. 钙通道阻滞剂　　　　　　　　　　　B. 利尿剂

    C. 血管紧张素Ⅱ受体阻滞剂　　　　　　D. α受体阻滞剂

【例164】男,35 岁。发现高血压 7 个月,未服药改善生活行为后,血压为(140~150)/(90~95)mmHg,心率 56 次/分。该患者治疗首选的药物是

    A. 维拉帕米　　　　　　　　　　　　　B. 哌唑嗪

    C. 利血平　　　　　　　　　　　　　　D. 培哚普利

【例165】女,50 岁。糖尿病肾病伴高血压,BP 170/100mmHg,心率 54 次/分,血肌酐 158μmol/L。最适宜的治疗药物组合是

    A. 氢氯噻嗪、吲达帕胺　　　　　　　　B. 氨氯地平、缬沙坦

    C. 美托洛尔、维拉帕米　　　　　　　　D. 普萘洛尔、卡托普利

【例166】女性,25 岁,2 年来发现血压升高,体检可闻及腹部杂音,最可能的诊断是

    A. 高血压危象　　　　　　　　　　　　B. 嗜铬细胞瘤

    C. 肾动脉狭窄　　　　　　　　　　　　D. 皮质醇增多症

【例167】男,32 岁。上肢血压(190~200)/(100~110)mmHg,下肢血压 150/80mmHg。体检:肩胛间区可闻及血管杂音,伴震颤,尿 17-酮、17-羟类固醇正常,尿苦杏仁酸正常。其高血压原因应考虑为继发于

    A. 皮质醇增多症　　　　　　　　　　　B. 主动脉缩窄

    C. 嗜铬细胞瘤　　　　　　　　　　　　D. 原发性醛固酮增多症

【例168】男,26 岁。发现高血压 1 年。查体:双上肢血压 180/100mmHg,双下肢血压 140/80mmHg,BMI 20,腰围 80cm。正力体型。心尖区可闻及 2/6 级收缩期杂音,肩胛间区可闻及血管杂音,余瓣膜区未闻及杂音。该患者最可能的诊断是

    A. 嗜铬细胞瘤　　　　　　　　　　　　B. 皮质醇增多症

    C. 原发性醛固酮增多症　　　　　　　　D. 主动脉缩窄

【例169】女,36 岁。发作性血压升高 8 个月,发作时血压为 210/110mmHg,伴面色苍白,大汗,心悸。发作间歇期血压正常。最有助于诊断的是

    A. 螺内酯试验阳性

    B. 地塞米松抑制试验阳性

    C. 颅内蝶鞍 X 线检查阳性

    D. 血压增高时血和尿儿茶酚胺及香草扁桃酸水平明显增高

第4节　冠状动脉粥样硬化性心脏病

【例170】女性,58岁。近半年来自觉心前区阵发性疼痛,常在休息或清晨时发作,持续时间一般为20分钟或半小时,含服硝酸甘油后缓解,疼痛发作时,心电图胸前导联 ST 段抬高,运动负荷试验阴性,其诊断为

A. 初发型心绞痛　　　　　　　　B. 卧位型心绞痛

C. 稳定型心绞痛　　　　　　　　D. 变异型心绞痛

【例171】男性,63岁。半月前诊断为急性前壁心肌梗死,治疗后病情稳定,3天前活动时又出现胸痛症状,持续4分钟,含服硝酸甘油1分钟后缓解,不伴咳嗽。胸痛于深吸气时无加重,可平卧。最可能的诊断是

A. 心力衰竭　　　　　　　　　　B. 胸膜炎

C. 急性心包炎　　　　　　　　　D. 梗死后心绞痛

【例172】男性,63岁。2年前日常活动后出现胸骨后疼痛,每日2~3次,近2个月发作次数增多,每日5~6次,轻微活动也能诱发,发作时心电图 ST 段呈一过性水平压低,应诊断为

A. 稳定型心绞痛　　　　　　　　B. 不稳定型心绞痛

C. 心内膜下心肌梗死　　　　　　D. 中间综合征

【例173】男,62岁,阵发性胸痛8天,每次发作持续6分钟左右,运动可诱发,近2周胸痛发作频率增加,休息时亦可有发作,有陈旧心肌梗死病史,该患者暂时不宜做的检查是

A. 心电图　　　　　　　　　　　B. 超声心动图

C. 动态心电图　　　　　　　　　D. 心电图负荷试验

【例174】男,56岁。两年来间断出现活动时胸闷。近4个月无胸闷发作。查体:BP 130/80mmHg,心率72次/分,心脏各瓣膜区未闻及杂音,休息后可缓解杂音。最有助于明确诊断的检查是

A. 放射性核素心脏静态显像　　　B. 动态心电图

C. 超声心动图　　　　　　　　　D. 心电图运动负荷试验

【例175】男,62岁。反复心前区疼痛3周。劳累可诱发。每次持续30~40分钟。最有助于明确诊断的检查是

A. 超声心动图　　　　　　　　　B. 动态心电图

C. 冠状动脉造影　　　　　　　　D. 运动负荷试验

【例176】女性,57岁。高血压,冠心病患者。近日心前区闷痛发作频繁,伴头胀,测血压为150/100 mmHg,心电图示胸痛发作时相关导联 ST 段一过性抬高,应采取何种药物治疗最为适宜

A. 洋地黄　　　　　　　　　　　B. 硝苯地平

C. 利多卡因　　　　　　　　　　D. β受体阻滞剂

【例177】男,46岁。阵发性胸痛4个月,近7天于夜间睡眠时发作,持续约20分钟自行缓解,发作时心电图示 V$_1$~V$_4$ 导联 ST 段抬高。查体:心界不大,未闻及心包摩擦音。该患者最可能的诊断是

　　A. 变异型心绞痛　　　　　　　　　　B. 急性心包炎

　　C. 初发型劳力型心绞痛　　　　　　　D. 恶化型劳力型心绞痛

【例178】男性,63 岁。晚饭间突感左胸前区疼痛,伴有恶心、呕吐,并出现严重的呼吸困难,送医院途中死亡。尸检发现左心室前壁大面积坏死。最可能发生阻塞的血管是

　　A. 右冠状动脉　　　　　　　　　　　B. 左冠状动脉旋支

　　C. 窦房结动脉　　　　　　　　　　　D. 左冠状动脉前降支

【例179】男,65 岁。持续胸痛 4 小时,心电图提示Ⅱ、Ⅲ、aVF 导联 ST 段抬高 0.2mV,最可能出现的心律失常是

　　A. 阵发性室上性心动过速　　　　　　B. 房室传导阻滞

　　C. 室性期前收缩　　　　　　　　　　D. 房性期前收缩

【例180】50 岁,女性,患心绞痛 2 年余,因情绪激动突然发作比以前严重的胸痛,疑为急性心肌梗死,以下哪项最有诊断价值

　　A. ST 段明显下移　　　　　　　　　B. T 波明显倒置

　　C. Q 波大于同导联 R 波 1/5　　　　D. 血中肌钙蛋白增高

【例181】男,54 岁。发作性胸痛 3 天,于劳累时发作,休息 5 分钟可缓解,每天发作 3～4 次,最近 2 小时内上述症状发作 2 次,每次持续 20 分钟。该患者最恰当的处理措施是

　　A. 门诊预约超声心动图检查　　　　　B. 立即入院行心电图运动负荷试验

　　C. 立即入院监测心电图和血肌钙蛋白　D. 门诊预约动态心电图检查

【例182】男,68 岁。持续胸痛 2 小时。既往体健。查体:BP 110/65mmHg,双肺呼吸音清,心率 94 次/分,心音低钝,$A_2>P_2$。心电图:$V_1\sim V_6$导联 ST 段弓背向上抬高 0.3～0.5mV。实验室检查:血清肌钙蛋白Ⅰ水平正常。该患者最可能的诊断是

　　A. 急性心肌梗死　　　　　　　　　　B. 肺血栓栓塞

　　C. 不稳定型心绞痛　　　　　　　　　D. 急性心包炎

例183～例185 共用题干

　　男,68 岁,阵发性胸闷 3 年,持续加重 6 小时后突发意识丧失。查体:BP 40/20mmHg,双肺呼吸音清。心率 32 次/分,心律整齐,各瓣膜区未闻及杂音。血清肌钙蛋白水平增高。

【例183】该患者意识丧失的最可能原因是

　　A. 心肌病　　　　　　　　　　　　　B. 主动脉夹层

　　C. 急性肺栓塞　　　　　　　　　　　D. 急性心肌梗死

【例184】最可能的心律失常是

　　A. 心房颤动　　　　　　　　　　　　B. 心室颤动

　　C. 室性心动过速　　　　　　　　　　D. 三度房室传导阻滞

【例185】入院后经抢救患者病情平稳,但第 3 天突发喘憋,不能平卧。查体:心尖部可闻及 3/6 级收缩期杂音,双肺满布湿啰音。该患者最可能合并

　　A. 心脏乳头肌断裂　　　　　　　　　B. 急性心包炎

　　C. 二尖瓣狭窄　　　　　　　　　　　D. 主动脉瓣狭窄

【例186】女,64 岁。持续胸痛 4 小时,突然出现头晕。查体:BP 95/65mmHg,心率 32 次/分,心律整齐。心电图:Ⅱ、Ⅲ、aVF 导联 ST 段弓背向上抬高 0.3mV,$V_1\sim V_5$导联 ST 段压低 0.2mV,QRS 波群时限 0.14 秒。该患者最可能出现的心律失常是

    A. 三度房室传导阻滞   B. 二度窦房传导阻滞
    C. 完全性右束支传导阻滞   D. 窦性心动过缓

【例187】男,55岁。突发持续胸痛4小时。查体:BP 100/50mmHg,心率30次/分,心律整齐,心电图示急性下壁、右室心肌梗死,三度房室传导阻滞。为提高心室率应立即采取的治疗措施是

    A. 静脉滴注异丙肾上腺素   B. 静脉滴注多巴酚丁胺
    C. 静脉注射肾上腺素   D. 植入临时性心脏起搏器

例188～例190 共用题干

　　女,70岁。突发胸闷、憋喘10小时入院。既往高血压病史12年,糖尿病病史5年。查体:BP 160/90mmHg,端坐呼吸。双肺可闻及广泛湿啰音和散在哮鸣音。心率128次/分,心律整齐,心脏各瓣膜区未闻及杂音。ECG 示 $V_1 \sim V_6$ 导联 ST 段抬高。动脉血气分析:pH 7.35,$PaCO_2$ 71mmHg,$PaCO_2$ 40mmHg。

【例188】该患者目前憋喘最可能的原因是

    A. 肺动脉栓塞   B. 支气管哮喘
    C. 糖尿病酮症酸中毒   D. 急性心肌梗死

【例189】最恰当的药物治疗是

    A. 口服华法林   B. 静脉滴注糖皮质激素
    C. 静脉推注毛花苷 C   D. 静脉滴注硝酸甘油

【例190】患者经治疗后好转。入院第5天,患者突发呼吸困难、咳嗽、咳粉红色泡沫痰,查体:BP 150/90mmHg,心尖部可闻及 4/6 级收缩期杂音。该患者突发呼吸困难的最可能原因为

    A. 肺栓塞进展为肺梗死   B. 再次发生肺栓塞
    C. 急性乳头肌功能不全   D. 哮喘急性发作

例191～例193 共用题干

　　男,52岁。2年来每于剧烈活动时发作剑突下疼痛,向咽部放射,持续数分钟可自行缓解。2周来发作频繁且夜间睡眠中发作。2小时出现剑突下剧烈疼痛,向胸部放射,伴憋闷、大汗,症状持续不缓解,急诊平车入院。既往高血压病史10年,糖尿病病史5年,有吸烟史。查体:T 36.2℃,BP 160/80 mmHg。急性病容,口唇无紫绀,双肺呼吸音清,心率103次/分,心律不齐,早搏15次/分,$A_2 > P_2$,腹软,无压痛。

【例191】接诊时首先需考虑的诊断是

    A. 消化性溃疡   B. 急性胰腺炎
    C. 急性心肌梗死   D. 急性肺栓塞

【例192】最可能引起该患者死亡的原因是

    A. 感染中毒性休克   B. 弥漫性血管内凝血
    C. 恶性心律失常   D. 上消化道出血

【例193】接诊患者需首先完善的检查是

    A. 急诊腹部 B 超   B. 急诊胃镜
    C. 心电图   D. 血气分析

【例194】男,68岁。急性前壁心肌梗死,为预防再梗和猝死,如无禁忌证,宜尽早使用的药物是

    A. 硝苯地平   B. 阿托品

    C. 美托洛尔   D. 地高辛

【例195】女,69岁,突发胸骨后压榨样疼痛6小时,持续不缓解。查体:BP 160/70mmHg,心率97次/分。心电图示 $V_1 \sim V_6$ 导联 ST 段水平型压低 $0.3 \sim 0.5$mV,实验室检查:血清肌钙蛋白 I 增高。该患者不宜采取的治疗是

    A. 静脉滴注硝酸甘油   B. 皮下注射低分子肝素

    C. 嚼服阿司匹林   D. 静脉滴注尿激酶

【例196】男,50岁,持续胸痛5小时。查体:皮肤湿冷,BP 80/50mmHg,心率90次/分,双肺满布细湿啰音。心电图: $V_1 \sim V_6$ ST 段抬高,血清肌钙蛋白升高。最主要的处理措施是

    A. 静脉推注西地兰   B. 口服地高辛

    C. 静脉滴注复方丹参   D. 静脉滴注尿激酶

【例197】男,55岁。1年前诊断为冠心病。实验室检查:血 LDL-C 4.0mmol/L,TG 2.3mmol/L。该患者最适宜的治疗药物是

    A. 辛伐他汀   B. 华法林

    C. 硝苯地平   D. 非诺贝特

【例198】男,68岁。陈旧性心肌梗死5年。规律服用培哚普利、美托洛尔、阿司匹林治疗,无胸痛发作。查体无异常。实验室检查:血 TC 5.0mmol/L,LDL-C 2.9mmol/L,TG 5.9mmol/L,HDL-C 0.9mmol/L。该患者目前首选的降脂药物是

    A. 瑞舒伐他汀   B. 考来烯胺

    C. 依折麦布   D. 非诺贝特

第5节　感染性心内膜炎

【例199】女,28岁。持续发热1周,有先天性心脏病病史。入院查体:贫血貌,胸骨左缘3肋间 3/6级粗糙收缩期杂音伴震颤,脾肋下1cm,血培养两次阳性。入院后5天突感呼吸困难、胸痛,咯血多次,可能性最大的诊断是

    A. 室间隔缺损合并急性心力衰竭   B. 感染性心内膜炎合并急性肺栓塞

    C. 感染性心内膜炎合并肺部感染   D. 室间隔缺损并肺部感染

【例200】女性,28岁,发热半月,弛张热,伴恶寒、关节痛,体检:皮肤瘀点,Osler 结节,心脏有杂音,考虑为感染性心内膜炎,确诊的直接证据来自

    A. 血液学检查   B. X 线和心电图检查

    C. 超声心动图检查   D. 组织学和细菌学检查

【例201】女,55岁。拔牙后间断发热2个月。既往有室间隔缺损病史。实验室检查:血培养为草绿色链球菌。最有助于明确发热病因的检查是

    A. 血类风湿因子   B. 经食管超声心动图

    C. 血清补体   D. 血涂片

例202~例204 共用题干

男,49岁。发热1周余,体温为37.8~38.5℃。未用抗生素治疗。风湿性二尖瓣狭窄合并关闭不全病史。超声心动图提示二尖瓣上有赘生物。

【例202】入院第一天应为该患者做血培养

A. 1次   B. 2次

C. 3次   D. 4次

【例203】该患者最可能的血培养结果是

A. 金黄色葡萄球菌   B. 草绿色链球菌

C. 肺炎链球菌   D. 肠球菌

【例204】该患者首选的抗生素是

A. 青霉素   B. 萘夫西林

C. 苯唑西林   D. 万古霉素

第6节   心肌病

【例205】男,38岁。1年来活动后气促,伴腹胀及双下肢水肿。自述既往无不适,生活工作正常。查体:BP 100/60mmHg,颈静脉怒张,双肺底可闻及湿性啰音,心界向两侧扩大,S_1减弱,心尖部可闻及3/6级收缩期杂音,肝肋下3cm,双下肢凹陷性水肿。该患者最可能的诊断是

A. 扩张型心肌病   B. 风湿性心脏病

C. 缩窄性心包炎   D. 冠心病

例206~例207 共用题干

男,33岁。活动时气短、心前区疼痛1年。查体:BP 146/80mmHg,双肺呼吸音清,心率78次/分,心律整齐,胸骨左缘第3、4肋间可闻及3/6级收缩期喷射性杂音。超声心动图示舒张期间室间隔与左室后壁厚度之比>1.5。

【例206】该患者最可能的诊断是

A. 高血压性心脏损害   B. 风湿性心脏病

C. 病毒性心肌炎   D. 肥厚型心肌病

【例207】该患者最适宜的治疗药物是

A. 硝酸甘油   B. 地高辛

C. 美托洛尔   D. 氢氯噻嗪

【例208】男,19岁。约2周前曾咳嗽、流涕,近3天感心悸。查体:心界不大,$P_2 > A_2$,心率96次/分,可闻及频发期前收缩。心脏各瓣膜区未闻及杂音及附加音。心电图示室性期前收缩,血清肌钙蛋白升高。该患者最可能的诊断是

A. 感染性心内膜炎   B. 扩张型心肌病

C. 急性心肌梗死   D. 病毒性心肌炎

例 209～例 210 共用题干

男,22 岁。3 周前发热、流涕、咽痛,体温 37～38℃,近一周自觉喘憋、心悸和乏力,呈进行性加重,既往体健。查体:T 37℃,R 22 次/分,BP 100/65mmHg。颈静脉无怒张,双下肺可闻及湿性啰音,心界不大,心率 120 次/分,心律不齐,可闻及期前收缩,心脏各瓣膜区未闻及杂音及心包摩擦音。实验室检查:血肌钙蛋白升高。

【例 209】该患者最可能的诊断是

    A. 扩张型心肌病 　　　　　　　　B. 肥厚型心肌病

    C. 急性心肌梗死 　　　　　　　　D. 病毒性心肌炎

【例 210】最有助于确定喘憋原因的辅助检查是

    A. 血气分析 　　　　　　　　　　B. 超声心动图

    C. 冠状动脉造影 　　　　　　　　D. 心电图

【例 211】女,20 岁。活动后胸闷,气短 2 天。3 周前曾咳嗽持续发热 1 周。既往体健。查体:面色苍白、双肺呼吸音清,心界向左下扩大,心率 120 次/分,频发早搏,第一心音减弱,$P_2 > A_2$,心尖区可闻及 2/6 级收缩期杂音。实验室检查:血肌钙蛋白增高。该患者最可能的诊断是

    A. 病毒性心肌炎 　　　　　　　　B. 急性心肌梗死

    C. 急性肺栓塞 　　　　　　　　　D. 慢性心力衰竭

第 7 节　心脏瓣膜疾病

【例 212】男,40 岁。发现风湿性心脏病 10 余年。查体:双侧颧部皮肤呈紫红色,心界向左扩大,心腰膨隆,心率 96 次/分,心尖部可闻及开瓣音及舒张期隆隆样杂音。该患者查体还可能发现的其他阳性体征是

    A. 肺动脉瓣区舒张早期杂音 　　　B. 胸骨左缘第 3 肋间收缩期杂音

    C. 第二心音减弱 　　　　　　　　D. 第一心音减弱

例 213～例 215 共用题干

女,50 岁。活动后胸闷 1 年,夜间阵发性呼吸困难 4 天。查体:BP 130/80mm Hg,P_2 亢进,心尖部可闻及舒张期隆隆样杂音,余瓣膜区未闻及杂音。

【例 213】该患者最可能的诊断是

    A. 二尖瓣关闭不全 　　　　　　　B. 主动脉瓣关闭不全

    C. 主动脉瓣狭窄 　　　　　　　　D. 二尖瓣狭窄

【例 214】该患者最易出现的心律失常是

    A. 三度房室传导阻滞 　　　　　　B. 室上性心动过速

    C. 心房扑动 　　　　　　　　　　D. 心房颤动

【例 215】该患者突发心悸,伴胸闷、喘憋。查体:BP 70/40mmHg,心率 160 次/分,心律绝对不齐。首选的治疗措施是

    A. 植入临时起搏器 　　　　　　　B. 静脉注射毛花苷 C

    C. 非同步直流电复律 　　　　　　D. 同步直流电复律

【例 216】女性,23 岁,心尖区可闻及收缩中晚期吹风样杂音及喀喇音,超声心动图可见二尖瓣

前叶 CD 段呈吊床样波形,最可能的诊断是

A. 二尖瓣狭窄 B. 二尖瓣关闭不全

C. 主动脉瓣关闭不全 D. 二尖瓣脱垂

【例 217】女,56 岁。发作性左胸痛 3 年,疼痛放射至左肩,发作持续 3～4 分钟,休息后可缓解。今日下午劳动时突发晕厥急诊。查体:BP 90/50mmHg,神清,心率 140 次/分,主动脉瓣区可闻及收缩期喷射样杂音伴震颤,杂音向颈部传导,双肺呼吸音清。最可能的诊断是

A. 高血压病 B. 主动脉扩张

C. 主动脉瓣狭窄 D. 主动脉粥样硬化

【例 218】42 岁,女性,活动后心悸、气喘 2 年余,查体轻度贫血,心率快,律整,胸骨右缘第 2 肋间闻及响亮而粗糙的收缩期杂音(4/6 级),首先应想到的疾病为

A. 动脉导管未闭 B. 主动脉瓣关闭不全

C. 二尖瓣关闭不全 D. 主动脉瓣狭窄

例 219～例 220 共用题干

男,76 岁。一年来日常活动时即感胸闷,3 天前突发夜间阵发性呼吸困难,伴咳粉红泡沫痰。查体:BP 100/70mmHg,心尖搏动呈抬举样,胸骨右缘第二肋间可闻及 4/6 级收缩期喷射样杂音,向颈部传导,双肺可闻及散在细湿啰音。

【例 219】对明确诊断最有帮助的检查是

A. 心电图 B. 胸部 CT

C. 胸部 X 线片 D. 超声心动图

【例 220】最恰当的治疗措施是

A. 静脉滴注大剂量抗生素 B. 尽早外科手术

C. 暂不处理,密切随访 D. 口服血管紧素转换酶抑制剂

【例 221】女,34 岁。风湿性心脏瓣膜病主动脉瓣狭窄 9 年,进行性活动耐力降低,近 1 年来,每于剧烈运动中发生晕厥。无高血压、糖尿病、高脂血症病史。查体:BP 100/70mmHg。心率 78 次/分,心律齐,主动脉瓣区可闻及收缩期喷射样杂音。超声心动提示左心室增大,LVEF 40%,主动脉瓣口面积 1.1cm²,平均压力阶差 55mmHg,跨瓣峰速度 5.4m/s。对该患者最恰当的处置是

A. 每日口服单硝酸异山梨酯

B. 晕厥时硝酸甘油急救

C. 避免竞技性运动,其他体力活动不受限

D. 主动脉瓣置换术

【例 222】女,43 岁。诊断风湿性心脏瓣膜病 20 余年。查体:心前区未触及震颤,胸骨上缘第 3 肋间可闻及舒张期叹气样杂音,心尖部可闻及舒张早中期杂音,S_1 减弱。最可能的诊断是

A. 主动脉瓣器质性狭窄伴二尖瓣器质性狭窄

B. 主动脉瓣相对性狭窄伴二尖瓣相对性狭窄

C. 主动脉瓣关闭不全伴二尖瓣相对性狭窄

D. 主动脉瓣相对性狭窄伴二尖瓣器质性狭窄

【例223】男性,74岁。头晕、心悸2年,心尖搏动向左下移位,呈抬举性搏动,于胸骨左缘第3肋间闻及叹气样舒张期杂音,为递减型,向心尖传导,在心尖区闻及隆隆样舒张早期杂音,股动脉可闻及射枪音,首先应想到的诊断为

　　A. 二尖瓣狭窄　　　　　　　　　　B. 主动脉瓣关闭不全

　　C. 二尖瓣关闭不全　　　　　　　　D. 主动脉瓣狭窄

第8节　急性心包炎

【例224】女,40岁。因持续胸痛1天就诊。10天前曾发热伴咳嗽。查体:BP 120/70mmHg,心界不大,心率84次/分,心律整齐,胸骨左缘第3、4肋间可闻及性质粗糙、高音调、与心搏一致的双期搔抓样音,与呼吸无关。该患者最可能的诊断是

　　A. 限制型心肌病　　　　　　　　　B. 肥厚型心肌病

　　C. 急性心包炎　　　　　　　　　　D. 病毒性心肌炎

【例225】女,40岁。咳嗽2周,心前区锐痛2天,深呼吸时加重,放射到颈部。查体:胸部无压痛。心界不大,胸骨左缘第3、4肋间可闻及抓刮样粗糙音,屏气后仍存在。该患者最可能的诊断是

　　A. 急性胸膜炎　　　　　　　　　　B. 急性心包炎

　　C. 急性肋软骨炎　　　　　　　　　D. 急性心肌梗死

【例226】男性,52岁。持续胸痛伴发热3天。心电图上除aVR导联外,其余导联ST段均呈弓背向下型抬高。该患者最可能的诊断为

　　A. 主动脉夹层　　　　　　　　　　B. 自发性气胸

　　C. 急性心包炎　　　　　　　　　　D. 急性心肌梗死

【例227】女,34岁。胸闷、气促1月余,伴干咳。查体:R 22次/分,BP 90/80mmHg。端坐位,颈静脉怒张,双肺未闻及干湿啰音,心率90次/分,心律整齐,心音低而遥远,P_2无亢进,肝肋下3cm,肝颈静脉回流征阳性,双下肢水肿。其心浊音界最可能为

　　A. 靴形　　　　　　　　　　　　　B. 梨形

　　C. 烧瓶样　　　　　　　　　　　　D. 向左扩大

例228～例231共用题干

　　男性,25岁,主诉心前区疼痛2小时,向左肩放射,吸气时疼痛加重,坐位时减轻,伴有畏寒、发热就诊,体检:血压105/75mmHg,体温38℃,心率110次/分,规则,心脏无杂音,两肺未见异常,有血吸虫病史。心电图示除aVR与V外各导联ST段抬高。

【例228】其最可能的诊断是

　　A. 肺梗死　　　　　　　　　　　　B. 心肌梗死

　　C. 急性心包炎　　　　　　　　　　D. 心肌梗死伴继发性心包炎

【例229】入院第3天,血压90/75mmHg,颈静脉怒张,气息不能平卧,病情变化应考虑为

　　A. 再次肺梗死　　　　　　　　　　B. 心肌梗死扩大范围

　　C. 心脏压塞　　　　　　　　　　　D. 败血症

【例230】此时作X线检查可能显示

　　A. 左肺野楔状实质性阴影,伴左胸腔积液

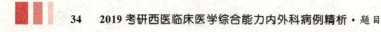

B. 正常

C. 肺部无明显充血而心影显著增大

D. 左肺野多发炎症阴影

【例 231】本例正确的治疗是

A. 手术取出栓子　　　　　　　　　B. 冠脉造影伴紧急 PTCA

C. 心包穿刺　　　　　　　　　　　D. 大剂量抗生素静脉滴注

【例 232】女,62 岁。干咳、呼吸困难 2 周,逐渐加重,现不能平卧,无发热。查体:R 24 次/分,BP 85/70mmHg,端坐位,颈静脉怒张,双肺呼吸音滴,心浊音界向两侧扩大,心率 108 次/分,心律整齐,心音低而遥远,心脏各瓣膜区闻及杂音,奇脉。心电图:窦性心动过速,各导联 QRS 波低电压。该患者最关键的治疗措施是

A. 静脉滴注抗生素　　　　　　　　B. 静脉滴注硝酸甘油

C. 口服美托洛尔　　　　　　　　　D. 心包穿刺

第 9 节　心搏骤停和心脏性猝死

【例 233】男,68 岁,排便时诉胸闷,随即跌倒,呼之不应,皮肤发绀,最有助于确诊心搏骤停的临床表现是

A. 意识丧失　　　　　　　　　　　B. 呼吸停止

C. 皮肤发绀　　　　　　　　　　　D. 心音消失

【例 234】男,66 岁。发作性胸痛 1 小时。在问病史过程中突然跌倒,对呼唤和推搡无反应。此时应立即采取的措施是

A. 做超声心动图　　　　　　　　　B. 送往抢救室

C. 触诊大动脉　　　　　　　　　　D. 做心电图

【例 235】女,58 岁。患风湿性心脏病 6 年,近来心悸、胸闷痛、气短、下肢水肿、尿少。数分钟前突然晕倒,意识丧失,皮肤苍白,口唇发绀,无法扪及大动脉搏动,呼吸停止,其原因是

A. 脑栓塞　　　　　　　　　　　　B. 急性左心衰竭

C. 癫痫大发作　　　　　　　　　　D. 心脏性猝死

【例 236】男,47 岁。突然神志丧失,呼吸不规则,即刻进行心脏按压,判断其是否有效的主要方法是

A. 测血压　　　　　　　　　　　　B. 呼喊患者看其是否清醒

C. 摸桡动脉搏动　　　　　　　　　D. 摸股动脉搏动

【例 237】男,45 岁。突发心搏骤停,经心肺复苏后血压 70/40mmHg,心率 34 次/分,患者应选用的药物是

A. 阿托品　　　　　　　　　　　　B. 普罗帕酮

C. 利多卡因　　　　　　　　　　　D. 胺碘酮

【例 238】男性,52 岁,因创伤致心跳呼吸停止,经复苏后恢复,继而出现体温升高、抽搐、惊厥,患者可能并发

A. 肺水肿　　　　　　　　　　　　B. 心力衰竭

C. 肾衰竭　　　　　　　　　　　　D. 脑水肿

【例239】女,56 岁。清晨锻炼时突发心肌梗死,心搏骤停 1 分钟后实施心肺复苏后心跳、呼吸恢复,数分钟后到医院。查体:P 110 次/分,BP 110/70mmHg,浅昏迷,两侧瞳孔不等大。不必要的治疗措施是

A. 足量抗生素静滴　　　　　　　　B. 呋塞米 20mg 静脉滴注

C. 物理降温使体温降至 33～35℃　　D. 高压氧疗

第三章　消化系统

第1节　胃食管反流病

【例240】男性,35岁。反酸和胸骨后烧灼感3年,1周前出现声嘶。最有可能的诊断是
　　A. 冠心病　　　　　　　　　　B. 贲门失弛缓症
　　C. 反流性食管炎　　　　　　　D. 食管癌

【例241】女性,26岁。胸痛、反酸、胃灼热、嗳气3个月。胃镜检查食管黏膜未见明显异常,最有助于明确诊断的检查是
　　A. 上消化道气钡双重造影　　　B. C尿素呼气试验
　　C. 24小时胃食管pH监测　　　　D. 腹部B超

【例242】女,42岁。胃灼热半年,无吞咽困难。胃镜检查提示慢性浅表性胃炎。为进一步明确诊断,应进行的检查是
　　A. 24小时食管pH监测　　　　　B. 食管脱落细胞学检查
　　C. 胸部CT　　　　　　　　　　D. 食管X线钡剂造影

【例243】男,56岁。反酸、胃灼热5年。胃镜检查:食管下段黏膜多发条形破损,相互融合。该患者首选的治疗药物是
　　A. 奥美拉唑　　　　　　　　　B. 法莫替丁
　　C. 硫糖铝　　　　　　　　　　D. 枸橼酸铋钾

第2节　慢性胃炎

【例244】男,62岁。反复上腹痛7年余,加重1个月,伴乏力。查体:结膜苍白,上腹部轻压痛。下列检查中,对明确诊断及指导治疗最有价值的是
　　A. X线上消化道造影　　　　　B. 胃镜及活检
　　C. 腹部B型超声　　　　　　　D. 腹部CT

【例245】女性,37岁。上腹痛1年,疼痛发作与情绪、饮食有关。查体:上腹部轻压痛。胃镜:胃窦皱襞平坦,透见黏膜下血管分布。此病例可诊断为
　　A. 消化性溃疡　　　　　　　　B. 胃黏膜脱垂症
　　C. 慢性非萎缩性胃炎　　　　　D. 慢性萎缩性胃炎

【例246】男,45岁。间断上腹部不适1年。经检查诊断为"慢性胃炎并幽门螺杆菌感染"。医生建议其服用奥美拉唑20mg、阿莫西林1.0g、克拉霉素0.5g,均每日两次。上述药物的服用疗程应为
　　A. 1～2天　　　　　　　　　　B. 3～5天
　　C. 7～14天　　　　　　　　　　D. 15～20天

【例 247】男,45 岁,间断性上腹痛、腹胀伴嗳气 8 年。胃镜检查:胃窦黏膜粗糙,以白为主。黏膜活检病理提示慢性萎缩性胃炎伴中至重度肠上皮化生,快速尿素酶试验阳性。该患者首先应采取的治疗是

    A. 应用质子泵抑制剂   B. 应用促胃肠动力药

    C. 抗幽门螺杆菌治疗   D. 近期胃镜下黏膜切除术

【例 248】男性,37 岁。上腹隐痛 1 年余。近半年来厌食,消瘦、乏力。先后 3 次胃镜检查均显示胃体部大弯侧黏膜苍白,活检黏膜为中度不典型增生。对该患者的最佳治疗方法是

    A. 补充微量元素锌、硒   B. 口服胃蛋白酶合剂

    C. 口服米索前列醇   D. 胃镜随访,视病情是否进展

【例 249】男性,41 岁。上腹痛 3 年余。胃镜检查显示胃小弯侧黏膜苍白,活检黏膜为重度不典型增生。对该患者的最佳治疗方法是

    A. 胃镜下黏膜剥离术   B. 口服胃蛋白酶合剂

    C. 口服奥美拉唑   D. 补液、加强支持疗法

例 250～例 252 共用题干

    女,58 岁。上腹不适,食欲缺乏 3 年。上腹部轻压痛。Hb 88g/L,MCV 115fl。胃镜检查示胃体皱襞稀疏,黏膜血管透见。

【例 250】应首先考虑的诊断是

    A. Menetrier 病   B. 慢性萎缩性胃炎

    C. 胃癌   D. 慢性淋巴性胃炎

【例 251】对诊断最有意义的辅助检查是

    A. 血癌胚抗原   B. 血胃蛋白酶原

    C. 血抗线粒体抗体 M2 亚型   D. 血壁细胞抗体

【例 252】该患者发生贫血最可能的机制是

    A. 铁利用障碍   B. 慢性消化道失血

    C. 蛋白质吸收障碍   D. 内因子缺乏

例 253～例 254 共用题干

    男性,62 岁。反复不规律上腹部胀痛 2 年,无明显消瘦。胃镜诊断为萎缩性胃炎。

【例 253】判断该患者炎症活动的客观依据是

    A. 胃黏膜肠上皮化生   B. 胃黏膜出血

    C. 胃黏膜内中性粒细胞增多   D. 胃黏膜中增多的主要是淋巴细胞

【例 254】该患者如考虑为 A 型胃炎,正确的是

    A. 壁细胞抗体阴性   B. 胃酸升高

    C. 不出现厌食,体重下降   D. 主要位于胃体部

第 3 节 消化性溃疡

【例 255】男,53 岁。上腹胀痛 10 余年,多于饭后约 30 分钟加重。半年来上腹痛加重,伴反酸,间断呕吐胃内容物。吸烟 15 年。饮白酒 10 年,每日约半斤。患者的病变最可能位于

    A. 十二指肠球部   B. 胃窦

    C. 胃体   D. 贲门

【例 256】女性,35 岁。2 个月来每于饭前上腹痛,进食缓解,反酸。钡餐:十二指肠球部变形,局部压痛。最可能的诊断是

    A. 胃溃疡   B. 十二指肠溃疡

    C. 慢性胃炎   D. 复合型溃疡

【例 257】男,30 岁。饥饿性上腹痛 2 年,进食后可缓解。胃镜检查:十二指肠溃疡愈合期,快速尿素酶试验阳性。最有效的治疗方案是

    A. 奥美拉唑＋枸橼酸铋钾＋克拉霉素

    B. 法莫替丁＋阿莫西林＋克拉霉素

    C. 西咪替丁＋克拉霉素＋左氧氟沙星

    D. 奥美拉唑＋阿莫西林＋替硝唑

【例 258】女,38 岁。反复上腹痛伴反酸 6 年。胃镜示十二指肠球部溃疡,快速尿素酶试验阳性。治疗首选

    A. 消化酶制剂   B. 抗酸剂

    C. 促胃肠动力剂   D. 抑酸治疗和三联抗幽门螺杆菌治疗

【例 259】男,25 岁。夜间上腹痛 2 周,黑便 2 天,呕血伴头晕乏力 4 小时。最适宜应用的药物是

    A. 雷尼替丁   B. 西咪替丁

    C. 奥美拉唑   D. 多潘立酮

第 4 节 肠结核

【例 260】男,35 岁。低热、右下腹痛、腹泻 1 个月。有时腹泻便秘交替。消瘦、贫血。钡餐检查:回盲部黏膜粗乱,充盈不佳,呈"跳跃征",考虑诊断

    A. 肠易激综合征   B. 肠结核

    C. 克罗恩病   D. 溃疡性结肠炎

【例 261】女,26 岁。右下腹痛、腹泻 3 个月,伴低热。结肠镜检查在回盲部见环行溃疡。X 线钡剂结肠造影可见回盲部"跳跃征"。最可能的诊断是

    A. 溃疡性结肠炎   B. 肠淋巴瘤

    C. 肠结核   D. 克罗恩病

【例 262】女,31 岁。腹泻、便秘交替出现 4 个月,大便多为糊状,无黏液和脓血,无里急后重,伴低热、乏力、盗汗。查体:轻度贫血貌,右下腹有轻压痛。粪常规(－)。最可能的

诊断是

A. 肠易激综合征 B. 结肠癌

C. 溃疡性结肠炎 D. 肠结核

【例263】男,16岁。腹痛、腹泻、消瘦3年。腹部阵发性疼痛,大便3～4次/日,伴黏液和血。有家族性结肠息肉病史。查体:营养不良,贫血貌,腹平软,下腹部有轻压痛。结肠镜检查见结肠内全部布满息肉,直肠病变轻。最佳手术方式是

A. 单腔回肠造瘘术 B. 结肠次全切除术

C. 全结肠切除、末端回肠直肠吻合术 D. 电灼摘除息肉

第5节 腹膜炎

【例264】女性,55岁。3个月来腹胀,食欲缺乏,低热。查体:腹饱满,移动性浊音(＋),抗结核治疗2周未见好转。为进一步明确诊断,应做哪项检查

A. 腹水常规 B. 血沉

C. 腹腔镜＋活检 D. 全胃肠钡餐透视

【例265】女,30岁。低热、腹胀、腹痛1个月。查体:腹部弥漫压痛,揉面感,移动性浊音阳性。对诊断最有意义的检查是

A. 结核菌素试验 B. 血清结核抗体

C. 血沉 D. 腹腔穿刺抽液检查

例266～例268 共用题干

女,25岁。低热、腹痛1个月,尿少,腹围增加1周。查体:腹部弥漫压痛(＋),揉面感,移动性浊音阳性。

【例266】对该患者诊断最有意义的检查是

A. 血常规及血沉 B. 肾功能

C. 腹腔穿刺 D. 尿常规

【例267】如考虑腹腔结核感染,对于确诊最有意义的是

A. 腹部X线平片 B. 腹水结核杆菌培养

C. 腹部B型超声检查 D. 胸腹部CT

【例268】应采用的主要治疗措施是

A. 抗结核治疗 B. 口服利尿剂

C. 免疫治疗 D. 静脉点滴抗生素

第6节 炎症性肠病

【例269】女,21岁。腹泻2年。体检发现一肛瘘。结肠镜示回盲部铺路石样改变。最可能的诊断是

A. 结肠癌 B. 溃疡性结肠炎

C. 细菌性痢疾 D. 克罗恩病

【例270】男性,21岁。2年来反复出现腹泻,粪便糊状。结肠镜检查发现病变主要位于回肠

末端,表现为多发的纵行溃疡,溃疡间黏膜正常。最有可能的诊断是

　　A. 结肠癌　　　　　　　　　　　B. 溃疡性结肠炎

　　C. 细菌性痢疾　　　　　　　　　D. 克罗恩病

【例 271】男,27 岁。反复排黏液血便 2 年,加重 1 个月。抗生素治疗无效。肠镜示直肠至结肠脾曲黏膜弥漫性充血、水肿,较多糜烂及表浅小溃疡。最可能的诊断是

　　A. 溃疡性结肠炎　　　　　　　　B. 克罗恩病

　　C. 细菌性痢疾　　　　　　　　　D. 阿米巴痢疾

【例 272】男,30 岁,农民。腹痛、腹泻半个月,大便 4～8 次/天,便量多,为暗红色,有腥臭味,肉眼可见血液及黏液,患者无发热,左下腹隐痛。大便镜检:WBC 10～15 个/HP,RBC 满视野。该患者最可能的诊断是

　　A. 细菌性痢疾　　　　　　　　　B. 肠伤寒合并肠出血

　　C. 阿米巴痢疾　　　　　　　　　D. 溃疡性结肠炎

【例 273】男,21 岁。间断腹痛、腹泻、脓血便 4 年,再发 1 个月。既往诊断为溃疡性结肠炎,未维持治疗。现脓血便 3～4 次/日,无发热。结肠镜示降结肠以下黏膜弥漫充血水肿,颗粒样改变,多发浅溃疡。此患者目前首选的治疗是

　　A. 口服菌群调节剂　　　　　　　B. 口服止泻剂

　　C. 禁食,静脉营养　　　　　　　D. 口服氨基水杨酸制剂

【例 274】女,26 岁。有溃疡性结肠炎病史,2 天前出现脓血便,未行系统治疗。1 天前又出现高热、明显腹胀。体格检查:腹膨隆,明显压痛和反跳痛,肠鸣音减弱。X 线腹部平片可见结肠扩张,结肠袋消失。此患者最可能出现的并发症是

　　A. 结核性腹膜炎　　　　　　　　B. 自发性腹膜炎

　　C. 中毒性巨结肠　　　　　　　　D. 肠穿孔

例 275～例 276 共用题干

　　男,30 岁。反复右下腹痛 1 年,伴便秘、口腔溃疡,无发热及乏力。否认结核病史及结核密切接触史。查体:右下腹可触及边界不清的包块,可移动,压痛阳性。

【例 275】首先考虑的诊断是

　　A. 肠结核　　　　　　　　　　　B. 克罗恩病

　　C. 结肠癌　　　　　　　　　　　D. 阑尾炎癌

【例 276】为明确诊断,最重要的检查是

　　A. 便潜血　　　　　　　　　　　B. 粪查找抗酸杆菌

　　C. 腹部 CT　　　　　　　　　　D. 结肠镜检查及活检

例 277～例 278 共用题干

　　男,27 岁。间断脓血便 1 年,大便成形或糊状,每日 2～4 次,有时里急后重,抗生素治疗无效。

【例 277】最可能的诊断是

　　A. 溃疡性结肠炎　　　　　　　　B. 克罗恩病

　　C. 慢性细菌性痢疾　　　　　　　D. 肠结核

【例 278】明确诊断最有意义的检查是

A. 大便培养
B. 便常规检查

C. 大便潜血检查
D. 结肠镜检查

第 7 节　肠易激综合征

【例279】男,25 岁。腹痛 2 个月,以左下腹疼痛明显,排便后缓解,大便呈稀糊状。体检:左下腹压痛明显,X 线及结肠镜检查未见异常。最可能的诊断是

A. 自发性腹膜炎
B. 肠易激综合征

C. 左半结肠癌
D. 功能性消化不良

【例280】男,35 岁。间断腹痛、腹泻 2 年,受凉后加重,大便 2～4 次/日,多为不成形便,时带黏液,排便后腹痛可缓解。体重无明显变化。平素少量饮酒。结肠镜检查无异常。最可能的诊断是

A. 慢性胰腺炎
B. 功能性消化不良

C. 酒精性肝硬化
D. 肠易激综合征

例281～例282 共用题干

　　女,28 岁,间断性下腹痛 4 年余。大便 2～3 次/日,稀便,无脓血,便后下腹痛。粪常规检查未见细胞,便潜血试验阴性。查体:无异常发现。

【例281】该患者可能的诊断是

A. 溃疡性结肠炎
B. 克罗恩病

C. 肠结核
D. 肠易激综合征

【例282】最适合的药物治疗为

A. 糖皮质激素
B. 匹维溴铵

C. 柳氮磺吡啶
D. 硫唑嘌呤

第 8 节　肝硬化

【例283】男,48 岁。既往有肝硬化病史 10 年。近期出现腹壁静脉曲张,脐以上血流方向由下至上,脐以下血流由上至下。该患者应考虑为

A. 上腔静脉阻塞
B. 下腔静脉阻塞

C. 门静脉高压或门静脉阻塞
D. 髂内静脉阻塞

【例284】男,45 岁。呕血、便血 2 天。突然恶心,并呕出大量鲜血,头晕、四肢无力。乙肝病史 24 年。查体:腹部膨隆,肝肋下 2cm,脾肋下 4cm,移动性浊音(＋)。最可能的出血原因是

A. 胆石病
B. 门静脉高压症

C. 胃癌
D. 十二指肠溃疡

例285～例286 共用题干

　　男,45 岁。1 天前进较硬食物后突发呕血 1 次,约 400mL,排黑色糊状便 2 次,每次量约 200g,无腹痛。既往乙型肝炎病史 14 年,1 年前曾发生类似呕血 1 次。查体:BP 105/

65mmHg。皮肤巩膜无黄染,腹软,无压痛。肝肋下未触及,脾肋下2cm,移动性浊音阴性,肠鸣音4~5次/分。实验室检查:Hb 95g/L,WBC 2.5×10⁹/L,PLT 47×10⁹/L。

【例285】首先考虑的出血原因是

　　A. 急性糜烂性胃炎　　　　　　　　B. 胃癌

　　C. 胃溃疡　　　　　　　　　　　　D. 食管静脉曲张破裂

【例286】目前最有意义的检查方法是

　　A. 胃镜　　　　　　　　　　　　　B. 腹部CT

　　C. 腹部B超　　　　　　　　　　　D. 腹部MRI

例287~例289 共用题干

　　男,60岁,有饮酒史20年,每天饮半斤白酒。2年来间断上腹隐痛,腹胀乏力,大便不成形,双下肢水肿。B超示肝回声不均匀增强,脾大,少量腹水。

【例287】该患者最可能的诊断是

　　A. 慢性胰腺炎　　　　　　　　　　B. 胰腺癌

　　C. 酒精性肝硬化　　　　　　　　　D. 慢性胆囊炎

【例288】为明确诊断,最有价值的检查方法是

　　A. 腹部CT　　　　　　　　　　　B. ERCP造影

　　C. 肝脏穿刺　　　　　　　　　　　D. 腹部MRI

【例289】患者呕血500mL后出现昏迷,最可能的并发症是

　　A. 低钠血症　　　　　　　　　　　B. 脑出血

　　C. 脑血栓　　　　　　　　　　　　D. 肝性脑病

例290~例291 共用题干

　　男,40岁。腹胀、腹部持续性隐痛、发热1周。"肝炎"史12年,近4年来乏力、食欲缺乏,面色晦暗,间断性齿龈出血。查体:腹部膨隆,无肌紧张,有全腹压痛及反跳痛,肝未触及,脾肋下3cm,移动性浊音阳性。

【例290】最可能的诊断是

　　A. 腹腔转移癌　　　　　　　　　　B. 肝硬化合并自发性腹膜炎

　　C. 肝硬化合并肝肾综合征　　　　　D. 布-加综合征

【例291】为明确诊断,最有价值的检查是

　　A. 腹水常规、生化及细菌培养　　　B. X线结肠钡剂造影

　　C. 腹部CT　　　　　　　　　　　D. 腹部X平片

【例292】男,52岁。乏力、食欲缺乏12年,间断谷丙转移酶升高。1个月来尿少,双下肢水肿,腹胀逐渐加重,3天前腹泻,黄稀水样便3次,2天来腹痛、发热,T 38.5℃。该患者最可能的诊断是

　　A. 肝硬化并原发性腹膜炎　　　　　B. 胆系感染

　　C. 结核性腹膜炎　　　　　　　　　D. 急性细菌性痢疾

【例293】肝硬化患者,近1周来发热、腹痛,腹水明显增加。腹水检查:淡黄,比重1.017,蛋白35g/L,白细胞0.5×10⁹/L,以中性粒细胞为主。最可能并发

　　A. 肝性脑病　　　　　　　　　　　B. 自发性腹膜炎

C. 门静脉血栓形成　　　　　　　　D. 原发性腹膜炎

【例294】男,38岁。患肝硬化3年。1周来畏寒、发热,体温38℃,全腹痛,腹部明显膨隆,尿量500mL/d。以下体征中对目前病情判断最有意义的是

A. 全腹压痛及反跳痛　　　　　　　B. 蜘蛛痣及肝掌

C. 腹部移动性浊音阳性　　　　　　D. 脾大

【例295】男,45岁。因肝硬化(失代偿期)入院。1天前出现明显呼吸困难。查体:体温正常,双肺呼吸音清,血气分析示低氧血症。抗感染治疗无效。最可能发生的并发症是

A. 肺炎　　　　　　　　　　　　　B. 肝肾综合征

C. 肝肺综合征　　　　　　　　　　D. 支气管哮喘

【例296】女,54岁,肝硬化20年。腹部B超检查:腹水最大液深18cm。实验室检查:血清钠142mmol/L,钾6.3mmol/L,BUN 23mmol/L,血肌酐224μmol/L。治疗措施错误的是

A. 10%葡萄糖酸钙20mL缓慢静脉注射

B. 口服螺内酯

C. 输白蛋白

D. 控制体液入量

【例297】男性,55岁。肝硬化8年,查体有少量腹水。如患者应用利尿剂,首选的是

A. 甘露醇　　　　　　　　　　　　B. 螺内酯(安体舒通)

C. 乙酰唑胺　　　　　　　　　　　D. 氢氯噻嗪(双氢克尿噻)

【例298】男性,56岁。因患肝硬化腹水用速尿后尿量每日超过3000mL。近日出现四肢肌肉软弱无力,伴恶心呕吐,心电图出现传导和节律异常。其原因最可能是

A. 低钾血症　　　　　　　　　　　B. 高钾血症

C. 低钠血症　　　　　　　　　　　D. 高钠血症

【例299】男,58岁。患肝炎已10余年,因无力、食欲缺乏、腹胀20天诊断为乙肝后肝硬化(失代偿期)入院。肝功能试验显著异常,其中白蛋白降低,球蛋白增高,白蛋白/球蛋白比率倒置。为治疗低蛋白血症,首选的血液制品是

A. 全血　　　　　　　　　　　　　B. 新鲜冰冻血浆

C. 普通冰冻血浆　　　　　　　　　D. 白蛋白

例300～例302共用题干

男性,50岁,既往乙型肝炎病史20余年,今晨突发呕血,色鲜红,量约为1500mL,急至医院就诊,查体:BP 80/50mmHg,P 106次/分,面色苍白,四肢末梢凉,脾于肋下缘5cm,触及移动浊音(＋),腹壁可见静脉曲张,至医院后患者又呕血一次,量约300mL。

【例300】患者出血原因最可能是

A. 食管胃底静脉曲张破裂　　　　　B. 脾亢进

C. 脾破裂　　　　　　　　　　　　D. 胃溃疡出血

【例301】不恰当的方法是

A. 三腔两囊管压迫　　　　　　　　B. 血管加压素静点

C. 急诊剖腹探查,止血　　　　　　D. 输血

【例302】肝硬化患者近日发热,全腹压痛,抽搐,腹腔积液浑浊。为有效合理治疗,应尽快采取

的措施是

 A. 腹腔积液细菌培养   B. 血细菌培养

 C. 腹腔积液涂片染色查细菌 D. 抗生素早期联合应用

例 303～例 304 共用题干

 女,38 岁,肝硬化腹水患者。1 周来畏寒、发热,体温 38℃左右,全腹痛,腹部明显膨隆,尿量 500mL/d。

【例 303】 下列体征应特别注意

 A. 蜘蛛痣及肝掌   B. 腹壁静脉曲张

 C. 脾大   D. 全腹压痛及反跳痛

【例 304】 下列治疗措施最重要的是

 A. 严格控制水、钠摄入

 B. 应用有效抗生素

 C. 联合应用利尿剂或加大利尿剂的用量

 D. 大量放腹水

第 9 节　肝　癌

【例 305】 男,57 岁。右季肋部胀痛、食欲减退、尿黄 1 个月。乙肝肝硬化病史 9 年。查体:肝肋下 5cm,表面不平,质硬,压痛。最可能的诊断是

 A. 肝脓肿   B. 原发性肝癌

 C. 继发性肝癌   D. 乙肝活动期

【例 306】 男,47 岁。既往有慢性乙型病毒性肝炎病史 10 余年,1 月前出现右上腹隐痛不适。查体:右腹部膨隆,可触及质地坚硬、表面凹凸不平的肿块,移动性浊音阳性。腹腔积液为血性。最可能的诊断是

 A. 肝包虫病   B. 原发性肝癌

 C. 肝囊肿   D. 肝脓肿

【例 307】 男,58 岁。3 年前曾行直肠癌根治术,近 3 个月右上腹及背部胀痛,无发热,大便正常。查体:锁骨上未触及肿大淋巴结,腹平软,未触及肿物,肝肋下未触及。实验室检查:WBC 10×10^9/L,AFP 无升高。腹部 B 超示肝右叶多个实性占位,最大直径约 3cm。首先应考虑的诊断是

 A. 阿米巴肝脓肿   B. 肝囊肿

 C. 原发性肝癌   D. 肝转移癌

【例 308】 男,63 岁。乏力、腹胀 3 个月,加重伴尿少 1 个月。慢性肝炎病史 20 余年。查体:巩膜轻度黄染,肝肋下 4cm,质硬,脾肋下 3cm,移动性浊音阳性,双下肢水肿。对诊断最有意义的实验室检查是

 A. 腹水铁蛋白   B. 血癌胚抗原

 C. 血甲胎蛋白   D. 血 CA125

【例 309】 男,40 岁。3 天前体检 B 超发现右肝内一肿物,直径 3cm。血 AFP 500μg/L。最有效的处理方法是

A. 经股动脉插管化疗　　　　　　B. 经皮肿瘤穿刺注无水乙醇

C. 行肝段切除术　　　　　　　　D. 放射治疗

例 310～例 312 共用题干

男,56 岁。乏力、食欲缺乏、恶心、消瘦 1 个月。乙型肝炎病史 10 年。查体:皮肤巩膜无黄染,腹软,剑突下压痛,肝肋下 3cm,可触及质硬的结节,Murphy 征阴性,移动性浊音阳性。

【例 310】为了明确肝结节性质,最有诊断价值的肿瘤标志物是

A. CEA　　　　　　　　　　　　B. CA125

C. CK19　　　　　　　　　　　　D. AFP

【例 311】为进一步检查明确肝结节的大小与位置,首选的检查是

A. PET－CT 检查　　　　　　　　B. MRI 检查

C. 放射性核素扫描　　　　　　　D. B 超检查

【例 312】该患者若手术治疗,其禁忌证是

A. 合并肝硬化　　　　　　　　　B. 有消化道出血史

C. 有明显腹水　　　　　　　　　D. 肿瘤直径约 10cm

第 10 节　肝性脑病

【例 313】男,49 岁,反复肝功能异常多年,尿少、双下肢水肿 1 年,加重 1 周。口服呋塞米 20mg/d,1 天来昏睡,呼之有反应,患者意识障碍最可能的原因是

A. 脑血管意外　　　　　　　　　B. 肝肺综合征

C. 肝性脑病　　　　　　　　　　D. 肝肾综合征

第四章　泌尿系统

第1节　尿液检查

【例314】女,68岁。高血压病史20年,发现尿蛋白3年。尿比重1.010,红细胞0～1/HP,尿蛋白0.45g/d,尿蛋白分析 β_2 - MG, α_1 - MG升高。该患者尿蛋白属于

　　A. 组织性　　　　　　　　　　　　B. 溢出性

　　C. 肾小管性　　　　　　　　　　　D. 功能性

【例315】女,70岁。蛋白尿1个月,尿蛋白6g/d。蛋白电泳显示以小分子蛋白为主,呈单株峰。其蛋白尿的性质应该为

　　A. 肾小球性蛋白尿　　　　　　　　B. 分泌性蛋白尿

　　C. 溢出性蛋白尿　　　　　　　　　D. 肾小管性蛋白尿

【例316】女,32岁。发热伴寒战3天,肉眼血尿1天,无尿频、尿痛。查体:右肾区叩痛(＋)。尿常规:蛋白(＋),RBC 30～40/HP。WBC 20～30/HP,管型3～5/LP。其管型最可能是

　　A. 透明管型　　　　　　　　　　　B. 蜡样管型

　　C. 白细胞管型　　　　　　　　　　D. 颗粒管型

第2节　肾小球疾病

【例317】男,35岁。镜下血尿伴蛋白尿3年。辅助检查:尿RBC 20～25/HP,为异形红细胞,尿蛋白定量1.5g/d,血肌酐90μmol/L。B超示双肾大小正常。为明确诊断需要进一步采取的检查是

　　A. 腹部X线平片　　　　　　　　　B. ANCA

　　C. 肾盂造影　　　　　　　　　　　D. 肾活检

【例318】男,15岁。上感后2周出现肉眼血尿,BP 150/95mmHg,临床诊断为急性肾小球肾炎。控制血压应首选

　　A. 血管紧张素转换酶抑制剂　　　　B. 血管紧张素Ⅱ受体拮抗剂

　　C. 钙拮抗剂　　　　　　　　　　　D. 利尿剂

【例319】男,68岁。间断发热1个月,咯血伴进行性少尿10天。查体:BP 165/100mmHg,双中下肺可闻及湿性啰音,双下肢水肿。尿常规:RBC 40～50/HP,蛋白(＋＋)。血Cr 455μmol/L,BUN 18.5mmol/L。B超示双肾增大。ANA(－),抗中性粒细胞浆抗体阳性。最可能的诊断是

　　A. 急进性肾小球肾炎Ⅱ型　　　　　B. 急进性肾小球肾炎Ⅲ型

　　C. 急性肾小球肾炎　　　　　　　　D. IgA肾病

【例320】男,32岁。咽痛、咳嗽7天,水肿、尿少5天。化验:Hb 90g/L,尿蛋白(+++),尿RBC 10~15/HP,血肌酐 500μmol/L,血尿素氮 23mmol/L。B超:双肾增大。其最可能的临床诊断是

    A. 肾病综合征   B. 慢性肾小球肾炎

    C. 急性肾小球肾炎   D. 急进性肾小球肾炎

【例321】男,20岁。感冒后7天出现颜面及双下肢水肿,尿少。血压 160/100mmHg,尿蛋白(+++),尿沉渣红细胞(++),Scr 130μmol/L,2周后尿少,BUN 28mmol/L,Scr 620μmol/L。哪种疾病可能性大

    A. 急性肾小球肾炎   B. 急进性肾小球肾炎

    C. 慢性肾炎   D. 肾病综合征

【例322】男,25岁。肉眼血尿、进行性尿量减少伴恶心、呕吐1周。查体:BP 160/90mmHg,双下肢中度凹陷性水肿,蛋白(++),尿 RBC 20~30/HP,Hb 96g/L,Scr 490μmol/L。B超示双肾增大。最可能的临床诊断是

    A. 急性肾盂肾炎   B. 慢性肾小球肾炎急性发作

    C. 急性肾小球肾炎   D. 急进性肾小球肾炎

【例323】男,28岁。夜尿增多1年余。偶有水肿。查体:BP 150/110mmHg,尿蛋白(+),Hb 90g/L,红细胞 3~5/HP,血肌酐 120mol/L。最可能的诊断为

    A. 急性肾小球肾炎   B. 慢性肾小球肾炎

    C. 肾病综合征   D. 急进性肾小球肾炎

【例324】女,30岁。1年来乏力,易疲倦,腰部不适,有时下肢水肿,未检查。2个月来加重,伴食欲缺乏,血压增高为 150/100mmHg,下肢轻度水肿。尿蛋白(+),沉渣 RBC 5~10/HP,偶见颗粒管型,血化验 Hb 90g/L,血肌酐 400μg/L。最可能的诊断是

    A. 急性肾炎   B. 慢性肾小球肾炎

    C. 肾病   D. 狼疮肾炎

例325~例326 共用题干

    女,45岁,间断水肿3年,乏力3个月。查体:BP 155/100mmHg,双下肢轻度凹陷性水肿,尿 RBC 20~30/HP,尿蛋白 2.1g/d,血 Hb 78g/L,血 Cr 342μmol/L,BUN 16.1mmol/L。B超:双肾萎缩。

【例325】最可能的临床诊断是

    A. 慢性肾小球肾炎   B. 急性肾小球肾炎

    C. 慢性间质性肾炎   D. 高血压肾损害

【例326】为改善乏力症状,最有效的治疗措施是

    A. 激素及免疫抑制治疗   B. 利尿治疗

    C. 降压治疗   D. 注射促红细胞生成素及补充造血材料

【例327】男,25岁。1年来反复出现镜下血尿,相差显微镜检查为变形红细胞,尿蛋白 0.4g/d,无水肿、高血压及肾功能减退。应首先考虑的诊断为

    A. 无症状性蛋白尿和(或)血尿   B. 急性肾小球肾炎

    C. 泌尿系统肿瘤   D. 慢性肾小球肾炎

例 328～例 330 共用题干

男,40 岁。发现血尿、蛋白尿 5 年。查体:BP 150/90mmHg,24 小时尿蛋白定量 1.0～1.7g,血肌酐 100μmol/L。

【例 328】首先考虑的临床诊断是

A. 肾血管性高血压   B. 慢性肾炎

C. 隐匿性肾炎   D. 高血压肾损害

【例 329】理想的血压控制目标是

A. ＜160/95mmHg   B. ＜140/90mmHg

C. ＜140/85mmHg   D. ＜130/80mmHg

【例 330】治疗的主要目标是

A. 防止或延缓病变进展   B. 降血压

C. 消除尿蛋白   D. 消除血尿

例 331～例 334 共用题干

男,40 岁。发现血尿、蛋白尿 5 年。查体:BP 150/90mmHg,双下肢轻度凹陷性水肿。实验室检查:尿蛋白 1.0～1.7g/L,尿 RBC 5～15/HP,Scr 100μmol/L,B 超示双肾大小正常。

【例 331】该患者首先考虑的临床诊断是

A. 无症状性蛋白尿和(或)血尿   B. 急性肾小球肾炎

C. 慢性肾小球肾炎   D. 肾病综合征

【例 332】该患者应首选的进一步检查项目是

A. 肾活检病理检查   B. 尿找肿瘤细胞

C. 肾动脉造影   D. 24 小时尿钠测定

【例 333】该患者应首选的降压药物是

A. 袢利尿剂   B. 血管紧张素转换酶抑制剂

C. 钙通道阻滞剂   D. β 受体拮抗剂

【例 334】治疗的最终目标是

A. 消除蛋白尿   B. 消除水肿

C. 延缓肾脏病变进展   D. 控制血压

第 3 节　肾病综合征

【例 335】女性,15 岁,无原因出现眼睑及下肢水肿,血压 100/70mmHg,心肺正常,尿蛋白(＋＋＋),红细胞 0～1/HP,血浆蛋白 30g/L。最可能的诊断是

A. 急性肾炎   B. 肾病综合征

C. 慢性肾炎   D. 泌尿系感染

【例 336】女性,18 岁。水肿、少尿 20 天。近 2 天来出现发热,体温达 38℃。BP 120/80mmHg,Hb 110g/L,尿常规白细胞 10～15/HP,尿蛋白(＋＋＋),红细胞 3～5/HP。最可能的诊断是

A. 肾病综合征合并上呼吸道感染   B. 肾病综合征合并泌尿系统感染

C. 感染所致尿改变   D. 急性肾盂肾炎

例 337～例 338 共用题干

男,15 岁。全身水肿 1 周。查体:BP 120/70mmHg,腹部移动性浊音阳性。尿蛋白定量 6.5g/d,沉渣 RBC 0～2/HP。血白蛋白 22g/L,胆固醇 8mmol/L,BUN 6.5mmol/L,Scr 98μmol/L。ASO 升高,血补体 C3 0.88g/L(正常值 0.8～1.5g/L)。

【例 337】最可能的临床诊断是

    A. 慢性肾小球肾炎   B. 原发性肾病综合征

    C. 狼疮性肾炎   D. 急进性肾小球肾炎

【例 338】最可能的病理类型是

    A. 膜毛细血管性肾炎   B. 新月体型肾炎

    C. 膜性肾病   D. 微小病变性肾病

【例 339】女,60 岁。双下肢水肿 2 周。既往高血压 10 年,平时血压 140/90mmHg,糖尿病 3 年。尿蛋白 3.8g/d,尿红细胞 3～5/HP,血 Alb 29g/L,空腹 GLU 8.5mmol/L,Scr 198μmol/L。双侧眼底出血。以下最支持糖尿病肾病诊断的是

    A. 空腹血糖高   B. 眼底出血

    C. 水肿   D. 血肌酐升高

例 340～例 341 共用题干

男,68 岁。2 型糖尿病病史 14 年,血压升高 7 年,视物模糊 3 年,渐进性水肿 1 年。BP 170/95mmHg,尿 RBC(－),尿蛋白 3.8g/d,血肌酐 182μmol/L。B 超显示双肾大小正常。

【例 340】最可能的临床诊断是

    A. 急性肾小球肾炎   B. 慢性肾小球肾炎

    C. 原发性肾病综合征   D. 糖尿病肾病

【例 341】最支持以上诊断的检查是

    A. 尿渗透压下降   B. 血 ASO 升高

    C. 眼底检查糖尿病眼底病变Ⅳ期   D. 血 IgA 正常

【例 342】男性,20 岁。原发性肾病综合征患者,首次治疗,每日用泼尼松龙 60mg,3 周后尿蛋白仍为(＋),此时应

    A. 改为地塞米松   B. 将泼尼松龙加量至 80mg/d

    C. 改用环磷酰胺   D. 用原量继续观察

【例 343】肾病综合征患者高度水肿,尿量 400～500mL/d,持续 2 周,尿蛋白(＋＋＋＋),血浆蛋白 20g/L,肌酐清除率为 100mL/min。本患者的治疗主要是

    A. 呋塞米   B. 消炎药

    C. 输血浆或清蛋白   D. 肾上腺皮质激素

【例 344】男性,15 岁。高度水肿,尿蛋白(＋＋＋),管型少许,血清蛋白 15g/L,血胆固醇 10mmol/L,应用泼尼松 4 周,尿量增加,水肿消退,尿蛋白(＋＋＋)。此时应用哪项措施

    A. 泼尼松原剂量继续治疗   B. 泼尼松开始减量

    C. 加用清蛋白,泼尼松开始减量   D. 加用 ACTH,泼尼松减量

例 345～例 347 共用题干

男性,35 岁,双下肢水肿 2 周。查体:血压 130/80mmHg,双下肢凹陷。尿常规:蛋白(＋＋＋),红细胞(＋＋),Cr 122μmol/L,血浆蛋白 28g/L。

【例 345】为明确诊断,不需要的检查项目是
A. 肾活检　　　　　　　　B. 双肾超声
C. 肾 CT　　　　　　　　D. 尿蛋白定量

【例 346】若肾活检示肾小球系膜轻度增生,系膜区可见免疫复合物沉积。最可能的诊断是
A. 系膜增生性肾小球肾炎　　B. 系膜毛细血管性肾小球肾炎
C. 微小病变性肾病　　　　　D. 局灶节段性肾小球硬化

【例 347】若为上述病理类型,首选治疗药物为
A. 环磷酰胺　　　　　　　B. 环孢素 A
C. 霉酚酸酯　　　　　　　D. 糖皮质激素

【例 348】女,15 岁。双下肢及颜面水肿 2 周。尿蛋白 5.2g/d,尿 RBC 0～2/HP,血白蛋白 28g/L,Scr 90μmol/L,抗核抗体阴性。治疗方法正确的是
A. 低分子肝素抗凝　　　　B. 静脉点滴白蛋白
C. 口服 ACEI 类药物　　　D. 泼尼松足量足疗程

【例 349】女,58 岁。双下肢及颜面水肿 2 个月。尿蛋白 5.2g/24h,血白蛋白 19g/L。1 天来出现肉眼血尿,首选应考虑的诊断是
A. 肾小球病进展　　　　　B. 尿路感染
C. 尿路结石　　　　　　　D. 肾静脉血栓

例 350～例 351 共用题干

男,40 岁。双下肢水肿 1 个月。查体:BP 150/100mmHg,尿红细胞 3～5/HP,尿蛋白 5g/d,血白蛋白 20g/L,血肌酐 70μmol/L,近 3 天腰痛,尿量减少。复查尿常规:尿红细胞 30～50/HP。B 超示右肾增大。

【例 350】血尿加重最可能的原因是
A. 急性过敏性间质肾炎　　B. 肾静脉血栓形成
C. 合并泌尿系统肿瘤　　　D. 进展为新月体型肾炎

【例 351】为明确诊断,最重要的检查是
A. 肾血管彩超检查　　　　B. 肾活检
C. 测尿钠排泄分数及尿渗透压　D. 尿培养

第 4 节　尿路、男性泌尿生殖系统感染

【例 352】女,45 岁。尿频、尿急、尿痛 2 天,伴高热、寒战、腰痛半天。查体:T 39℃,BP 110/70mmHg。左肾区有叩击痛。尿常规:蛋白(＋),RBC 2～5/HP,WBC 40～50/HP。最可能的诊断是
A. 急性膀胱炎　　　　　　B. 肾肿瘤
C. 肾结核　　　　　　　　D. 急性肾盂肾炎

【例 353】女,28 岁。尿频、尿急、尿痛 2 天,无发热及腰痛,既往无类似发作。查体:双肾区无

叫击痛，血 WBC 5.4×10^9/L，尿 WBC $30 \sim 40$/HP，RBC $10 \sim 15$/HP，亚硝酸盐（＋）。该患者抗感染治疗疗程应为

A. 4 周　　　　　　　　　　B. 3 天

C. 7 天　　　　　　　　　　D. 10 天

【例354】女，35 岁。尿频、尿痛伴肉眼血尿 1 天。既往体健。查体无异常。尿亚硝酸盐阳性，尿沉渣镜检红、白细胞满视野。抗生素疗程一般为

A. 14 天　　　　　　　　　　B. 5 天

C. 7 天　　　　　　　　　　D. 3 天

【例355】男，14 岁。因腰痛、发热、尿频、尿急、尿痛而求治。检查后诊断为大肠埃希菌所致的泌尿系感染，应首选

A. 诺氟沙星　　　　　　　　B. 红霉素

C. 青霉素　　　　　　　　　D. 一代头孢

例 356～例 358 共用题干

女性，36 岁。突然寒战、高热，腰痛并尿急、尿痛 1 周，既往无类似病史。检查：体温 39.4℃，右侧肾区叩击痛阳性，尿蛋白（＋），白细胞 $20 \sim 30$/HP，白细胞管型 $0 \sim 2$/LP，比重 1.022。

【例356】此患者最可能是

A. 感染　　　　　　　　　　B. 肾结石合并泌尿系感染

C. 膀胱炎　　　　　　　　　D. 急性肾盂肾炎

【例357】诊断的主要依据是

A. 突然寒战、高热

B. 腰痛

C. 尿频、尿痛

D. 尿蛋白（＋），白细胞 $20 \sim 30$/HP，白细胞管型 $0 \sim 2$/LP

【例358】为了确定诊断还需要做的最主要的检查是

A. 血 β_2 微球蛋白　　　　　B. 尿 β_2 微球蛋白

C. 血 BUN　　　　　　　　　D. 尿细菌培养

第 5 节　肾功能不全

【例359】女，59 岁。因高热、腹泻静点庆大霉素治疗，5 天后出现恶心、呕吐、少尿。查血白细胞总数及分类正常，比重 1.010，蛋白（＋），红细胞 $0 \sim 2$/HP，白细胞 $3 \sim 5$/HP。血肌酐 320μmol/L，尿素氮 17mmol/L，尿钠 100mmol/L。该患者出现肾衰竭最可能的原因是

A. 急性肾小管坏死　　　　　B. 急性间质性肾炎

C. 急进性肾小球肾炎　　　　D. 肾前性氮质血症

【例360】男，60 岁。因慢性肾功能不全入院。血生化检查：K^+ 6.5mmol/L，Na^+ 136mmol/L，Ca^{2+} 2.1mmol/L，CO_2CP 25mmol/L。心电图示 T 波高尖。下列处理不正确的是

A. 静脉滴注碳酸氢钠溶液　　B. 应用氨苯喋啶快速利尿

　　　　C. 静脉注射葡萄糖酸钙　　　　　　D. 停用含钾药物

例 361～例 362 共用题干

　　男，35 岁。发热、咳黄痰 10 天，水肿伴恶心、呕吐、呼吸困难 1 周，1 天前突发抽搐、昏迷。既往 IgA 肾病 5 年。查体：BP 180/110mmHg，贫血貌，深大呼吸，双中下肺野闻及湿啰音，心率 120 次/分，双下肢水肿，Hb 68g/L，Scr 1325μmol/L。

【例 361】患者意识障碍最有可能的原因是

　　　　A. 高血压脑病　　　　　　　　　　B. 低钙血症

　　　　C. 尿毒症脑病　　　　　　　　　　D. 贫血

【例 362】当前最有效的治疗措施是

　　　　A. 血液透析　　　　　　　　　　　B. 大剂量利尿剂

　　　　C. 输血　　　　　　　　　　　　　D. 降压

例 363～例 364 共用题干

　　女，36 岁。慢性肾衰竭 4 年。1 周前水肿加重，伴恶心、呕吐、胸痛、呼吸困难。查体：T 38.1℃，BP 180/100mmHg，心前区可闻及心包摩擦音。血红蛋白 63g/L，血尿素氮 28.6mmol/L，肌酐 870.9μmol/L。

【例 363】此患者病情危重的主要表现是

　　　　A. 内分泌失调　　　　　　　　　　B. 高血压

　　　　C. 呼吸困难　　　　　　　　　　　D. 贫血

【例 364】目前治疗错误的是

　　　　A. 血液透析　　　　　　　　　　　B. 利尿

　　　　C. 抗感染　　　　　　　　　　　　D. 快速补充血容量

【例 365】男，45 岁。进行性少尿 4 天。既往体健。查体：BP 160/90mmHg，心率 120 次/分，双下肢水肿。血 BUN 18.9mmol/L，Scr 655.6μmol/L。动脉血气分析：pH 7.31，PaO_2 65mmHg，$PaCO_2$ 33mmHg，BE 8.5mmol/L。急需采取的最主要治疗措施是

　　　　A. 透析治疗　　　　　　　　　　　B. 利尿治疗

　　　　C. 降压治疗　　　　　　　　　　　D. 口服泼尼松

第五章　血液系统

第1节　贫　血

【例366】男，45岁。便血、面色苍白3个月。血常规：Hb 60g/L，MCV 72fl，MCHC 27%，WBC $8.0×10^9$/L，PLT $138×10^9$/L，网织红细胞0.025。最可能出现的特有临床表现是

  A. 皮肤瘀斑　　　　　　　　　　　B. 匙状甲

  C. 酱油色尿　　　　　　　　　　　D. 巩膜黄染

【例367】女，42岁。1年前因胃出血行胃大部切除术，近1年半来头晕，乏力，面色逐渐苍白，平时月经量稍多。检查：Hb 76g/L，RBC $3.1×10^{12}$/L，WBC $5.3×10^9$/L，网织红细胞0.015。进行体格检查时，不可能出现的体征是

  A. 皮肤干燥，毛发干燥易脱落　　　B. 行走不稳，深感觉减退

  C. 口腔炎，舌乳头萎缩　　　　　　D. 指甲变脆、变平或匙状甲

【例368】女，36岁。乏力、头晕，Hb 64g/L，检查提示红细胞体积减小，中间淡染区扩大，最可能出现的结果是

  A. 细胞内血红蛋白减少　　　　　　B. 血液内转铁蛋白增加

  C. 骨髓内铁没有变化　　　　　　　D. 总铁结合力增加，铁蛋白减少

【例369】女，30岁。乏力、头晕伴月经过多半年。检查：Hb 60g/L，RBC $3.1×10^{12}$/L，WBC $7.3×10^9$/L，PLT $315×10^9$/L，红细胞中心淡染区扩大。该患者最可能的检查结果是

  A. 血清铁降低，总铁结合力降低，红细胞游离原卟啉降低

  B. 血清铁降低，总铁结合力降低，红细胞游离原卟啉增高

  C. 血清铁降低，总铁结合力增高，红细胞游离原卟啉增高

  D. 血清铁增高，总铁结合力增高，红细胞游离原卟啉降低

【例370】女性，18岁。1年来逐渐面色苍白。检查：血红蛋白50g/L，白细胞 $5.0×10^9$/L，血清铁 $4\mu mol$/L。最可能的诊断是

  A. 缺铁性贫血　　　　　　　　　　B. 巨幼细胞贫血

  C. 巨幼缺铁性贫血　　　　　　　　D. 再生障碍性贫血

【例371】女，20岁。头晕、乏力1年。实验室检查：Hb 70g/L，RBC $3.0×10^{12}$/L，WBC $4.1×10^9$/L，PLT $200×10^9$/L，血清铁蛋白 $4\mu g$/L。最可能的诊断是

  A. 地中海贫血　　　　　　　　　　B. 巨幼细胞贫血

  C. 缺铁性贫血　　　　　　　　　　D. 骨髓增生异常综合征

【例372】女，25岁。头晕、乏力2个月。既往体健，近1年来月经量明显增多。实验室检查：Hb 95g/L，RBC $3.5×10^{12}$/L，红细胞大小不等，中心淡染区扩大，WBC $4.5×10^9$/L，PLT $310×10^9$/L，便隐血（一）。最根本的治疗措施是

A. 给予糖皮质激素　　　　　　　　B. 给予铁剂

C. 治疗妇科疾病　　　　　　　　　D. 给予维生素 B$_{12}$ 及叶酸

【例 373】女,25 岁。妊娠 35 周,头晕、乏力、心悸 2 个月。既往体健。血常规:Hb 80g/L,MCV 108fl,MCH 35pg,MCHC 33%,WBC 3.6×10^9/L,PLT 95×10^9/L。为明确诊断,首先应进行的检查是

A. 尿 Rous 试验　　　　　　　　　B. 粪隐血试验

C. 血清铁、铁蛋白测定　　　　　　D. 血液叶酸、维生素 B$_{12}$ 测定

【例 374】女性,20 岁。因皮肤紫癜 1 个月,高热,口腔黏膜血疱,牙龈出血不止 2 天入院。肝、脾、淋巴结不大,胸骨无压痛。化验:Hb 40g/L,WBC 2.0×10^9/L,PLT 15×10^9/L,骨髓增生极度减低,全片未见巨核细胞。诊断首先考虑

A. 急性再生障碍性贫血　　　　　　B. 慢性再生障碍性贫血

C. 急性白血病　　　　　　　　　　D. 血小板减少性紫癜

【例 375】男性,24 岁。近 3 个月来感乏力,面色苍白,近 1 周来反复鼻出血。查体:贫血面容,肝、脾未及。血红蛋白70g/L,白细胞 3.5×10^9/L,血小板 2.5×10^9/L,骨髓细胞增生低下,巨核细胞明显减少。首选治疗

A. 肾上腺糖皮质激素　　　　　　　B. DA 方案

C. 长春新碱　　　　　　　　　　　D. 雄激素

例 376~例 378 共用题干

女性,9 岁。发现贫血、黄疸 3 年。脾肋下 3cm,质中。血红蛋白 65g/L,网织红细胞0.04,白细胞和血小板数均正常。红细胞渗透脆性试验:0.6%盐水溶液开始溶血。其母也有轻度黄疸。

【例 376】下列哪种贫血最有可能

A. 缺铁性贫血　　　　　　　　　　B. 海洋性贫血

C. 遗传性球形细胞增多症　　　　　D. 遗传性铁粒幼细胞性贫血

【例 377】要明确诊断,最有价值的实验室检查是

A. 周围血涂片　　　　　　　　　　B. 骨髓象

C. 血清铁总铁结合力　　　　　　　D. 血红蛋白电泳

【例 378】考虑治疗措施时应首选

A. 输血　　　　　　　　　　　　　B. 肾上腺皮质激素

C. 脾切除　　　　　　　　　　　　D. 叶酸

【例 379】女,25 岁。3 个月来全身乏力伴四肢关节痛、脱发 1cm。化验:Hb 70g/L,N 0.72,L 0.25,M 0.03,PLT 135×10^9/L。网织红细胞 0.10,尿蛋白(++),血肌酐 93μmol/L,酸溶血试验(一),骨髓检查示增生明显活跃,粒红比例倒置。最可能的诊断是

A. 自身免疫性溶血性贫血　　　　　B. 骨髓增生异常综合征

C. 脾功能亢进　　　　　　　　　　D. 肾性贫血

【例 380】男,22 岁。发现贫血、黄疸、脾大半个月。血红蛋白 70g/L,白细胞 5.5×10^9/L,抗人球蛋白试验(十)。最可能的诊断是

A. 巨幼细胞贫血　　　　　　　　　B. 自身免疫性溶血性贫血

C. 球蛋白生成障碍性贫血　　　　　D. 阵发性睡眠性血红蛋白尿

【例381】女性,29岁。面色苍白、乏力4个月。既往体健,月经正常。化验示 Hb 80g/L,网织红细胞0.1,WBC $5.8×10^9$/L,PLT $170×10^9$/L,临床拟诊断为自身免疫性溶血性贫血。下列检查中支持诊断的是

    A. Coombs 试验阳性   B. Ham 试验阳性

    C. 蔗糖溶血试验阳性   D. 高铁血红蛋白还原试验阳性

【例382】某男性患者,13岁。食蚕豆后突感畏寒,发热,皮肤发黄。血红蛋白70g/L,网织红细胞0.15,尿胆原阳性,胆红素阴性。对明确诊断最重要的检查是

    A. 血总胆红素测定   B. 酸化血清溶血试验

    C. 抗人球蛋白试验   D. 高铁血红蛋白还原试验

例383～例385 共用题干

患者,女,35岁。黄疸、贫血伴关节酸痛3个月,体检:巩膜黄染,脾肋下2cm,血红蛋白58g/L,白细胞 $5×10^9$/L,网织红细胞0.25,外周血涂片成熟红细胞形态正常,尿隐血试验阴性。

【例383】最可能的诊断是

    A. 急性白血病   B. 急性黄疸型肝炎

    C. 肝癌骨髓转移   D. 溶血性贫血

【例384】为明确诊断应做哪项检查

    A. 肝功能测定   B. Coombs 试验

    C. CT   D. 免疫球蛋白测定

    E. 骨髓检查

【例385】首选何种治疗

    A. 脾切除   B. 长春新碱

    C. 糖皮质激素   D. 环磷酰胺

【例386】女,47岁。间断尿色异常3年。查体:贫血貌,肝、脾不大,红细胞 $2.5×10^{12}$/L,血红蛋白65g/L,白细胞 $4×10^9$/L,血小板 $100×10^9$/L,网织红细胞计数0.12,Ham 试验、Rous 试验阳性。最可能的诊断是

    A. 自身免疫性溶血性贫血   B. 遗传性球形细胞增多症

    C. 地中海贫血   D. PNH

【例387】男,18岁。贫血伴尿色黄3年,未诊治。其弟有类似表现。查体:巩膜轻度黄染,脾肋下1cm。血液检查:Hb 80g/L,MCV 60fl,MCHC 31%。网织红细胞0.009,尿胆红素(一)。尿胆原强阳性。下列检查对诊断最有帮助的是

    A. 酸溶血试验   B. 自体溶血试验

    C. Coombs 试验   D. 血红蛋白电泳

第2节 白血病

【例388】男,36岁。高热伴皮肤瘀斑4周,查体:T 39.5℃,胸部和下肢可见瘀斑,浅表淋巴结不大,巩膜黄染,胸骨压痛,右下肺可及少许啰音,心率100次/分,心律齐,腹软,肝、脾未及。检查:Hb 79g/L,WBC $2.9×10^9$/L,PLT $30×10^9$/L,骨穿示增生极度活

跃,易见 Auer 小体,有的呈柴捆状,POX 染色阳性或强阳性。最可能的诊断是

A. 急性淋巴细胞白血病 B. 急性单核细胞白血病

C. 急性粒-单核细胞白血病 D. 急性早幼粒细胞白血病

例 389～例 391 共用题干

男,36 岁。5 天前发热、咽喉疼痛,应用抗生素治疗无效,颈部浅表淋巴结肿大,咽部充血。扁桃体Ⅱ度肿大,下肢少许瘀斑。白细胞 16.6×10^9/L,原始细胞 0.60,血红蛋白 80g/L,血小板 34×10^9/L。

【例 389】最可能的诊断是

A. 特发性血小板减少性紫癜 B. 缺铁性贫血

C. 再生障碍性贫血 D. 急性白血病

【例 390】体检中应特别注意的体征是

A. 睑结膜苍白 B. 胸骨压痛

C. 浅表淋巴结肿大 D. 皮肤出血点

【例 391】为明确诊断应做的检查是

A. 血小板抗体 B. 血清铁蛋白

C. 骨髓扫描 D. 骨髓涂片细胞学检查

【例 392】男性,25 岁。半个月来出现原因不明的牙龈出血,下肢皮肤发现出血点和瘀斑,既往体健。化验 Hb 122g/L,WBC 5.4×10^9/L,N 64%,L 32%,M 4%,血小板 23×10^9/L。为明确诊断,首选的检查是

A. 凝血功能 B. 骨髓检查

C. 骨髓活检 D. 血小板功能

【例 393】男,26 岁。发热、乏力伴皮肤出血点 2 周。查体:贫血貌,牙龈肿胀,肝、脾轻度肿大。化验:Hb 75g/L,WBC 2.8×10^9/L,PLT 57×10^9/L,骨髓增生极度活跃,原始细胞 84%,过氧化物酶染色弱阳性,非特异性酯酶染色阳性,阳性反应可被氟化钠抑制。该患者最可能的诊断是

A. 急性淋巴细胞白血病 B. 急性巨核细胞白血病

C. 急性单核细胞白血病 D. 急性粒细胞白血病

【例 394】女性,25 岁。发热伴牙龈出血 3 周。查体:贫血貌,脾肋下 3cm,胸骨压痛(+),血红蛋白 70g/L,白细胞 14.0×10^9/L,血小板 35×10^9/L,骨髓增生明显活跃,原始细胞 62%。为进一步诊断,首选哪项检查

A. 染色体核型分析 B. 细胞化学染色

C. 血清铁测定 D. 血细菌培养

【例 395】男,42 岁。3 周来乏力、发热伴牙龈肿胀、出血。化验 Hb 75g/L,WBC 4.0×10^9/L,分类见原幼细胞 42%,PLT 29×10^9/L。骨髓检查原始细胞 60%,POX 染色部分呈弱阳性,非特异性酯酶染色阳性,NaF 可抑制。该例急性白血病最可能的 FAB 分型是

A. M_1 型 B. M_2 型

C. M_3 型 D. M_5 型

【例 396】男性,56 岁。发热伴鼻出血 3 周。检查:牙龈肿胀,肝、脾轻度肿大,血红蛋白 60g/L,白细胞 8.0×10^9/L,血小板 15×10^9/L,骨髓象原始细胞 70%,过氧化物酶染色阳

性,非特异性酯酶阳性,阳性反应可被氟化钠抑制。应诊断为

A. 急性粒细胞白血病   B. 急性早幼粒细胞白血病

C. 急性淋巴细胞白血病   D. 急性单核细胞白血病

【例397】男性,45 岁。因头晕、乏力,伴皮肤出血点 1 周入院,既往体健。查体见牙龈增生、肿胀,血常规示 Hb 86g/L,WBC $3.0×10^9$/L,血小板 $24×10^9$/L。骨髓中原始细胞占 45%,POX 染色弱阳性,非特异性酯酶(NSE)染色阳性,NaF 可抑制。诊断为急性白血病,最可能的类型是

A. 淋巴细胞性   B. 粒细胞性

C. 单核细胞性   D. 粒-单核细胞性

【例398】男性,17 岁。发热、皮肤紫癜、齿龈肿胀 1 个月,皮肤散在紫癜,淋巴结、肝、脾肿大,白细胞 $42.0×10^9$/L,分类可见原始细胞,非特异性酯酶染色强阳性,能被 NaF 抑制,过氧化物酶染色弱阳性。最可能的诊断是

A. 急性单核细胞白血病   B. 急性粒细胞白血病

C. 急性淋巴细胞白血病   D. 类白血病反应

【例399】男,36 岁。发热、皮肤瘀斑 4 天。查体:贫血面容,胸骨压痛明显,肝肋下 5cm,脾肋下 4cm,血红蛋白 80g/L,白细胞 $60×10^9$/L,血小板 $30×10^9$/L。骨髓检查:原始细胞 0.70,过氧化物酶阴性,糖原染色(PAS)阳性,呈粗颗粒状,非特异性酯酶阴性,血清溶菌酶正常。本例的诊断是

A. 急性单核细胞白血病   B. 急性淋巴细胞白血病

C. 红白血病   D. 急性粒细胞白血病未分化型

【例400】男性,25 岁。急非淋 M_2 型经 DA 方案治疗后部分缓解。近日自觉左下肢疼痛,腰 4~5 椎旁压痛(+),直腿抬高试验(+)。应如何治疗

A. 腰穿脑脊液检查,鞘内注射 MTX   B. 骨科治疗

C. 大剂量治疗   D. 放疗

例 401~例 403 共用题干

男性,36 岁。7 天来鼻及牙龈出血,皮肤瘀斑,血红蛋白 65g/L,白细胞 $9.0×10^9$/L,血小板 $25×10^9$/L。骨髓增生活跃,幼稚细胞占 80%,胞浆内有大小不等颗粒及成堆棒状小体,过氧化物酶染色强阳性。

【例401】诊断考虑

A. M_1 B. M_2

C. M_3 D. 慢性粒细胞白血病急变

【例402】患者临床容易出现

A. 巨脾   B. DIC

C. 严重感染   D. 中枢神经系统受侵犯

【例403】治疗首选

A. DA 方案   B. 全反式维 A 酸

C. 羟基脲   D. VP 方案

【例404】男性,25 岁。头晕、乏力 1 周,发热伴牙龈出血 2 天。既往体健。查体:T 38.2℃,四肢及躯干皮肤可见出血点,胸骨压痛(+),心肺未见异常,腹平软,肝、脾肋下未及。

实验室检查:Hb 78g/L,WBC $2.0×10^9$/L,PLT $20×10^9$/L,骨髓细胞学检查原始细胞占0.85,髓过氧化物酶染色(－),非特异性酶染色(－)。该患者应选择的化疗方案是

A. VAD方案　　　　　　　　　　　B. VDLP方案

C. ABVD方案　　　　　　　　　　　D. DA方案

例405～例407共用题干

女,32岁。发热伴下肢和腹部皮肤瘀斑5天。查体:T 39.5℃,双下肢和腹部有多处瘀斑,双侧颈部、腋窝和腹股沟可触及淋巴结肿大,活动无压痛,最大者为3cm×3.5cm,胸骨压痛(＋),腹软,肝肋下3cm,脾肋下4cm。化验:Hb 68g/L,WBC $21×10^9$/L,分类可见原始和幼稚细胞,PLT $31×10^9$/L,网织红细胞0.003。

【例405】该患者最可能的诊断是

A. 急性淋巴细胞白血病　　　　　　B. 非霍奇金淋巴瘤

C. 急性粒细胞白血病　　　　　　　D. 霍奇金淋巴瘤

【例406】为明确诊断,首选的检查是

A. 骨髓细胞学检查　　　　　　　　B. 淋巴结活检

C. 骨髓活检　　　　　　　　　　　D. 腹部B超

【例407】明确诊断后,首选的治疗措施是

A. ABVD方案化疗　　　　　　　　B. VDLP方案化疗

C. 给予大剂量糖皮质激素　　　　　D. DA方案化疗

【例408】男性,35岁。因左上腹肿块进行性肿大就诊。体检:肝肋下3cm,脾肋下2cm,血红蛋白130g/L,白细胞$120×10^9$/L,血小板$200×10^9$/L。本例最可能的诊断为

A. 肝硬化脾功能亢进　　　　　　　B. 急性粒细胞白血病

C. 慢性粒细胞白血病　　　　　　　D. 类白血病反应

【例409】女,63岁。乏力、消瘦伴上腹胀半年。查体:T 36.8℃,肝右肋下2cm,脾平脐。实验室检查:Hb 30g/L,WBC $169×10^9$/L,PLT $423×10^9$/L,白细胞分类:原粒细胞2%,早幼粒细胞3%,中幼粒细胞10%,晚幼粒细胞12%,中性分叶核粒细胞16%,淋巴细胞22%,嗜酸性粒细胞012%,嗜碱性粒细胞10%,单核细胞5%。此患者最可能的诊断是

A. 慢性粒细胞白血病　　　　　　　B. 原发性血小板增多症

C. 慢性淋巴细胞白血病　　　　　　D. 骨髓纤维化

例410～例412共用题干

女,65岁。常规体检发现脾左肋下5cm,Hb 135g/L,WBC $117×10^9$/L,分类:中幼粒细胞5%,晚幼粒细胞12%,杆状核粒细胞22%,分叶中性粒细胞34%,嗜酸性粒细胞8%,嗜碱性粒细胞5%,淋巴细胞14%,PLT $560×10^9$/L,NAP(－)。

【例410】为确定诊断,首选的检查是

A. 腹部CT　　　　　　　　　　　B. 腹部B超

C. 肝功能　　　　　　　　　　　　D. 骨髓检查

【例411】进一步应采取的检查是

A. 骨髓干细胞培养　　　　　　　B. 染色体核型

C. 食管造影　　　　　　　　　　D. 同位素扫描

【例 412】最有效的治疗是

　　A. 羟基脲　　　　　　　　　　B. 脾切除

　　C. 阿糖胞苷　　　　　　　　　D. 伊马替尼

例 413～例 415 共用题干

　　男,25 岁。乏力、消瘦、腹胀 2 个月。查体:心肺未见异常,肝肋下 1cm,脾肋下 8cm。化验:Hb 138g/L,WBC 96×10^9/L,PLT 385×10^9/L。分子生物学检查可见 bcr/abl 融合基因。

【例 413】该患者的诊断是

　　A. 急性粒细胞白血病　　　　　B. 慢性淋巴细胞白血病

　　C. 慢性粒细胞白血病　　　　　D. 肝硬化,门静脉高压症

【例 414】该患者应出现的染色体异常是

　　A. t(9;22)　　　　　　　　　　B. t(8;21)

　　C. t(9;11)　　　　　　　　　　D. inv(16)

【例 415】该患者最有效的治疗是

　　A. 口服伊马替尼　　　　　　　B. DA 方案化疗

　　C. 口服苯丁酸氮芥　　　　　　D. 脾切除

第 3 节　骨髓增生异常综合征(MDS)

【例 416】女,72 岁。7 个月来乏力、面色苍白,既往体健。化验 Hb 69 g/L,WBC 4.5×10^9/L,分类 N 75%,L 22%,M 3%,PLT 63×10^9/L,骨髓增生明显活跃,原始细胞 15%,可见 Auer 小体,全片见巨核细胞 42 个,易见小巨核细胞,骨髓细胞外铁(＋＋),环形铁粒幼细胞 10%。临床考虑 MDS,根据 FAB 分型最可能的类型是

　　A. RA 型　　　　　　　　　　B. RAS 型

　　C. RAEB 型　　　　　　　　　D. RAEB－T 型

【例 417】男性,56 岁。3 年来面色苍白、乏力,3 个月来出现牙龈出血。化验 Hb 74 g/L,WBC 3.1×10^9/L,PLT 32×10^9/L,骨髓检查增生明显活跃,原始细胞 4%,可见到 Auer 小体,铁染色示细胞外铁(＋＋＋),环形铁粒幼细胞占 17%,诊断骨髓增生异常综合征,根据 FAB 分型最可能的类型是

　　A. RA 型　　　　　　　　　　B. RAS 型

　　C. RAEB 型　　　　　　　　　D. RAEB－T 型

【例 418】男,56 岁,面色逐渐苍白,乏力伴牙龈出血半年,检查 Hb 68g/L,WBC 3.8×10^9/L,PLT 35×10^9/L,经骨髓穿刺细胞学检查诊断为骨髓增生异常综合征。为进行 FAB 分型,最重要的检查是

　　A. 网织红细胞　　　　　　　　B. 骨髓铁染色

　　C. 染色体检查　　　　　　　　D. 骨髓活检

第 4 节　淋巴瘤

【例 419】男,40 岁。无痛性双侧颈部淋巴结进行性肿大伴发热半个月,发病以来体温最高 37.5℃,无盗汗,体重无明显变化。查体:双侧颈部各触及一个 2cm×2cm 大小淋巴结,左腋窝一个 2cm×2cm 大小淋巴结,活动,无压痛。腹软,肝、脾肋下未触及。血常规:Hb 126g/L,WBC 5.3×10⁹/L,PLT 155×10⁹/L。胸部 CT 未见淋巴及肿大。右颈部淋巴结活检为弥漫性大 B 细胞淋巴瘤。本例最可能的分期是

A. Ⅲ A
B. Ⅰ B
C. Ⅱ A
D. Ⅰ A

【例 420】男,59 岁。反复发热半个月。查体:T 38.5℃,双侧颈部和腹股沟淋巴结肿大。最大者 2cm×2cm,无压痛,肝、脾不大。CT 显示:右侧胸腔中等量积液,穿刺胸水见大量淋巴瘤细胞。根据目前信息,该患者分型为

A. Ⅰ B
B. Ⅲ B
C. Ⅳ A
D. Ⅳ B

【例 421】男,36 岁。双侧颈部淋巴结肿大伴发热 1 周。查体:T 38.4℃,颈部和右侧腹股沟区可触及数枚肿大淋巴结,最大 3cm×2cm,均活动、无压痛,心肺未见异常,腹平软,肝肋下未触及,脾肋下 2cm。实验室检查:Hb 128g/L,WBC 6.0×10⁹/L,PLT 120×10⁹/L,左侧颈部淋巴结活检诊断为霍奇金淋巴瘤。根据 Ann Arbor 临床分期标准,该患者的临床分期是

A. Ⅱ EB
B. Ⅲ SB
C. Ⅲ A
D. Ⅱ B

例 422～例 424 共用题干

男性,35 岁,高热,皮肤瘙痒半月,右颈及锁骨淋巴结肿大,无压痛,互相粘连,血红蛋白 90g/L,白细胞 10×10⁹/L,中性粒细胞 66%,淋巴细胞 24%,骨髓涂片找到 R－S 细胞。

【例 422】最可能的诊断是

A. 结核性淋巴结炎
B. 慢性淋巴细胞白血病
C. 癌转移
D. 淋巴瘤

【例 423】如需明确诊断首先应做的检查是

A. 肝、脾 B 超
B. 腹部或全身 CT
C. 淋巴结活检
D. MRI

【例 424】首选治疗方案是

A. 干扰素
B. 手术方案
C. 放射治疗
D. 放疗＋化疗

例 425～例 427 共用题干

女,63 岁。乏力、低热 2 个月。查体:双侧颈部、腋窝和腹股沟均可触及肿大淋巴结,最大者直径 2cm,质韧,无触痛,胸骨无压痛,肝肋下未触及,脾肋下 4cm。实验室检查:Hb 79g/L,WBC 4.2×10⁹/L,PLT 156×10⁹/L,网织红细胞 0.14,Coombs 试验(＋),尿胆红素(－),尿

胆原(＋＋＋)。

【例425】最可能的诊断是

    A. 淋巴结炎   B. 骨髓增生异常综合征

    C. 急性粒细胞白血病   D. 淋巴瘤

【例426】为确诊首选的辅助检查是

    A. 骨髓细胞学检查   B. 淋巴结活检

    C. 腹部 B 超   D. 胸部 X 线片

【例427】针对该患者的贫血症状,首选的治疗药物是

    A. 泼尼松   B. 丙种球蛋白

    C. 促红细胞生成素   D. 环磷酰胺

第5节 多发性骨髓瘤

【例428】男,68 岁。发现大量蛋白尿 2 周。入院后查尿本-周蛋白阳性。为明确诊断意义最大的检查是

    A. 肾活检   B. 骨髓穿刺

    C. 核素骨扫描   D. 全身 X 线骨摄片

第6节 出血性疾病

【例429】男性,19 岁。2 日来出现皮肤紫癜,以下肢为主,两侧对称,颜色鲜红,高出皮肤表面,伴有关节及腹痛。应诊断为

    A. 血小板减少性紫癜   B. 过敏性紫癜

    C. 急性白血病   D. 急性关节炎

【例430】女,40 岁。皮肤出血点及瘀斑,牙龈出血 1 周。查体:肝、脾不大。血常规:Hb 110g/L,WBC 4×10^9/L,PLT 10×10^9/L。骨髓细胞学检查:巨核细胞 95 个/(2cm×2cm),产板型巨细胞 1 个,最可能的诊断是

    A. 巨幼细胞贫血   B. 急性白血病

    C. 特发性血小板减少性紫癜   D. 再生障碍性贫血

【例431】女,28 岁。反复牙龈出血和月经增多半年。查体:轻度贫血貌,巩膜无黄染,肝、脾肋下未触及。实验室检查:Hb 82g/L,RBC 4.0×10^{12}/L,WBC 5.6×10^9/L,PLT 13×10^9/L,骨髓增生明显活跃,红系占 36%,巨核细胞明显增多,产板型巨核细胞少,骨髓内、外铁均减少。该患者最可能的诊断是

    A. 溶血性贫血   B. 慢性 ITP 合并缺铁性贫血

    C. 慢性再生障碍性贫血   D. 急性白血病

【例432】女,25 岁。间断牙龈出血、皮肤瘀斑 2 个月,反复发生口腔溃疡。查体:双下肢和腹部散在瘀斑,浅表淋巴结无肿大,巩膜无黄染,腹软,肝肋下未触及,脾肋下刚可触及。化验:Hb 121g/L,WBC 4.5×10^9/L,PLT 25×10^9/L。为排除继发免疫性血小板减少性紫癜,最重要的检查是

    A. 血小板功能　　　　　　　　　　B. 血小板抗体

    C. 抗核抗体谱　　　　　　　　　　D. 腹部B超

【例433】女性,26岁。10天来全身皮肤出血点伴牙龈出血就诊。化验PLT $35 \times 10^9/L$,临床诊断为慢性特发性血小板减少性紫癜。下列体征支持ITP诊断的是

    A. 皮肤有略高出皮面的紫癜　　　　B. 面部蝶形红斑

    C. 口腔溃疡　　　　　　　　　　　D. 脾不大

例434～例436 共用题干

    女,50岁。高热、寒战5天,意识模糊1天。既往体健。查体:T 39℃,P 120次/分,R 22次/分,BP 80/50mmHg,皮肤散在出血点和瘀斑,双肺未见异常,心率120次/分,心律齐,腹软,肝肋下0.5cm,脾肋下及边。检查:Hb 100g/L,WBC $25.3 \times 10^9/L$,血培养示大肠埃希菌生长,PT 18秒(正常对照13秒),INR 2.1,血纤维蛋白原定量108g/L,诊断为大肠埃希菌败血症,可能合并DIC。

【例434】下述检查对确诊DIC意义不大的是

    A. 复查血纤维蛋白原定量　　　　　B. 复查血小板数

    C. 血小板功能　　　　　　　　　　D. APTT

【例435】下列能反映DIC纤溶情况的检查是

    A. 血纤维蛋白原测定　　　　　　　B. 凝血因子Ⅷ:C活性测定

    C. PC、PS测定　　　　　　　　　　D. APTT测定

【例436】确诊DIC后,需立即进行下列治疗,除了

    A. 抗感染　　　　　　　　　　　　B. 抗休克

    C. 肝素抗凝　　　　　　　　　　　D. 输新鲜冰冻血浆

第六章 内分泌系统

第1节 内分泌及代谢疾病概述(暂无)

第2节 甲状腺疾病

【例437】女,36岁。颈前包块10年,心慌、气短、怕热、多汗半年。查体:P 110次/分,BP 160/70mmHg,无突眼,甲状腺触及多个结节,中等硬度,表面光滑,随吞咽可上下移动。实验室检查:T_3、T_4增高,TSH降低,TPOAb及TGAb均阴性。最可能的诊断是
A. 单纯性甲状腺肿
B. 结节性毒性甲状腺肿
C. 慢性淋巴细胞性甲状腺炎
D. 甲状腺自主高功能腺瘤

例438~例440共用题干

男,28岁。心悸、无力、手颤抖3个月。大便每日2~3次,不成形,体重下降5kg。1周前诊断为甲状腺功能亢进症,尚未治疗。昨晚饮白酒半斤,呕吐一次,晨起醒来发现双下肢不能活动。

【例438】为明确下肢不能活动的原因首先应测定
A. 血钠
B. 血镁
C. 血糖
D. 血钾

【例439】下肢不能活动的紧急处理是
A. 口服大剂量β受体阻滞剂
B. 静脉补钾
C. 口服丙硫氧嘧啶
D. 注射B族维生素

【例440】为避免再次出现下肢不能活动,甲亢治疗应采用
A. 抗甲状腺药物
B. 放射性碘
C. 肾上腺皮质激素
D. 立即行甲状腺手术

【例441】男,30岁。患甲状腺功能亢进症,突然出现双下肢不能动。检查:双下肢膝腱反射减退,无肌萎缩。血钾测定2.3mmol/L。最可能是下列哪种情况
A. 慢性甲亢性肌病
B. 周期性瘫痪
C. 周围神经炎
D. 重症肌无力

例442~例444共用题干

女,17岁。疲乏无力、心烦易怒、怕热多汗多年。易饿,体重下降11kg。月经量减少,经期仅1~2天。查体:P 108次/分,BP 140/70mmHg,皮肤微潮,手有细颤,轻微突眼,甲状腺Ⅰ度弥漫性肿大,质软,无触痛。

【例442】该患者最可能的诊断是

A. 亚急性甲状腺炎   B. Graves 病

C. 单纯性甲状腺肿   D. 自主神经功能紊乱

【例443】明确诊断的主要检查是

A. 甲状腺放射性核素扫描   B. 垂体功能测定

C. 血甲状腺激素水平   D. OGTT

【例444】最可能的检查结果是

A. FT_3 及 FT_4 升高   B. TSH 升高

C. 甲状腺摄 ^{131}I 率降低   D. 继发性垂体功能降低

例445~例446 共用题干

男,37岁。多食,易饥,大便次数增多,体重下降3个月,发作性软瘫1天。查体:P 110次/分,匀称,皮肤潮湿。血钾3.0mmol/L。

【例445】对明确诊断最有帮助的检查是

A. 24 小时尿儿茶酚胺   B. 24 小时尿钾

C. 空腹血糖   D. FT_3、FT_4 和 TSH

【例446】该患者血钾降低的原因是

A. 出汗排钾增多   B. 腹泻排钾增多

C. 细胞内外钾分布异常   D. 钾摄入不足

【例447】女,15岁。烦躁、怕热、多汗,体重减轻2个月。查体:BP 120/60mmHg,体型偏瘦,皮肤潮湿,手有震颤,轻微突眼,甲状腺弥漫Ⅰ度大,质地软,无触痛,可闻及轻度血管杂音,心率108次/分,经甲状腺功能检查确诊 Graves 病。首选的治疗是

A. 普萘洛尔   B. 碘剂

C. 丙硫氧嘧啶   D. 核素 ^{131}I

例448~例450 共用题干

男,36岁。心悸、怕热、手颤、乏力1年。大便不成形,每日4次,体重下降11kg。查体:脉搏90次/分,血压128/90mmHg,皮肤潮湿,双手细颤,双眼突出,甲状腺弥漫Ⅱ度肿大,可闻及血管杂音,心率104次/分,心律不齐,心音强弱不等,腹平软,肝、脾肋下未及,双下肢无水肿。

【例448】为明确诊断,首选检查是

A. 甲状腺摄 ^{131}I 率   B. 血 TSH、T_3、T_4

C. T_3 抑制试验   D. TRH 兴奋试验

【例449】患者心律不齐最可能是

A. 窦性心律不齐   B. 阵发性期前收缩

C. 心房颤动   D. 心房扑动

【例450】患者治疗首选

A. 丙硫氧嘧啶   B. 立即行甲状腺大部切除

C. 核素 ^{131}I D. 心得安

例451～例453 共用题干

女,59岁。乏力伴心悸、多汗、手颤、易饿3个月,脾气暴躁。每天大便4～5次,不成形。体重下降6.0kg。查体:甲状腺Ⅱ度肿大、质软,心率110次/分,心律齐,心音有力。

【例451】该患者最可能的诊断是

A. 1型糖尿病   B. 溃疡性结肠炎

C. 2型糖尿病   D. 甲状腺功能亢进症

【例452】目前确定诊断的主要检查项目是

A. 口服葡萄糖耐量试验   B. 结肠镜检查

C. 胰岛素释放试验   D. 甲状腺功能测定

【例453】该患者适宜的治疗是

A. 胰岛素   B. 口服泼尼松

C. 口服降血糖药   D. 抗甲状腺药物

例454～例457 共用题干

女,25岁。发现心悸、盗汗、易怒1年,伴有饮食量增加、消瘦。查体:BP 110/80mmHg,重度突眼,甲状腺弥漫性肿大,深入胸骨后上纵隔内,心率116次/分。测血T_3、T_4值高于参考值上限1倍。

【例454】该患者诊断是

A. Graves病   B. 高功能腺瘤

C. 结节性甲状腺肿   D. 亚急性甲状腺炎

【例455】对患者应尽早手术治疗,其适应证是

A. TSH增高   B. T_3、T_4值显著升高

C. 甲状腺弥漫性肿大   D. 甲状腺位于胸骨后

【例456】该患者术前最适合的药物准备是

A. 丙硫氧嘧啶   B. 碘剂

C. 抗甲状腺药+碘剂   D. 抗甲状腺药+普萘洛尔

【例457】该患者行双侧甲状腺次全切除术,术后第2天发生四肢抽搐。有效的处理方法应是

A. 口服钙剂   B. 10%葡萄糖酸钙静脉点滴

C. 口服镇静剂   D. 口服碘剂

【例458】女,28岁。结节性甲状腺肿10年,近半年出现怕热、多汗。T_3、T_4值高于正常值近1倍。妊娠4个月,有哮喘史。最适合的治疗方法是

A. 抗甲状腺药物治疗   B. 普萘洛尔治疗

C. 碘剂治疗   D. 甲状腺大部切除

【例459】女,36岁。发现颈部包块2年,包块逐渐增大,无甲亢表现,目前有憋闷感。查体:右侧甲状腺可触及4cm×3cm包块,光滑,质韧,随吞咽上下移动,无压痛,未触及肿大淋巴结。核素扫描:甲状腺右叶温结节。建议手术治疗,最主要的依据是

A. 易发生继发感染   B. 用力后包块易破裂

C. 可继发甲亢   D. 有压迫症状

【例460】女,28岁。甲状腺肿大3年。性情急躁,怕热、多汗、心悸,食欲强但消瘦,有哮喘病史。拟行手术治疗,其术前药物准备措施应首选的是

A. 单用复方碘剂　　　　　　　　　B. 单用硫脲类药物
C. 先用硫脲类药物,后加用复方碘剂　D. 单用普萘洛尔

例 461～例 462 共用题干

男性,20 岁。因甲状腺功能亢进症行甲状腺大部切除术。术后第二天出现手足抽搐。

【例 461】最可能的原因是
A. 喉上或喉返神经损伤　　　　　　B. 甲状腺功能低下
C. 甲状腺危象　　　　　　　　　　D. 甲状旁腺功能低下

【例 462】应采用的治疗方法是
A. 颈部理疗　　　　　　　　　　　B. 口服甲状腺素片
C. 口服复方碘化钾溶液　　　　　　D. 静脉注射 10% 葡萄糖酸钙

【例 463】女性,26 岁。因甲状腺癌行甲状腺全切除术。术后当晚出现呼吸困难,伤口肿胀有血液渗出。最佳急救处理为
A. 气管切开　　　　　　　　　　　B. 气管插管
C. 面罩吸氧　　　　　　　　　　　D. 拆除缝线,敞开手术创腔

【例 464】男,39 岁。行甲状腺根治术后 1 天,感觉面部针刺样麻木,手足抽搐。正确的处理措施是
A. 口服葡萄糖酸钙　　　　　　　　B. 静脉注射钙剂
C. 口服维生素 D_3　　　　　　　　D. 伤口切开

【例 465】女,55 岁。因甲状腺功能亢进症行甲状腺次全切除术后 1 小时,突然呼吸困难。查体:面色青紫、颈部肿胀。引起呼吸困难最可能的原因是
A. 气管塌陷　　　　　　　　　　　B. 甲状腺危象
C. 喉上神经内外支损伤　　　　　　D. 切口内出血

【例 466】女,23 岁。因原发性甲状腺功能亢进症在气管内插管全麻下行甲状腺双侧次全切除术。术后清醒拔出气管插管后患者出现呼吸困难,伴有失音,无手足麻木。查体:37.3℃,P 92 次/分,R 28 次/分,BP 130/70mmHg,面红无发绀,颈部不肿、引流管通畅,有少许血液流出。引起该患者呼吸困难最可能的原因是
A. 喉上神经损伤　　　　　　　　　B. 伤口出血
C. 甲亢危象　　　　　　　　　　　D. 双侧喉返神经损伤

【例 467】女,42 岁。乏力、怕冷、便秘伴声音嘶哑 1 年,体重增加 8kg。经检查诊断为甲状腺功能减退症。拟采用左甲状腺素替代治疗,最适宜的起始剂量为
A. 125μg　　　　　　　　　　　　B. 100μg
C. 75μg　　　　　　　　　　　　D. 25μg

【例 468】女,25 岁。心慌、多汗、低热 1 周。查体:甲状腺左叶肿大、触痛、质硬。血 FT_3 及 FT_4 升高,血沉 80mm/h。应首先考虑
A. 甲状腺左叶出血　　　　　　　　B. 自主性功能亢进性甲状腺腺瘤
C. Graves 病　　　　　　　　　　D. 亚急性甲状腺炎

【例 469】女,38 岁。2 周前突发颈前部疼痛,右侧尤甚,吞咽时疼痛加重,伴有午后低热。4 周前曾有咳嗽、咽痛。查体:无突眼,甲状腺 Ⅱ 度肿大,右侧可触及直径 1cm 质硬结节,有触痛。实验室检查:FT_3、FT_4 升高,TSH 降低,TPOAb 和 TGAb 均阴性,[131]I 摄

取率降低。最可能的诊断是

A. 慢性淋巴细胞性甲状腺炎
B. 甲状腺功能亢进症
C. 亚急性甲状腺炎
D. 甲状腺肿瘤

【例 470】女,17 岁。颈部肿大 1 年,无怕热、多食、易激动。查体:脉率、血压正常,甲状腺弥漫性肿大,质地柔软,未触及结节,表面光滑。采用的最佳治疗措施是

A. 多吃含碘丰富的食物
B. 小剂量甲状腺素治疗
C. 口服甲硫氧嘧啶治疗
D. 注射 ^{131}I 治疗

【例 471】女,20 岁。甲状腺肿大 5 年,右侧叶明显,无不适,近来出现 Horner 综合征。其诊断最可能是

A. 甲状腺腺瘤
B. 桥本甲状腺炎
C. 单纯性甲状腺肿
D. 甲状腺癌

【例 472】男,30 岁。颈部肿块 7 天,可随吞咽上下活动。欲确诊病变的性质,应采取的诊断方法

A. 甲状腺 B 超
B. 甲状腺 CT
C. 甲状腺功能测定
D. 细针穿刺细胞学检查

例 473~例 474 共用题干

男,45 岁。发现颈部肿物 3 个月,无不适,无结核病史。查体:左颈部外侧中部触及一肿块,2.5cm 大小,活动,无压痛,甲状腺未触及结节。

【例 473】对该患者确诊最有意义的检查是

A. MRI 检查
B. PPD 检查
C. B 超检查
D. 细针穿刺细胞学检查

【例 474】若以上检查方法未能明确诊断,而肿块仍在增大,其进一步的检查是

A. 用抗生素治疗、观察
B. 肿瘤标记物检查
C. 肿块切除活检
D. 复查 MRI

第 3 节 肾上腺疾病

【例 475】男,40 岁。肥胖、头晕、乏力 2 年半。血压 180/120mmHg,体重 85kg,BMI 29.4,向心性肥胖。对确诊有意义的检查为

A. 血促肾上腺皮质醇增高
B. 皮质醇
C. 尿促肾上腺皮质醇增高
D. 小剂量地塞米松抑制试验

【例 476】女性,26 岁。多血质外观,向心性肥胖,痤疮,下腹及大腿外侧可见紫纹,血皮质醇明显增高。为进一步诊断病变部位,哪项检查最有意义

A. 尿 17-羟测定
B. 血 ACTH 测定
C. 尿游离皮质醇测定
D. 垂体 CT

【例 477】女,40 岁。向心性肥胖伴乏力 3 年。查体:BP 180/110mmHg,满月脸、多血质,皮肤可见宽大紫纹,血糖 12.8mmol/L,血钾 3.8mmol/L,尿皮质醇增高,小剂量地塞米松试验不能抑制,但大剂量地塞米松试验能抑制。为明确病因,除肾上腺 CT 检查外,最需要进行的检查是

A. 鞍区 MRI   B. 肾区 B 超

C. 胸部 CT   D. 肾动脉造影

例 478～例 480 共用题干

女,45 岁,圆脸、变红 1 年,体重增加、月经稀发 6 个月。查体:BP 160/100mmHg,向心性肥胖,皮肤薄,面部痤疮较多,下颌小胡须,全身体毛增多。腹部、大腿根部可见宽大紫纹。血钾 3.3mmol/L,空腹血糖 15.4mmol/L。

【例 478】该患者最可能的诊断是

A. 原发性醛固酮增多症   B. 原发性高血压

C. 女性男性化   D. 库欣综合征

【例 479】定性诊断最主要的检查是

A. 大剂量地塞米松抑制试验   B. 血 ACTH 测定

C. 小剂量地塞米松抑制试验   D. 血皮质醇测定

【例 480】有助于了解其病因或病变部位的检查是

A. 大剂量地塞米松抑制试验   B. OGTT

C. 小剂量地塞米松抑制试验   D. 血皮质醇测定

【例 481】女,52 岁。进行性体重增加伴头晕、腰痛 2 年。查体:BP 180/120mmHg,多毛,面圆,有痤疮。实验室检查:尿糖(＋＋),血浆皮质醇早 8 时 810nmol/L(正常 55～248nmol/L),下午 4 时 752nmol/L(正常 55～138nmol/L),初步诊断为库欣综合征。为进一步明确诊断,应进行的检查是

A. 葡萄糖耐量试验   B. ACTH 兴奋试验

C. 螺内酯抑制试验   D. 地塞米松抑制试验

例 482～例 483 共用题干

女,35 岁,脸圆、脸红、向心性肥胖 1 年余。患者出现明显的乏力与口干。腹部皮肤可见紫纹,皮肤薄。血压 160/80mmHg。闭经 1 年。

【例 482】对定性诊断最有帮助的检查

A. 24 小时游离皮质醇测定   B. 大剂量地塞米松抑制试验

C. 小剂量地塞米松抑制试验   D. 早 8 点血皮质醇检测

【例 483】如果该患者胸部 CT 检查发现左肺有占位性病变,考虑的可能诊断是

A. 库欣病   B. 异位 ACTH 综合征

C. 肺部肿瘤   D. 肺部感染

【例 484】患者,男,40 岁。发现血压高半年,最高达 150/100mmHg,伴乏力,肌痛,口渴。查体:血压 170/100mmHg,肥胖,心脏不大,心律整齐,心率 76 次/分,双下肢不肿。尿常规:尿蛋白(＋),比重 1.018,血钾 3.1mmoL。最可能的诊断是

A. 原发性醛固酮增多症   B. 原发性高血压

C. 肾性高血压   D. 肾血管性高血压

【例 485】女性,45 岁。肢体软弱无力,夜尿多 2 年余。今晨起双下肢不能活动。查体:血压 170/100mmHg,均匀性轻度肥胖,双下肢弛缓性瘫痪,血钾 2.4mmol/L。最可能的诊断是

A. 原发性高血压　　　　　　　　B. 嗜铬细胞瘤

C. 肾性高血压　　　　　　　　　D. 原发性醛固酮增多症

【例486】男,42岁,高血压未服药。查体:心律齐,腹软,全腹叩诊呈鼓音,肠鸣音1次/分。实验室检查:血钾2.9mmol/L。腹部B超示左侧肾上腺结节1.5cm×1.5cm。该患者最有助于明确诊断的筛查指标是

A. 血气分析　　　　　　　　　　B. 血促肾上腺皮质激素水平

C. 血浆游离间苯肾上腺素水平　　D. 血浆醛固酮/血浆肾素活性比值

例487~例488 共用题干

女,28岁。发现血压升高3年,下肢无力1年。无高血压家族史。查体:BP 160/110mmHg,无向心性肥胖,无满月脸和水牛背,未见紫纹,双下肢无水肿。实验室检查:尿比重1.005,尿pH 7.0,余正常。血钠149mmol/L,血钾3.1mmol/L,肝、肾功能正常。

【例487】该患者最可能的诊断是

A. 库欣综合征　　　　　　　　　B. 嗜铬细胞瘤

C. 1型糖尿病　　　　　　　　　D. 原发性醛固酮增多症

【例488】患者高血压的特效治疗药物是

A. ARB　　　　　　　　　　　　B. α受体拮抗剂

C. β受体拮抗剂　　　　　　　　D. 螺内酯

【例489】男,20岁。乏力、皮肤色素沉着1年余,经常感冒,食欲差,偶尔恶心、呕吐。查体:P 84次/分,BP 90/60mmHg,体形偏瘦,皮肤较黑,掌纹、乳晕、齿龈、颊黏膜等处色素沉着明显。余未见异常。最可能的诊断是

A. 结核　　　　　　　　　　　　B. 淋巴瘤

C. 原发性肾上腺皮质功能减退症　D. 先心病

【例490】女,28岁。恶心、呕吐、乏力、头晕1周。近2个月体重减轻,皮肤变黑。查体:BP 90/60mmHg,心率84次/分,立位BP 75/50mmHg,心率99次/分,身高169cm,体重50kg,皮肤黑,甲状腺I度肿大。心、肺、腹未见异常。实验室检查:血钠124mmol/L,血钾5.8mmol/L,血糖3.5mmol/L。该患者最可能的诊断是

A. 甲状腺功能减退　　　　　　　B. 垂体卒中

C. 原发性慢性肾上腺皮质功能减退症　D. 慢性肾衰竭

【例491】男,46岁。消瘦、乏力、头晕、食欲减退3年,近5个月来早晨有时出现精神症状,进食后缓解。查体:BP 90/60mmHg,皮肤色素沉着,心率60次/分。血糖2.7mmol/L,血钠124mmol/L,血钾5.2mmol/L。最可能的病因是

A. 原发性慢性肾上腺皮质功能减退症　B. 胰岛素瘤

C. 营养不良　　　　　　　　　　D. 2型糖尿病

【例492】女,25岁。乏力、皮肤色素沉着3年余。经常感冒,食欲差,偶尔恶心、呕吐。查体:P 90次/分,BP 90/60mmHg,全身皮肤较黑,掌纹、乳晕色深,齿龈、颊黏膜处可见色素沉着,余未见异常。该患者替代治疗应用

A. 氢化可的松　　　　　　　　　B. 地塞米松

C. 泼尼松　　　　　　　　　　　D. 甲泼尼龙

【例493】女,50岁。3个月来发作性头晕、头痛伴面色苍白,心悸,冷汗,共发作3次,每次持续

20分钟到2小时。发作时测血压(180～210)/(110～130)mmHg,平时血压正常。查体:BP 120/90mmHg,体型偏瘦,皮肤微潮,心率90次/分,心律齐,四肢末梢凉。该患者首先考虑的诊断是

  A. 原发性高血压　　　　　　　　B. 原发性醛固酮增多症

  C. 嗜铬细胞瘤　　　　　　　　　D. 围绝经期综合征

【例494】女性,35岁。持续性血压升高2个月,疑诊嗜铬细胞瘤。下列检查中哪项检查的敏感性和特异性最高

  A. 香草杏仁酸　　　　　　　　　B. 尿甲氧基肾上腺素和甲氧基去甲肾上腺素

  C. 尿皮质醇　　　　　　　　　　D. 尿17-酮

【例495】男,40岁。发作性心悸、头痛、大汗,发作时血压230/130mmHg,平素血压不高。对诊断最有帮助的是发作时测定尿中的

  A. 儿茶酚胺水平　　　　　　　　B. 钾、钠、氯水平

  C. 钙、磷水平　　　　　　　　　D. 游离皮质醇水平

【例496】男,40岁。发作性心悸、头晕、大汗4个月,每次发作持续约20分钟。发作时血压180/120mmHg,平素血压不高。对诊断最有帮助的是在血压升高时检查尿中的

  A. 儿茶酚胺水平　　　　　　　　B. 钾、钠水平

  C. 蛋白水平　　　　　　　　　　D. 钙、磷水平

【例497】男,30岁。发作性头晕、头痛,伴面色苍白、心悸、冷汗9个月。每次持续20分钟左右,发作时BP(180～220)/(110～140)mmHg,平素血压正常。查体:BP 120/80mmHg,体型偏瘦,心率90次/分,心律齐,四肢末梢凉。对明确诊断最有帮助的是在发作时检测

  A. 血皮质醇　　　　　　　　　　B. 血醛固酮

  C. 血儿茶酚胺　　　　　　　　　D. 血电解质

第4节　糖尿病

例498～例500 共用题干

  男,45岁。体检发现空腹血糖8mmol/L,餐后2小时血糖13mmol/L,血清甘油三酯3.5mmol/L,低密度脂蛋白3.6mmol/L。无明显不适,半年体重下降10kg。查体:BP 160/100mmHg,BMI 28,心肺腹查体无阳性发现。

【例498】首选的降血糖药物是

  A. 阿卡波糖　　　　　　　　　　B. 瑞格列奈

  C. 罗格列酮　　　　　　　　　　D. 二甲双胍

【例499】降血压首选的治疗药物是

  A. α受体阻滞剂　　　　　　　　B. 血管紧张素转换酶抑制剂

  C. 钙通道阻滞剂　　　　　　　　D. 利尿剂

【例500】该患者首选的调脂药物是

  A. 他汀类　　　　　　　　　　　B. 多烯酸乙酯

  C. 贝特类　　　　　　　　　　　D. 维生素E

例 501～503 共用题干

女性,45 岁。肥胖多年。口渴 5 个月。尿糖(+)。空腹血糖 7.9mmol/L。餐后 2 小时血糖 12.1mmol/L。

【例 501】本例可诊断为

　　A. 1 型糖尿病　　　　　　　　　B. 肾性糖尿

　　C. 食后糖尿　　　　　　　　　　D. 2 型糖尿病

【例 502】应首选下列哪种药物或治疗

　　A. 双胍类降糖药　　　　　　　　B. 磺脲类降糖药

　　C. 胰岛素　　　　　　　　　　　D. 饮食治疗＋双胍类降糖药

【例 503】下列哪组生化指标达到糖尿病临时满意控制,分别为空腹血糖(mmol/L)、餐后 2 小时血糖(mmol/L)、HbA1c(%)

　　A. <5.6,<7.2,≤4　　　　　　　B. <6.1,<7.8,≤7.0

　　C. <7.2,<8.3,≤6　　　　　　　D. <7.8,<8.3,≤8

例 504～例 506 共用题干

男,45 岁。体检发现血糖升高,空腹血糖 7.6mmol/L,餐后 2 小时血糖 13.6mmol/L,HbA1c 7.8%。查体:BP 150/100mmHg,BMI 28。心、肺、腹查体未见明显异常。

【例 504】该患者 HbA1c 控制目标应小于

　　A. 7.0%　　　　　　　　　　　　B. 6.5%

　　C. 5.5%　　　　　　　　　　　　D. 6.0%

【例 505】在控制饮食和运动的基础上首选的降糖药物是

　　A. 二甲双胍　　　　　　　　　　B. 阿卡波糖

　　C. 那格列奈　　　　　　　　　　D. 吡格列酮

【例 506】该患者首选的降压药物是

　　A. 氨氯地平　　　　　　　　　　B. 美托洛尔

　　C. 哌唑嗪　　　　　　　　　　　D. 氯沙坦

例 507～例 508 共用题干

男性,48 岁。确诊 2 型糖尿病 1 年,予合理饮食和运动治疗并口服二甲双胍 500mg,每日 3 次。查体:身高 173cm,体重 78kg,血压 130/90mmHg,心、肺和腹部检查未见异常。复查空腹血糖 5.2mmol/L,三餐后 2 小时血糖分别为 11.4mmol/L、13.1mmol/L 和 12.6mmol/L。

【例 507】下一步最合理的治疗是

　　A. 二甲双胍加大剂量　　　　　　B. 改用胰岛素

　　C. 改用磺脲类降血糖药　　　　　D. 加用 α 葡萄糖苷酶抑制剂

【例 508】α 葡萄糖苷酶抑制剂常见的不良反应是

　　A. 低血糖症　　　　　　　　　　B. 腹胀和腹泻

　　C. 下肢水肿　　　　　　　　　　D. 乳酸性酸中毒

【例 509】男,50 岁。肥胖,2 型糖尿病 5 年,口服二甲双胍 250mg,每日三次。5 个月前因外伤发生左足溃疡至今未愈。空腹血糖 7.2mmol/L,三餐后血糖分别为 9.2mmol/L、8.7mmol/L、8.6mmol/L。控制糖尿病的最佳治疗方案应选择

A. 增加二甲双胍剂量　　　　　　　B. 加用胰岛素制剂

C. 加用磺脲类口服降糖药　　　　　D. 加用 α 葡萄糖苷酶抑制剂

【例510】女,52 岁,糖尿病史 2 年,经饮食治疗并口服二甲双胍,病情控制良好。近日受凉后发热、咳嗽、咳黄痰,X 线检查为右下肺炎。血糖 17.9mmol/L,尿糖(＋＋＋＋)。对该患者除治疗肺炎外,糖尿病的处理应

A. 用胰岛素治疗　　　　　　　　　B. 增加二甲双胍剂量

C. 改用格列吡嗪　　　　　　　　　D. 加用格列吡嗪

【例511】女性,42 岁。糖尿病 5 年,每日皮下注射混合胰岛素治疗,早餐前 30U,晚餐前 24U,每日进餐规律,主食量 300g。近来查空腹血糖 12.5mmol/L,餐后血糖 7.6～9.0mmol/L。为确定空腹高血糖的原因最有意义的检查是

A. 多次测定空腹血糖　　　　　　　B. 多次测定餐后血糖

C. 测糖基化血红蛋白　　　　　　　D. 夜间血糖监测

【例512】女性,20 岁。1 型糖尿病患者,出现恶心、厌食 2 天,神志不清 1 小时。查体:面色潮红,呼吸深快,意识障碍。诊断最可能是

A. 糖尿病酮症酸中毒　　　　　　　B. 糖尿病高渗性昏迷

C. 乳酸性酸中毒　　　　　　　　　D. 糖尿病合并尿毒症酸中毒

例 513～例 514 共用题干

女,20 岁。1 型糖尿病病史 10 年,平时每日 4 次胰岛素强化治疗。近 2 日发热、咽痛、食欲不佳,摄食少,自行停用胰岛素。晨起家属发现患者答非所问,急诊就诊。查体:T 38.5℃,精神差,轻度脱水貌。实验室检查:血钾 4.8mmol/L,血钠 142mmol/L,血糖 19.1mmol/L,尿酮体(＋＋＋),血 pH 7.25,尿量 40～50mL/h。

【例513】目前该患者合理的胰岛素使用方案是

A. 改用 2 次预混胰岛素皮下注射治疗　　B. 恢复 4 次胰岛素皮下注射治疗

C. 静脉小剂量短效胰岛素治疗　　　　　D. 使用基础胰岛素皮下注射治疗

【例514】关于纠正电解质及酸碱平衡紊乱,应立即采取的治疗措施是

A. 补碱、补钾、补钠治疗　　　　　B. 补钾、补钠治疗

C. 补碱、补钠治疗　　　　　　　　D. 补钠治疗

例 515～例 517 共用题干

男性,69 岁。因腹泻 5 天,昏睡 3 小时来急诊。既往糖尿病史 12 年。查体:血压 90/50mmHg,意识模糊。检查时手足乱动,配合欠佳,皮肤弹性差,心率 106 次/分,呼吸 22 次/分,两肺未闻及干、湿啰音。腹软,肝、脾未触及,双下肢胫前轻度可凹性水肿,尿糖(＋＋＋),尿酮(＋),尿蛋白(＋)。

【例515】首先应考虑的诊断是

A. 糖尿病肾病尿毒症昏迷　　　　　B. 糖尿病并发脑出血

C. 高渗性非酮性糖尿病昏迷　　　　D. 糖尿病酮症酸中毒

【例516】除测定血糖外还应优先选择的急诊检查是

A. 电解质　　　　　　　　　　　　B. 颅脑 CT 或 MRI

  C. 24 小时尿蛋白定量   D. 血酮体定量

【例 517】初始的合理治疗方案除静脉滴注小剂量胰岛素外还应包括

  A. 甘露醇   B. 生理盐水

  C. 葡萄糖盐水   D. 碳酸氢钠

例 518～例 520 共用题干

  男,62 岁。软弱无力,进食减少,口渴、多尿 1 周,近 3 天嗜睡。急诊检查:BP 80/50mmHg,神志朦胧,皮肤干燥失水,呼吸 29 次/分,心率 105 次/分,尿糖(＋＋＋＋),尿酮(±)。既往无糖尿病史。

【例 518】最可能的诊断是

  A. 糖尿病肾病   B. 糖尿病神经病变

  C. 糖尿病酮症酸中毒   D. 高渗性非酮症性糖尿病昏迷

【例 519】为明确诊断,除血糖测定外,首选的检查是

  A. 血电解质＋尿素氮、肌酐   B. 糖基化血红蛋白＋尿素氮、肌酐

  C. 血气分析＋尿素氮、肌酐   D. 血酮体＋血气分析

【例 520】最主要的治疗措施是

  A. 抗感染   B. 肾上腺皮质激素

  C. 口服降血糖药   D. 小剂量胰岛素及补液

【例 521】男,59 岁,2 型糖尿病 12 年。空腹血糖 506mmol/L,餐后 2 小时血糖 14.6mmol/L,糖化血红蛋白 70%。3 年前眼底检查可见微血管瘤和出血,近 2 个月来视力明显减退。眼底检查可见新生血管和玻璃体积血。目前糖尿病视网膜病变已进展为

  A. Ⅱ期   B. Ⅲ期

  C. Ⅳ期   D. Ⅴ期

例 522～例 524 共用题干

  男,59 岁。2 型糖尿病病史 7 年。口服格列本脲 15mg/d 和二甲双胍 2.0g/d 治疗。8 个月前眼底检查可见微血管瘤、出血和硬性渗出。近 1 个月来视力明显减退。眼底检查可见视网膜新生血管形成和玻璃体积血。BP 160/100mmHg,BMI 28.4。空腹血糖 7.1mmol/L,餐后 2 小时血糖 14.6mmol/L,糖化血红蛋白 7.6%。

【例 522】目前该患者糖尿病视网膜病变的分期为

  A. Ⅰ期   B. Ⅴ期

  C. Ⅱ期   D. Ⅳ期

【例 523】对该患者糖尿病的治疗应调整为

  A. 格列本脲加量   B. 改用胰岛素

  C. 二甲双胍加量   D. 加用 α 葡萄糖苷酶抑制剂

【例 524】对该患者糖尿病视网膜病变最合适的治疗为

  A. 降血压治疗   B. 抗纤溶治疗

  C. 激光治疗   D. 扩血管治疗

【例 525】女,55 岁。2 型糖尿病 8 年,口服降压药治疗。近 2 个月出现头晕、视物模糊。查体:

BP 170/100mmHg，双肺呼吸音清晰，心界不大，肝、脾未触及，双下肢水肿。空腹血糖 9.6mmol/L，餐后血糖 14.2mmol/L，血肌酐 96μmol/L，尿蛋白定量 0.7g/d。目前应诊断为糖尿病肾病

A. Ⅳ期

B. Ⅴ期

C. Ⅱ期

D. Ⅲ期

第七章 风湿性疾病

【例526】女,18岁。近1周来两面颊出现对称性红斑、手指关节红肿。化验:血红蛋白90g/L,白细胞 3.0×10⁹/L,尿蛋白(＋＋＋),抗ds-DNA抗体阳性。应首先考虑诊断
  A. 缺铁性贫血   B. 慢性肾炎
  C. 类风湿关节炎   D. 系统性红斑狼疮

【例527】女,22岁。因多关节疼痛2个月就诊,近1周出现双手指间关节及掌指关节肿胀,晨僵30分钟。血白细胞 3.2×10⁹/L,血小板 83×10⁹/L。24小时尿蛋白定量1.9g,血沉48mm/h,血抗核抗体阳性,补体C3轻度下降。最可能的诊断是
  A. 类风湿关节炎   B. 骨关节炎
  C. 系统性红斑狼疮   D. 原发性干燥综合征

【例528】女,22岁。持续高热6天,颜面部出现水肿性皮肤损害,伴膝、踝关节肿痛,下肢水肿,有散在淤点。化验:ESR 98mm/h,Hb 76g/L,网织红细胞 0.10,Coombs试验(＋),PLT 40×10⁹/L,尿检蛋白(＋＋＋),RBC 6～8/HP。本例最可能的诊断为
  A. 风湿热   B. 慢性肾炎
  C. SLE   D. 自身免疫性溶血性贫血

【例529】女,25岁。双手关节肿胀、疼痛2个月,面部蝶形红斑、发热1周。血白细胞 2.1×10⁹/L,血红蛋白90g/L,血小板 65×10⁹/L,尿蛋白(＋＋),红细胞(＋＋)。胸部X线片示双侧少量胸腔积液。对明确诊断最有价值的检查是
  A. 手关节X线片   B. 骨髓穿刺
  C. 胸腔穿刺   D. 抗核抗体谱

【例530】女,20岁。系统性红斑狼疮患者,狼疮肾,尿蛋白持续(＋＋),足量糖皮质激素治疗4周后无效,应
  A. 加大激素用量   B. 加用免疫抑制剂
  C. 加抗疟药   D. 雷公藤

例531～例532 共用题干
 女,38岁。发热、皮疹、脱发和口腔溃疡6个月。查体:T 39.0℃,面部充血性红斑,双手近端指间关节压痛,轻度肿胀,双下肢凹陷性水肿。实验室检查:尿蛋白(＋＋＋),尿红细胞(＋＋＋),24小时尿蛋白 3.8g,血 PLT 88×10⁹/L,ANA 1:640,抗SSA抗体(＋),抗双链DNA抗体(＋),补体C3低下。

【例531】不能提示患者疾病处于活动期的指标是
  A. 抗SSA抗体(＋)   B. 抗双链DNA抗体(＋)
  C. 补体C3低下   D. 血小板减少

【例532】最佳治疗方案是泼尼松 1mg/(kg·d)联合
  A. 柳氮磺吡啶   B. 环磷酰胺
  C. 布洛芬   D. 青霉素

【例 533】女性,48 岁。发热伴对称性多关节肿痛,晨僵 3 个月。ANA 低效价阳性,RF(＋),IgG 和补体升高。最可能的诊断是
　　　A. 多肌炎　　　　　　　　　　　B. 系统性红斑狼疮
　　　C. 类风湿关节炎　　　　　　　　D. 干燥综合征

例 534～例 535 共用题干

女,54 岁。双腕、双手近端指间关节、掌指关节肿痛 3 年,晨僵 1 小时。查体:双腕、双手 2～4 指端关节及 3～4 近端指尖关节肿胀,压痛(＋),ANA(－)。

【例 534】最可能的诊断是
　　　A. 强直性脊柱炎　　　　　　　　B. 类风湿关节炎
　　　C. 反应性关节炎　　　　　　　　D. 骨关节炎

【例 535】该患者基本病变的基本特征是
　　　A. 血管炎　　　　　　　　　　　B. 软骨炎
　　　C. 滑膜炎　　　　　　　　　　　D. 附着点炎

【例 536】女,35 岁。双手第 2、3、5 近端指间关节肿痛 1 年,伴晨僵。X 线片:双手骨质疏松,第 2 近端指间关节可见骨质破坏。对诊断最有意义的实验室检查是
　　　A. 血尿酸　　　　　　　　　　　B. 类风湿因子
　　　C. 抗核抗体　　　　　　　　　　D. 抗环瓜氨酸肽抗体

例 537～例 538 共用题干

女性,48 岁。反复双手近端指间关节、双膝关节肿痛伴晨僵 2 年,肘部伸侧可触及皮下结节,质硬,无触痛。

【例 537】诊断首先考虑
　　　A. 风湿性关节炎　　　　　　　　B. 系统性红斑狼疮
　　　C. 痛风　　　　　　　　　　　　D. 类风湿关节炎

【例 538】最有助于确定诊断的辅助检查是
　　　A. 抗核抗体　　　　　　　　　　B. 血沉
　　　C. 血 C 反应蛋白　　　　　　　　D. 影像学检查

例 539～例 540 共用题干

女,45 岁。反复双手近端指间关节、双膝关节疼痛伴晨僵 2 年。肘部伸侧可触及皮下结节,质硬,无触痛。实验室检查:血 RF 1:40(＋),ESR 100mm/h。

【例 539】最有可能的诊断是
　　　A. 风湿性关节炎　　　　　　　　B. 类风湿关节炎
　　　C. 系统性红斑狼疮　　　　　　　D. 骨性关节炎

【例 540】确诊后,最佳治疗药物是
　　　A. 泼尼松　　　　　　　　　　　B. 阿司匹林
　　　C. 青霉胺　　　　　　　　　　　D. 雷公藤

例 541～例 542 共用题干

女性,48 岁。类风湿关节炎病史 6 年,未予正规治疗。近 1 个月来感双手指间关节疼痛加重,晨僵约 2 小时。查体:双手第 2～4 掌指关节(MCP 2～4)肿胀、左手第 1～4 近端指间关节(PIP 1～4)肿胀,压痛明显,右手 PIP 2 和 PIP 3 肿胀伴压痛,双侧腕关节肿胀,屈伸明显受限。双手 X 线检查提示骨质疏松,双腕关节各骨融合,双手掌指关节和近端指间关节间隙变窄。

【例 541】患者双手 X 线检查提示已达类风湿关节炎的分期为

A. Ⅰ期　　　　　　　　　　　　B. Ⅱ期

C. Ⅲ期　　　　　　　　　　　　D. Ⅳ期

【例 542】此患者的治疗方案中,除非甾体抗炎药对症治疗外,应该首选的慢作用抗风湿药是

A. 糖皮质激素　　　　　　　　　B. 柳氮磺吡啶

C. 雷公藤总苷　　　　　　　　　D. 甲氨蝶呤

例 543～544 共用题干

男,25 岁。因右膝关节肿痛 2 周就诊,腰痛 3 年。查体:右膝关节肿胀,有压痛,浮髌试验阳性,左侧"4"字征阳性,左侧骶髂关节压痛阳性。

【例 543】最有意义的检查是

A. 骶髂关节 X 线片　　　　　　　B. 血沉

C. 类风湿因子　　　　　　　　　D. 抗"O"

【例 544】检查类风湿因子、抗"O"均阴性,血沉 28mm/h,HLA‑B27 阳性。骶髂关节 X 线片提示左侧间隙狭窄,边缘不整,可见骨破坏。最可能的诊断是

A. 类风湿关节炎　　　　　　　　B. 骨关节炎

C. 风湿性多肌炎　　　　　　　　D. 强直性脊柱炎

【例 545】男,22 岁。腰背痛 2 年。下腰段、骶髂关节压痛,腰椎活动明显受限。X 线片示双侧骶髂关节虫蚀样破坏,脊柱呈"竹节样"改变。最可能的诊断是

A. 强直性脊柱炎　　　　　　　　B. 腰椎间盘突出症

C. 腰椎结核　　　　　　　　　　D. 腰椎肿瘤

【例 546】男,18 岁。腰痛,近期出现右膝痛,其父有类似病史。首选的检查是

A. 腰椎 X 线片　　　　　　　　　B. 骶髂关节 X 线片

C. 双肾 CT　　　　　　　　　　D. 腹部 B 超

【例 547】男,22 岁。下腰痛 2 年余,加重 6 周。疼痛以夜间明显,有痛醒现象。查体:双侧"4"字试验阳性,腰部活动受限。实验室检查:血沉 48mm/h,HLA‑B27 阳性。最可能的诊断是

A. 腰椎间盘突出症　　　　　　　B. 类风湿关节炎

C. 强直性脊柱炎　　　　　　　　D. 风湿性关节炎

【例 548】男,20 岁。腰痛 3 年,膝关节痛 2 个月。查体:右膝肿胀、压痛,浮髌试验阴性。实验室检查:血尿酸正常,HLA‑B27 阳性。X 线:双侧骶髂关节骨侵蚀改变,伴间隙狭窄。最可能的诊断是

A. 痛风关节炎　　　　　　　　　B. 反应性关节炎

C. 强直性脊柱炎　　　　　　　　D. 银屑病关节炎

例549~例550 共用题干

男,38岁。右膝关节、右踝关节持续性肿痛2个月。既往腰痛14年,伴晨僵,活动后改善。查体:右膝及右踝关节肿胀,有压痛,右膝关节积液,双侧"4"字试验(＋)。实验室检查:WBC 13.2×10^9/L,PLT 383×10^9/L,ESR 78mm/h,RF(－),HLA－B27(＋)。

【例549】最可能的诊断是

    A. 化脓性关节炎　　　　　　　　　B. 强直性脊柱炎

    C. 骨关节炎　　　　　　　　　　　D. 类风湿关节炎

【例550】首选的治疗药物是

    A. 羟基氯喹　　　　　　　　　　　B. 青霉胺

    C. 硫酸氨基葡萄糖　　　　　　　　D. 柳氮磺吡啶

第八章 中 毒

【例551】男,26岁。温度计厂工人。近半年来表现为易激动、易怒。3个月前有唇、手指等细小震颤,现发展至全身震颤,并出现书写震颤,有口腔炎反复发作。该患者的可能诊断为

A. 汞中毒   B. 铅中毒

C. 苯中毒   D. 镉中毒

【例552】男,46岁。某蓄电池厂工人,主诉头晕、头痛、乏力、记忆减退、睡眠障碍、食欲缺乏、脐周隐痛,经检验尿中δ-ALA为28.6μmol/L。最可能的诊断为

A. 慢性铅中毒   B. 慢性苯中毒

C. 慢性汞中毒   D. 慢性氰化物中毒

【例553】女性,25岁。同学发现其昏迷倒地,其旁有呕吐物,呈大蒜味,送来急诊。查体:昏迷,瞳孔缩小,两肺中水泡音。最可能的诊断是

A. 有机磷中毒   B. 安定药物中毒

C. 一氧化碳中毒   D. 乙醇中毒

【例554】男,34岁。急性药物中毒患者,表现为昏迷、瞳孔极度缩小、呼吸深度抑制、血压降低,出现上述中毒症状的药物是

A. 苯巴比妥   B. 吗啡

C. 地西泮   D. 氯丙嗪

【例555】女,22岁。头晕、呕吐伴流涎半小时。1小时前曾少量饮酒并进食较多凉拌蔬菜。查体:P 55次/分,BP 100/70mmHg,神志清楚,皮肤潮湿,双瞳孔针尖样大小,双下肺可闻及湿啰音。最可能的诊断是

A. 亚硝酸盐中毒   B. 杀鼠药中毒

C. 吗啡中毒   D. 有机磷农药中毒

【例556】男,23岁。因误服强碱性溶液后,不能用于口服治疗的是

A. 牛奶   B. 蛋清

C. 冷生理盐水   D. 弱碱性液体

【例557】女,30岁。4小时前口服敌百虫。查体:躁动,瞳孔缩小,肺部湿啰音。错误的处置是

A. 应用阿托品   B. 应用解磷定

C. 吸氧   D. 应用抗生素

【例558】一食堂,就餐者用餐1小时后,陆续出现唇、指甲以及全身皮肤青紫等症状。根据中毒症状,中毒的原因最可能是

A. 钡盐中毒   B. 赤霉病中毒

C. 磷化锌中毒   D. 亚硝酸盐中毒

【例559】女性,25岁,误服敌敌畏半小时后昏迷来院。诊断急性有机磷中毒。下列哪一项不属于毒蕈碱样症状

A. 多汗   B. 肌纤维束颤动

C. 瞳孔缩小   D. 流涎

【例 560】男性,33 岁。因头晕、头痛、多汗、呕吐、腹痛、腹泻 1 小时来诊。半小时前午餐曾吃青菜和肉类。查体:呼吸 21 次/分,脉搏 100 次/分,血压 120/70mmHg,多汗,瞳孔缩小,肺部偶有湿啰音,心脏无杂音,心律规则。最可能的诊断是

A. 细菌性食物中毒   B. 可溶性钡盐中毒

C. 有机磷杀虫剂中毒   D. 中暑

【例 561】男,38 岁。服农药自杀,被发现后急送医院。查体:R 30 次/分,BP 110/80mmHg,昏迷状态,皮肤湿冷,双瞳孔针尖大小,双肺大量湿啰音。该病最主要的致死原因是

A. 中毒性心肌炎   B. 脑水肿

C. 中毒性休克   D. 呼吸衰竭

【例 562】男性,41 岁。因口服敌敌畏重度中毒 2 小时入院。经阿托品、氯磷啶等各项治疗1 天后神志清醒,中毒症状缓解,体征消失,再用阿托品口服维持 5 天后,查全血胆碱酯酶活力仍处于 75％左右。究其原因,最可能是

A. 高毒类毒物中毒   B. 胃、肠、胆道内仍有残毒在吸收

C. 解毒药剂量不足   D. 红细胞再生尚不足

【例 563】男性,26 岁。与其父吵架后服敌敌畏 60mL,30 分钟后被家人送到医院,神志清楚。治疗过程中最重要的措施是

A. 静脉注射安定   B. 应用阿托品

C. 应用解磷定   D. 彻底洗胃

【例 564】女,39 岁。误服有机磷农药 200mL,立即被其家人送往医院。该患者抢救成功的关键是

A. 彻底洗胃   B. 早期应用解磷定

C. 早期应用阿托品   D. 解磷定与阿托品合用

【例 565】男性,31 岁。服"农药"约 50mL 后咳嗽,出汗多,先咳白色泡沫痰后呈粉红色,抽搐,呼之不应。体检:呼吸 30 次/分,血压 130/80mmHg,两侧瞳孔小似针尖大,两肺满布湿啰音,心率 80 次/分,心律整齐。衣服上有呕吐物,大蒜样气味。本病例应立即首先给予

A. 洗胃   B. 吸入经乙醇湿化的高浓度氧气

C. 毛花苷 C 静脉注射   D. 静脉注射阿托品

【例 566】女性,25 岁。就诊前 20 分钟口服敌百虫 300mL。该患者洗胃不宜用

A. 清水   B. 1︰5000 高锰酸钾

C. 0.9％氯化钠溶液   D. 2％碳酸氢钠溶液

【例 567】女,60 岁。被家人发现昏迷在浴池内,浴池使用的是燃气热水器。急诊入院。查体:皮肤潮红,瞳孔大小正常,口唇樱桃红色。最可能的诊断是

A. 乙醇中毒   B. 有机磷杀虫剂中毒

C. 阿托品中毒   D. 一氧化碳中毒

【例 568】女,36 岁。因急性一氧化碳中毒入院。治疗 1 周后症状消失出院。2 个月后突然出现意识障碍。既往无高血压及脑血管病史。最可能的诊断是

A. 脑出血　　　　　　　　　　　B. 脑梗死

C. 肝性脑病　　　　　　　　　　D. 中毒迟发脑病

【例569】男,58岁。因急性中度一氧化碳中毒、意识障碍入院治疗,经吸氧、支持及对症治疗后,患者意识恢复,好转出院。3周后患者突然出现失语、不能站立、偏瘫,二便失禁。查体:T 36.5℃,P 85次/分,R 16次/分,BP 125/70mmHg,双侧病理反射阳性。首先考虑的诊断是

A. 中枢神经系统感染　　　　　　B. 急性脑梗死

C. 急性脑出血　　　　　　　　　D. 急性一氧化碳中毒迟发脑病

【例570】女,63岁。冬天煤炉取暖过夜。清晨被家人发现昏迷不醒急送医院。查体:口唇樱桃红色。对诊断最有帮助的检查是

A. 血胆碱酯酶活力　　　　　　　B. 血气分析

C. 血糖测定　　　　　　　　　　D. 血CO Hb测定

题　目

第二部分
外科学——病例分析

第一章 外科总论

第 1 节 无菌术(暂无)

第 2 节 水、电解质代谢和酸碱平衡失调

【例 571】女,60 岁。高温天气户外活动 4 小时,出现口渴,尿少,突然晕倒。最可能的原因是

    A. 稀释性低钠血症   B. 等渗性缺水

    C. 急性肾衰竭   D. 高渗性缺水

【例 572】女,50 岁,恶心、呕吐伴乏力、少尿 6 小时,呕吐量大,无口渴。2 年前有腹部手术史。此时患者最可能出现的水电解质平衡紊乱是

    A. 稀释性低钠血症   B. 高渗性缺水

    C. 低渗性缺水   D. 等渗性缺水

【例 573】肺心病慢性呼吸衰竭患者,血气分析结果:pH 7.188,$PaCO_2$ 75mmHg,PaO_2 50mmHg,HCO_3^- 27.6mmol/L,BE 5mmol/L。其酸碱失衡类型是

    A. 代谢性酸中毒   B. 呼吸性酸中毒

    C. 呼吸性酸中毒合并代谢性酸中毒   D. 代谢性碱中毒

第 3 节 输 血

【例 574】男,38 岁。因交通事故造成脾破裂,术中抽吸腹腔游离血性液 600mL,血压 90/60mmHg。下列措施中合理的是

    A. 快速输入等渗盐水   B. 快速输入平衡盐溶液

    C. 输入右旋糖酐   D. 输 400mL 全血

【例 575】男,29 岁。体重 70kg,外伤引起急性失血 800mL,经手术后已止血。脉搏 90 次/分,血压 105/70mmHg,Hb 100g/L,患者家属强烈要求输血。此时医生应

    A. 给患者输全血 200mL   B. 给患者输红细胞悬液 1 单位

    C. 给患者输血浆 200mL   D. 不给患者输血

【例 576】产妇分娩时产道出血 400mL,血压 100/65mmHg,Hb 110g/L,因平时身体虚弱,其家属要求输血以补充营养和加快恢复体力。此时正确的处理是

    A. 输注全血 2 单位   B. 输注红细胞悬液 2 单位

    C. 输注新鲜冰冻血浆 400mL   D. 加强饮食营养,但不输注任何血液制品

【例 577】男,47 岁。既往身体健康。因外伤性骨盆骨折入院。查体:神志恍惚,面色苍白,脉搏 115 次/分,血压 95/75mmHg,Hb 75g/L。首选的治疗方案是输注

A. 全血   B. 胶体液和全血

C. 晶体液和全血   D. 晶体液和红细胞悬液

【例 578】女,40 岁。因长期月经过多而贫血,要求输血治疗。患者呈贫血貌,血常规检查: RBC $2.8 \times 10^{12}/L$,Hb 80g/L,血清总蛋白 58g/L,白蛋白 30g/L。正确的治疗方案是

A. 不给予输血   B. 输注新鲜全血 2 单位

C. 输注红细胞悬液 2 单位   D. 输注新鲜冰冻血浆 400mL

【例 579】男性,37 岁。因患甲状腺肿瘤入院行手术治疗,术前查 Hb 120g/L,手术过程顺利,估计失血量 380mL,已输入平衡盐溶液 1000mL,患者呼吸、脉搏和血压正常。此时应该

A. 输注全血 2 单位   B. 输注红细胞悬液 2 单位

C. 输注新鲜冰冻血浆 400mL   D. 继续观察,暂不输血

【例 580】男性,50 岁。因胃癌伴重度贫血入院。既往体健,无输血史。术前化验 Hb 56g/L,为纠正贫血。下列最合适的输血治疗是

A. 输全血   B. 输浓缩红细胞

C. 输洗涤红细胞   D. 输去白细胞的红细胞

【例 581】患者女,体重 60kg,因外伤引起急性出血约 2000mL。经手术止血并在应用晶体液和人造胶体液补足血容量的基础上,宜输注下列哪种血制品

A. 红细胞悬液   B. 保存全血

C. 洗涤红细胞   D. 新鲜冰冻血浆

【例 582】男,53 岁。因胃癌行胃大部切除术,术前查 Hb 110g/L,术中失血约 1100mL,已输入平衡盐溶液 2000mL。术后第 1 天感胸闷、气促。查体:T 37.0℃,BP 100/60mmHg。实验室检查:Hb 80g/L。最好应给患者输注

A. 悬浮红细胞   B. 浓缩血小板

C. 全血   D. 普通冰冻血浆

【例 583】对于曾有输血相关非溶血性发热反应病史的慢性贫血患者,输血时应首选的血液制品为

A. 浓缩红细胞   B. 悬浮红细胞

C. 辐照红细胞   D. 少白细胞的红细胞

【例 584】男,63 岁。因患慢性肾炎、慢性肾衰竭入院,准备做血液透析治疗。血红蛋白 40g/L,血肌酐 707μmol/L,血钾 7.6mmol/L。患者诉头晕、无力、心悸。为改善贫血症状需要输血,首选的血液制品是

A. 全血   B. 浓缩红细胞

C. 红细胞悬液   D. 洗涤红细胞

【例 585】男性,29 岁。因慢性再生障碍性贫血 2 年,头晕、乏力、心悸 2 天入院。入院时检查:贫血貌,Hb 50g/L,患者既往有多次输血史,1 个月前在输血过程中曾出现发热反应,体温达 39.5℃,经对症处理缓解。此次给予输血治疗,首选的血液制品是

A. 全血   B. 洗涤红细胞

C. 浓缩红细胞   D. 去除白细胞的红细胞

【例586】女,36岁。因子宫肌瘤、阴道出血先后在某医院输注 ABO 同型全血两次,共 800mL,两次输血后均出现全身荨麻疹,且有广泛性皮肤瘙痒。此次入院准备做子宫切除,需要输血,最好选择下列何种血制品

    A. 库存全血   B. 红细胞悬液(添加红细胞)

    C. 浓缩红细胞   D. 洗涤红细胞

【例587】女,20岁。因患地中海贫血需进行反复输血治疗,应为该患者选择的最佳血液成分是

    A. 去除白细胞的红细胞   B. 冷冻红细胞

    C. 悬浮红细胞   D. 洗涤红细胞

【例588】男,58岁。患肝炎已 10 余年,因无力、食欲缺乏、腹胀 20 天诊断为肝炎后肝硬化(失代偿期)入院。肝功能试验显著异常,其中白蛋白降低,球蛋白增高,白蛋白/球蛋白比率倒置。为治疗低蛋白血症,首选的血液制品是

    A. 全血   B. 新鲜冰冻血浆

    C. 普通冰冻血浆   D. 白蛋白

【例589】女性,59岁。因患乳腺瘤在硬膜外麻醉下行根治术,出血较多,即输"AB"型红细胞悬液 2 个单位,当输入 20mL 左右时出现畏寒、胸闷、胸背疼痛,呼吸急促,脉搏加速,血压下降,立即停止输血,经处理 1 小时体温升至 39℃,排尿 1 次,呈浓茶样,量少。最可能的输血不良反应是

    A. 非溶血性发热性输血反应   B. 输血相关的急性肺损伤

    C. 即发性溶血性输血反应   D. 细菌污染反应

【例590】男,50岁,黑便、头晕,血压 90/60mmHg,输悬浮红细胞后出现呼吸困难、胸闷。最可能的诊断是

    A. 过敏反应   B. 输血后正常反应

    C. 急性溶血反应   D. 急性肺损伤

【例591】女,56岁,因宫颈癌接受化疗。近 3 天来常发生牙龈出血,血小板计数 $20 \times 10^9/L$。遂给予血小板输注,输注后 20 分钟,患者突然寒战、发热、恶心,体温 39.5℃,尿色正常。该患者很可能发生的输血不良反应是

    A. 非溶血性发热性输血反应   B. 溶血性输血反应

    C. 过敏反应   D. 细菌污染反应

【例592】女性,68岁。患乳腺癌进行化疗。因血小板计数低下进行血小板输注。开始输注 10 分钟后,患者出现寒战,体温 39℃,血压 80/40mmHg。此时应首先考虑的输血不良反应是

    A. 输血相关移植物抗宿主病   B. 非溶血性发热性输血反应

    C. 细菌污染反应   D. 循环超负荷

【例593】男性,68岁。患慢性支气管炎伴肺气肿 20 年。此次因主动脉瘤入院手术,术中出血约 1500mL,手术中输液 1400mL,输红细胞悬液 7 个单位。处理措施以输液和红细胞为主,未输全血,其主要理由是

    A. 全血宝贵,应节约用血

    B. 红细胞悬液黏性小,输注速度快

　　C. 输全血容易引起发热性输血反应

　　D. 输液和红细胞足以处理此手术出血,输大量全血易导致循环超负荷

【例594】男性,67岁。体重52kg,因胃癌进行手术治疗。为补充术中失血,给予输注全血。当全血输注至1000mL时,患者突然出现呼吸困难、咳嗽,肺部湿性啰音,脉搏130次/分,血压160/90mmHg。患者很可能发生了

　　A. 溶血性输血反应　　　　　　　　B. 输血相关过敏反应

　　C. 输血相关循环超负荷　　　　　　D. 输血相关败血症

【例595】男,40岁。因急性粒细胞白血病入院。检查:四肢皮肤多处出血点和瘀斑,PLT 8×10⁹/L。给予单采血小板输注。输注4小时后,患者出现胸闷、呼吸困难。急查胸部X线片可见弥漫性阴影。患者最可能发生的输血不良反应是

　　A. 急性过敏反应　　　　　　　　　B. 急性溶血反应

　　C. 细菌性感染　　　　　　　　　　D. 输血相关急性肺损伤

【例596】女,35岁。因输卵管妊娠破裂出血1小时急诊入院。怀孕3次,自然流产2次,顺产1胎。术前查Hb 75g/L,术中输注悬浮红细胞5单位。术后第一天复查Hb 100g/L。术后8天出现皮肤、巩膜黄染,发热,T 38.5℃。检查Hb 70g/L。该患者可能发生的输血不良反应是

　　A. 输血性肝炎　　　　　　　　　　B. 过敏反应

　　C. 细菌污染反应　　　　　　　　　D. 迟发性溶血反应

【例597】女,30岁。因再生障碍性贫血3个月入院输血治疗。输悬浮红细胞30分钟后出现寒战。既往有输血史。查体:T 39.5℃,BP 130/75mmHg。患者最可能出现的输血不良反应是

　　A. 输血相关循环超负荷　　　　　　B. 过敏反应

　　C. 输血相关移植物抗宿主病　　　　D. 急性溶血性输血反应

第4节　休　克

【例598】男性,25岁。遭车祸时左季肋部撞伤脾破裂。血压90/60mmHg。神志尚清楚,脉搏110次/分,表情淡漠、口渴、面色苍白。估计出血量达

　　A. 400～500mL　　　　　　　　　B. 600～700mL

　　C. 800～1600mL　　　　　　　　　D. 1700～2400mL

【例599】男性,28岁。腹部外伤,失血约700mL,伤后3小时入院,神志清楚,口渴,脉搏100次/分,血压120/96mmHg,此种状态应判定为

　　A. 重度休克　　　　　　　　　　　B. 中度休克

　　C. 轻度休克　　　　　　　　　　　D. 非休克状态

【例600】男性,39岁。因交通事故致肝破裂,入院时收缩压80mmHg,脉搏触不清,无尿。输液后尿量增加,作为休克被纠正的标志,尿量至少维持在每小时

　　A. 60mL　　　　　　　　　　　　　B. 50mL

　　C. 40mL　　　　　　　　　　　　　D. 30mL

【例601】男,30岁。外伤性脾破裂脾切除术后3天,查体:BP 106/68mmHg,中心静脉压

$18cmH_2O$。此时应采取的治疗措施是

A. 利尿 B. 舒张血管

C. 收缩血管 D. 适当补液

【例602】男性,32岁。腹痛、发热36小时,血压90/60mmHg,神志清楚面色苍白,四肢湿冷,全腹肌紧张,肠鸣音消失,诊断为

A. 低血容量性休克 B. 感染性休克

C. 神经源性休克 D. 心源性休克

【例603】男,40岁。右大腿挤压伤后发生化脓性感染10天。观察中血压下降至80/60mmHg,脉细速。其扩容治疗应首选

A. 葡萄糖溶液 B. 平衡盐溶液

C. 全血 D. 血浆

【例604】女,32岁。肌内注射青霉素后迅速出现面色苍白,神志不清。BP 50/20mmHg,其首要的抢救措施是

A. 人工呼吸 B. 皮下注射肾上腺素

C. 面罩吸氧 D. 静脉滴注平衡盐溶液

【例605】女,20岁。春天在花园中游玩时突然晕倒,入院时查体:脉搏细速,BP 40/20mmHg,面色苍白,神志不清。其首要的救治措施是

A. 多巴胺20mg静滴 B. 地塞米松15mg静滴

C. 给氧、严密监护 D. 肾上腺素1mg皮下注射

第5节 烧 伤

【例606】男,36岁。不慎跌入热水池中烫伤臀部及双下肢。按新九分法计算其烧伤面积是

A. 27% B. 36%

C. 46% D. 54%

【例607】男,32岁。右上肢烫伤,创面与本人手指并拢时的两只手掌等大,相当于其体表面积的

A. 1.0% B. 1.5%

C. 2.0% D. 2.5%

【例608】男性,35岁。上肢被开水烫伤,皮肤见多数较大水疱,其烧伤累及皮肤的深度为

A. 表皮 B. 真皮浅层

C. 真皮深层 D. 皮肤全层

【例609】男,23岁。右足和右小腿被开水烫伤,有水疱伴剧痛。创面基底部肿胀发红。该患者烧伤面积和深度的诊断为

A. 5%浅Ⅱ度 B. 5%深Ⅱ度

C. 10%浅Ⅱ度 D. 10%深Ⅱ度

【例610】男,39岁。烧伤患者,烧伤总面积35%,其中Ⅲ度烧伤面积10%。该患者所属烧伤的类型是

A. 轻度烧伤 B. 中度烧伤

　　C. 重度烧伤　　　　　　　　　　D. 特重烧伤

【例611】男性,10岁。右手烧伤,有水疱,剧痛。现场急救中,为减轻疼痛,最恰当的方法是
　　A. 安慰和鼓励受伤者　　　　　　B. 肌注地西泮(安定)
　　C. 肌注哌替啶(杜冷丁)　　　　　D. 将手浸入冷水中

【例612】男性,25岁。烧伤后2小时入院,Ⅱ度烧伤面积共约40%,体重约60kg。第1个24小时应输入的液体总量约为
　　A. 2400mL　　　　　　　　　　　B. 3400mL
　　C. 4600mL　　　　　　　　　　　D. 5600mL

【例613】男,32岁。体重50kg,Ⅱ度以上烧伤面积40%,第1个24小时的前8小时内补液量为
　　A. 1000mL　　　　　　　　　　　B. 1500mL
　　C. 2000mL　　　　　　　　　　　D. 2500mL

【例614】男,28岁。体重60kg。热力烧伤后2小时入院。查体:Ⅰ度烧伤面积10%,Ⅱ度烧伤面积20%,Ⅲ度烧伤面积30%。入院后8小时内补液总量最好是
　　A. 2000~2250mL　　　　　　　　B. 2300~2500mL
　　C. 3000~3250mL　　　　　　　　D. 3400~3500mL

【例615】男孩,3岁,体重16kg。双下肢被开水烫伤。查体:BP 85/60mmHg,烦躁不安。双下肢(包括臀部)Ⅱ度烧伤。尿量15mL/h。第1个24小时应补充胶体液的量为
　　A. 500mL　　　　　　　　　　　B. 400mL
　　C. 800mL　　　　　　　　　　　D. 600mL

【例616】大面积烧伤患者,近日来常感寒战、高热,呈间歇热,四肢厥冷,发绀,尿量明显减少,很快发生血压下降,休克。其原因最大可能是
　　A. 革兰阳性细菌败血症　　　　　B. 革兰阴性细菌败血症
　　C. 真菌性败血症　　　　　　　　D. 厌氧菌性败血症

例617~例618 共用题干

　　男,35岁。烧伤后2小时入院。疼痛剧烈,感口渴。面色苍白,心率100次/分,BP 90/60mmHg,头颈面部、躯干部及会阴部布满大小不等水疱,可见潮红创面,两上肢呈焦黄色,无水疱。

【例617】该病员的烧伤总面积估计为
　　A. 63%　　　　　　　　　　　　B. 54%
　　C. 45%　　　　　　　　　　　　D. 36%

【例618】该病员Ⅲ度烧伤面积为
　　A. 9%　　　　　　　　　　　　B. 18%
　　C. 27%　　　　　　　　　　　　D. 36%

例619~例620 共用题干

　　男,40岁。体重60kg。右上肢肩关节以下,右下肢膝关节以下烧伤深度为浅Ⅱ度至深Ⅱ度,右足部烧伤深度为Ⅲ度。

【例619】该患者的烧伤总面积为

A. 20%

B. 38%

C. 18%

D. 19%

【例620】该患者第1个24小时的补液量为

A. 2500mL

B. 1700mL

C. 4000mL

D. 3700mL

第6节　重症监测治疗与复苏(暂无)

第7节　疼痛(暂无)

第8节　围术期处理

【例621】女,25岁。因甲状腺肿大导致呼吸困难,欲行手术治疗。术前禁食时间是

A. 4 小时

B. 6 小时

C. 8 小时

D. 12 小时

【例622】女性,58岁。因胃溃疡,欲行胃大部切除术。术前检查发现血压160/100mmHg,中度贫血,消瘦。术前准备不是必要的项目是

A. 纠正贫血

B. 改善营养状态

C. 检测肝功能

D. 血压降至正常

【例623】男,49岁,拟行甲状腺根治术。既往有2型糖尿病病史10余年,平素糖尿病饮食,长期口服短效降糖药控制血糖。术前正确的处理措施是

A. 提前1天改服长效降糖药物

B. 提前3天换用普通胰岛素

C. 提前1周换用普通胰岛素

D. 服用降糖药物至手术前一天晚上

【例624】女,32岁。右侧乳腺纤维腺瘤切除术后1小时。切口处不断有新鲜血渗出,再次手术止血重新缝合伤口。术后换药见切口稍有红肿,局部可触及硬结,术后第7天顺利拆除缝线。则此切口愈合情况为

A. Ⅱ/乙

B. Ⅲ/乙

C. Ⅰ/甲

D. Ⅰ/乙

【例625】女,30岁。化脓性阑尾炎术后1周。切口红肿、硬结,但拆线后未见脓性分泌物。切口愈合类型应记为

A. Ⅱ/乙

B. Ⅱ/丙

C. Ⅲ/甲

D. Ⅲ/乙

【例626】女,56岁。行胃癌根治术后6天。咳嗽后腹部正中伤口内有多量淡红色液体流出。最可能出现的情况是

A. 切口下异物

B. 切口皮下积液

C. 切口裂开

D. 切口感染

【例627】男性,45岁。外伤致骨盆骨折、会阴部撕裂伤,术后尿潴留,烦躁不安。<u>最佳</u>处理方法是

A. 肌注安定10mg   B. 下腹部热敷

C. 口服镇痛药   D. 留置导尿管

第9节 外科患者的营养代谢

【例628】女,60岁。身高170cm,体重65kg。每天所需基本热量约为

A. 2900kcal   B. 2200kcal

C. 1200kcal   D. 1600kcal

【例629】女,39岁。因胆囊结石行胆囊切除术后1天,静息能量消耗(REE)比正常约增加

A. 30%   B. 50%

C. 5%   D. 10%

第10节 外科感染

【例630】男,12岁。10天前出现上唇部红肿见脓头,自行挤压排脓液,后出现发热,体温最高达38.9℃,寒战,头痛剧烈,神志不清。最可能的并发症是

A. 颌下淋巴结炎   B. 眼眶内感染

C. 海绵状静脉窦炎   D. 面部蜂窝织炎

【例631】男性,28岁。上唇一个毛囊尖处出现红肿、疼痛的结节,中央部有灰黄色小脓栓形成,错误的处置是

A. 休息   B. 外敷鱼石脂

C. 挤出脓栓,以利于引流   D. 应用抗生素

【例632】男,20岁。皮肤红疹伴发热。查体:右小腿皮肤片状红疹,颜色鲜红,中间较淡,边缘清楚,隆起,皮温增高。最可能的诊断是

A. 疖   B. 痈

C. 急性蜂窝织炎   D. 丹毒

【例633】男,25岁。右小腿疼痛伴发热2天。查体:右小腿皮肤片状红疹,颜色鲜红,中间较淡,边缘清楚,隆起,皮温增高。最可能的诊断是

A. 疖   B. 痈

C. 急性蜂窝织炎   D. 丹毒

例634～例635 共用题干

女,18岁。上唇红肿疼痛7天,加重伴寒战、高热、头痛2天。检查:表情淡漠,体温39.5℃,脉搏120次/分,上唇隆起呈紫红色,中心组织坏死塌陷,有多个脓栓,鼻部、眼部及其周围广泛肿胀,发硬触痛。

【例634】本例应考虑的诊断是

A. 唇部蜂窝组织炎   B. 唇痈

C. 唇静脉瘤继发感染   D. 唇痈并发化脓性海绵状静脉窦炎

【例635】本例治疗措施错误的是

    A. 补液、少量多次输血   B. 限制张口、少言语

    C. 早期联合静滴抗生素   D. 切开引流

例636～例638 共用题干

    女性,45岁。被鱼刺扎伤右手示指半天,右手示指针刺样痛半天就诊。查体:T 36.8℃,右手示指末节轻度肿胀、压痛,但张力不高,皮肤不红。

【例636】该病的诊断是

    A. 甲沟炎   B. 指头炎

    C. 指骨髓炎   D. 腱鞘炎

【例637】下列处理错误的是

    A. 抗生素控制感染   B. 保持右手下垂,以利于血液循环

    C. 鱼石脂软膏外敷右手示指   D. 金黄散糊剂敷贴右手示指

【例638】患者右手示指肿胀加重,伴有剧烈搏动性跳痛。此时行切开引流,正确的操作是

    A. 右手示指末端做鱼口形切口

    B. 末节指侧面纵切口,远侧应超过甲沟的1/2

    C. 右手两侧面纵切口,远侧应超过指节横纹

    D. 脓腔较大时,宜做对口引流

【例639】女,32岁。右中指末节红肿5天,疼痛剧烈,掌侧肿胀明显,予切开引流。患者应采用的正确切口是

    A. 关节皱折处切开   B. 掌侧横行切开

    C. 甲根处切开   D. 侧面纵行切开

【例640】右手中指受伤,3天后到医院就诊。查中指肿胀、发热、有波动感。最恰当的处理是

    A. 热盐水浸泡患指   B. 抗菌药物静脉注射

    C. 肌注哌替啶25mg   D. 中指侧面纵行切口引流

【例641】女,30岁。左手指末节皮下感染5天,伴剧烈跳痛,肿胀明显,需切开引流。正确的切口应是

    A. 经甲床切开   B. 经甲沟切开

    C. 指末端鱼口状切口   D. 指侧面纵切口

【例642】女,45岁。前额部疖肿10天。多次挤压排脓。今突发寒战、高热,伴头晕,无抽搐。查体:T 40℃,P 90次/分,R 26次/分,BP 100/70mmHg,神志清楚,前额红肿,伴脓头,胸壁及肢体皮肤皮下可见瘀斑。血 WBC $20.2×10^9/L$,核左移。血培养(一)。该患者目前的主要诊断是

    A. 菌血症   B. 脓毒症

    C. 感染性休克   D. 颅内感染

【例643】男,28岁。右大腿清创缝合术后6天,发热,局部伤口红肿,范围较大,疼痛明显。伤口局部见稀薄脓液,淡红色,量多,无异味。最可能感染的致病菌是

    A. 大肠埃希菌   B. 金黄色葡萄球菌

    C. 溶血性链球菌   D. 无芽胞厌氧菌

【例644】男,25岁,外伤清创术后第3天。换药时发现伤口脓液有恶臭、发黑带血性。估计感

染菌为

A. 金黄色葡萄球菌　　　　　　　　　B. 链球菌

C. 大肠埃希菌　　　　　　　　　　　D. 类杆菌

【例645】男,21岁,重症感染患者。近3天以来每天上午11点出现寒战、高热。疑有败血症,应做血培养。最佳抽血时间应在

A. 出现寒战时　　　　　　　　　　　B. 预计发生寒战及发热前

C. 寒战后体温升至最高时　　　　　　D. 体温正常后1小时

例646～例647 共用题干

男,50岁。右大腿被撞伤12天。局部肿痛,行走困难。近3天寒战、发热,体温高达40℃,伴恶心、烦躁。查体:P 110次/分,R 22次/分,BP 100/70mmHg。重病容。扁桃体肿大,双肺呼吸音粗糙,右大腿外侧明显肿胀,压痛(十),局部无波动感。血 WBC 24×10⁹/L。

【例646】为明确诊断,最有意义的检查方法是

A. 咽拭子培养　　　　　　　　　　　B. 正侧位胸部X线片

C. 右大腿肿胀处B超检查　　　　　　D. 患者高热时行血培养检查

【例647】若采取多种治疗未好转,体温每日仍波动于38～40℃之间,呼吸深快,右大腿肿胀加重,有波动感。P 120次/分,BP 90/50mmHg。应采取的主要治疗措施是

A. 联合静脉内应用抗生素　　　　　　B. 积极补液抗休克

C. 大剂量应用肾上腺糖皮质激素　　　D. 右大腿脓肿穿刺并切开引流

【例648】男,32岁。2周前右足底被铁钉刺伤,未做清创处理。近日,感头痛、咬肌紧张酸胀,诊断为破伤风。其发病机制中错误的是

A. 破伤风杆菌产生的内毒素引起症状

B. 痉挛毒素是引起症状的主要毒素

C. 溶血毒素引起组织局部坏死和心肌损害

D. 破伤风是一种毒血症

例649～例650 共用题干

男,40岁。田间劳动时右足底被割破,伤口长2cm,深达肌腱,自行包扎。10天后感乏力、畏光、咀嚼无力、下肢痛,无神经系统疾病史。查体:满面大汗,苦笑脸,张口困难,角弓反张,阵发性四肢痉挛,心肺查体无异常,腹肌强直,无压痛。

【例649】该患者早期典型的症状是

A. 四肢抽搐　　　　　　　　　　　　B. 畏光

C. 咀嚼无力　　　　　　　　　　　　D. 张口困难

【例650】下列治疗中最重要的是

A. 控制肌肉痉挛　　　　　　　　　　B. 中和血中毒素

C. 应用大剂量青霉素　　　　　　　　D. 纠正水、电解质失衡

例651～例652 共用题干

男,20岁。施工时左大腿开放伤,未发现骨折,行简单的创口缝合。2天后感伤部包扎过紧,疼痛剧烈,患肢肿胀明显,缝合处血性液体渗出多,恶臭。

【例651】该患者此时最可能的诊断为

    A. 丹毒

    B. 急性蜂窝织炎

    C. 急性淋巴管炎

    D. 气性坏疽

【例652】导致这种感染的最主要原因是

    A. 伤口包扎过紧

    B. 未应用广谱抗生素

    C. 初次缝合创面止血不充分

    D. 第一次清创不彻底

例653～例655 共用题干

    男性,38岁。24小时前施工时右下肢被石板砸伤,诊断为软组织损伤,行清创缝合。现患者突然出现烦躁不安,伴恐惧感,大汗淋漓,自述右下肢伤处疼痛加重,胀裂感。体温38.5℃,脉搏110次/分,血压130/90mmHg,右小腿肿胀明显,大量浆液血性渗出物自切口渗出,皮肤表面呈大理石样花纹,渗出物有恶臭味。

【例653】本病可诊断为

    A. 芽胞菌性蜂窝织炎

    B. 厌氧性链球菌性蜂窝织炎

    C. 大肠埃希菌性蜂窝织炎

    D. 梭状芽胞杆菌感染

【例654】治疗上不恰当的是

    A. 右下肢广泛、多处切开

    B. 800万单位青霉素静脉注射

    C. 输200mL同型新鲜血

    D. 右下肢截肢

【例655】出现本病的可能原因为

    A. 清创不彻底

    B. 患者有复合创伤

    C. 未注射TAT

    D. 患者低蛋白血症

第11节 创伤和战伤

【例656】男,20岁。右前臂被炸伤4小时,最大伤口长5cm,出血多,伤及肌肉。X线检查无骨折,未见金属异物。其伤口最佳处理是

    A. 清创后二期缝合

    B. 加压包扎止血、观察

    C. 清洗伤口后包扎

    D. 包扎,石膏固定患肢

例657～例658 共用题干

    男,32岁,右大腿外伤4小时,伤口包扎处理。查体:T 37.8℃,P 141次/分,R 21次/分,BP 72/49mmHg,面色苍白,呼吸急促,双肺呼吸音清晰,心律齐,腹软,无压痛,大腿中下1/3处对穿性伤口。已经用纱布覆盖包扎,无明显渗血,足背动脉搏动弱。

【例657】该患者首要的处理措施是

    A. 建立静脉通道,补充血容量

    B. 注射TAT

    C. DSA检查血管有无损伤

    D. 急诊清创缝合

【例658】若患者进行清创术,以下措施不正确的是

    A. 伤口近端绕扎止血带

    B. 伤口内放置引流物

    C. 若清创彻底,一期缝合伤口

    D. 若有大血管损伤,尽量修补

第 12 节　肿瘤(暂无)

第 13 节　移植和微创技术(暂无)

第 14 节　甲状腺疾病

【例 659】女,36 岁。颈前包块 10 年,心慌、气短、怕热、多汗半年。查体:P 110 次/分,BP 160/70mmHg,无突眼,甲状腺触及多个结节,中等硬度,表面光滑,随吞咽可上下移动。实验室检查:T_3、T_4 增高,TSH 降低,TPOAb 及 TGAb 均阴性。最可能的诊断是

　　A. 单纯性甲状腺肿　　　　　　　　B. 结节性毒性甲状腺肿

　　C. 慢性淋巴细胞性甲状腺炎　　　　D. 甲状腺自主高功能腺瘤

【例 660】女,36 岁。发现颈部包块 2 年,包块逐渐增大,无甲亢表现,目前有憋闷感。查体:右侧甲状腺可触及 4cm×3cm 包块,光滑,质韧,随吞咽上下移动,无压痛,未触及肿大淋巴结。核素扫描:甲状腺右叶温结节。建议手术治疗,最主要的依据是

　　A. 易发生继发感染　　　　　　　　B. 用力后包块易破裂

　　C. 可继发甲亢　　　　　　　　　　D. 有压迫症状

【例 661】女,28 岁。甲状腺肿大 3 年。性情急躁,怕热、多汗、心悸,食欲强但消瘦,有哮喘病史。拟行手术治疗,其术前药物准备措施应首选的是

　　A. 单用复方碘剂　　　　　　　　　B. 单用硫脲类药物

　　C. 先用硫脲类药物,后加用复方碘剂　D. 单用普萘洛尔

例 662～例 664 共用题干

　　女,17 岁。疲乏无力、心烦易怒、怕热多汗多年。易饿,体重下降 11kg。月经量减少,经期仅 1～2 天。查体:P 108 次/分,BP 140/70mmHg,皮肤微潮,手有细颤,轻微突眼,甲状腺Ⅰ度弥漫性肿大,质软,无触痛。

【例 662】该患者最可能的诊断是

　　A. 亚急性甲状腺炎　　　　　　　　B. Graves 病

　　C. 单纯性甲状腺肿　　　　　　　　D. 自主神经功能紊乱

【例 663】明确诊断的主要检查是

　　A. 甲状腺放射性核素扫描　　　　　B. 垂体功能测定

　　C. 血甲状腺激素水平　　　　　　　D. OGTT

【例 664】最可能的检查结果是

　　A. FT_3 及 FT_4 升高　　　　　　　B. TSH 升高

　　C. 甲状腺摄 ^{131}I 率降低　　　　　　D. 继发性垂体功能降低

例 665～例 666 共用题干

男,37 岁。多食,易饥,大便次数增多,体重下降 3 个月,发作性软瘫 1 天。查体:P 110 次/分,匀称,皮肤潮湿。血钾 3.0mmol/L。

【例 665】对明确诊断最有帮助的检查是

    A. 24 小时尿儿茶酚胺   B. 24 小时尿钾

    C. 空腹血糖   D. FT_3、FT_4 和 TSH

【例 666】该患者血钾降低的原因是

    A. 出汗排钾增多   B. 腹泻排钾增多

    C. 细胞内外钾分布异常   D. 尿钾排出增多

例 667～例 670 共用题干

女,25 岁。发现心悸、盗汗、易怒 1 年,伴有饮食量增加、消瘦。查体:BP 110/80mmHg,重度突眼,甲状腺弥漫性肿大,深入胸骨后上纵隔内,心率 116 次/分。测血 T_3、T_4 值高于参考值上限 1 倍。

【例 667】该患者诊断是

    A. Graves 病   B. 高功能腺瘤

    C. 结节性甲状腺肿   D. 亚急性甲状腺炎

【例 668】对患者应尽早手术治疗,其适应证是

    A. TSH 增高   B. T_3、T_4 值显著升高

    C. 甲状腺弥漫性肿大   D. 甲状腺位于胸骨后

【例 669】该患者术前最适合的药物准备是

    A. 丙硫氧嘧啶   B. 碘剂

    C. 抗甲状腺药＋碘剂   D. 抗甲状腺药＋普萘洛尔

【例 670】该患者行双侧甲状腺次全切除术,术后第 2 天发生四肢抽搐。有效的处理方法应是

    A. 口服钙剂   B. 10% 葡萄糖酸钙静脉点滴

    C. 口服镇静剂   D. 口服碘剂

例 671～例 672 共用题干

男性,20 岁。因甲状腺功能亢进症行甲状腺大部切除术。术后第二天出现手足抽搐。

【例 671】最可能的原因是

    A. 喉上或喉返神经损伤   B. 甲状腺功能低下

    C. 甲状腺危象   D. 甲状旁腺功能低下

【例 672】采用的治疗方法是

    A. 颈部理疗   B. 口服甲状腺素片

    C. 口服复方碘化钾溶液   D. 静脉注射 10% 葡萄糖酸钙

【例 673】女性,26 岁。因甲状腺癌行甲状腺全切除术。术后当晚出现呼吸困难,伤口肿胀有血液渗出。最佳急救处理为

    A. 气管切开   B. 气管插管

    C. 面罩吸氧   D. 拆除缝线,敞开手术创腔

【例 674】男,39 岁。行甲状腺根治术后 1 天,感觉面部针刺样麻木,手足抽搐。正确的处理措

施是

A. 口服葡萄糖酸钙　　　　　　B. 静脉注射钙剂

C. 口服维生素 D_3　　　　　　D. 伤口切开

【例675】女,55岁。因甲状腺功能亢进症行甲状腺次全切除术后1小时,突然呼吸困难。查体:面色青紫、颈部肿胀。引起呼吸困难最可能的原因是

A. 气管塌陷　　　　　　　　　B. 甲状腺危象

C. 喉上神经内外支损伤　　　　D. 切口内出血

【例676】女,23岁。因原发性甲状腺功能亢进症在气管内插管全麻下行甲状腺双侧次全切除术。术后清醒拔出气管插管后患者出现呼吸困难,伴有失音,无手足麻木。查体:37.3℃,P 92次/分,R 28次/分,BP 130/70mmHg,面红无发绀,颈部不肿,引流管通畅,有少许血液流出。引起该患者呼吸困难最可能的原因是

A. 喉上神经损伤　　　　　　　B. 伤口出血

C. 甲亢危象　　　　　　　　　D. 双侧喉返神经损伤

【例677】女,42岁。乏力、怕冷、便秘伴声音嘶哑1年,体重增加8kg。经检查诊断为甲状腺功能减退症。拟采用左甲状腺素替代治疗,最适宜的起始剂量为

A. 100μg　　　　　　　　　　B. 75μg

C. 50μg　　　　　　　　　　　D. 25μg

【例678】女,25岁。心慌、多汗、低热1周。查体:甲状腺左叶肿大、触痛、质硬。血 FT_3 及 FT_4 升高,血沉80mm/h。应首先考虑

A. 甲状腺左叶出血　　　　　　B. 自主性功能亢进性甲状腺腺瘤

C. Graves 病　　　　　　　　　D. 亚急性甲状腺炎

【例679】女,38岁。2周前突发颈前部疼痛,右侧尤甚,吞咽时疼痛加重,伴有午后低热。4周前曾有咳嗽、咽痛。查体:无突眼,甲状腺Ⅱ度肿大,右侧可触及直径1cm质硬结节,有触痛。实验室检查:FT_3、FT_4 升高,TSH 降低,TPOAb 和 TGAb 均阴性,[131]I 摄取率降低。最可能的诊断是

A. 慢性淋巴细胞性甲状腺炎　　B. 甲状腺功能亢进症

C. 亚急性甲状腺炎　　　　　　D. 甲状腺肿瘤

【例680】女,17岁。颈部肿大1年,无怕热、多食、易激动。查体:脉率、血压正常,甲状腺弥漫性肿大,质地柔软,未触及结节,表面光滑。采用的最佳治疗措施是

A. 多吃含碘丰富的食物　　　　B. 小剂量甲状腺素治疗

C. 口服甲硫氧嘧啶治疗　　　　D. 注射[131]I 治疗

【例681】女,20岁。甲状腺肿大5年,右侧叶明显,无不适,近来出现 Horner 综合征。其诊断最可能是

A. 甲状腺腺瘤　　　　　　　　B. 桥本甲状腺炎

C. 单纯性甲状腺肿　　　　　　D. 甲状腺癌

【例682】男,30岁。颈部肿块7天,可随吞咽上下活动。欲确诊病变的性质,应采取的诊断方法

A. 甲状腺B超　　　　　　　　B. 甲状腺CT

C. 甲状腺功能测定　　　　　　D. 细针穿刺细胞学检查

例 683～例 684 共用题干

男,45 岁。发现颈部肿物 3 个月,无不适,无结核病史。查体:左颈部外侧中部触及一肿块,2.5cm 大小,活动,无压痛,甲状腺未触及结节。

【例 683】对该患者确诊最有意义的检查是
    A. MRI 检查　　　　　　　　　　B. PPD 检查
    C. B 超检查　　　　　　　　　　D. 细针穿刺细胞学检查

【例 684】若以上检查方法未能明确诊断,而肿块仍在增大,其进一步的检查是
    A. 用抗生素治疗、观察　　　　　B. 肿瘤标记物检查
    C. 肿块切除活检　　　　　　　　D. 复查 MRI

第 15 节　乳房疾病

【例 685】女性,31 岁。双侧乳房周期性胀痛 1 年,并可触及不规则包块,伴有触痛,月经过后疼痛缓解,包块略缩小。考虑可能是
    A. 乳腺癌　　　　　　　　　　　B. 乳腺炎
    C. 乳腺纤维瘤　　　　　　　　　D. 乳腺囊性增生病

【例 686】女,18 岁。左乳肿块 1 年,增长缓慢。查体:左乳外上象限触及 1.5cm 分叶肿块,质硬,光滑,边界清楚,活动,无压痛,左侧腋窝未触及肿大淋巴结。最可能的诊断是
    A. 乳腺癌　　　　　　　　　　　B. 乳房纤维腺瘤
    C. 乳房内瘤　　　　　　　　　　D. 乳腺囊性增生症

【例 687】患者,女,49 岁。发现右乳外上象限无痛、单发、质硬、边界欠清肿块。最常见的疾病是
    A. 纤维腺瘤　　　　　　　　　　B. 乳腺癌
    C. 乳管内乳头状瘤　　　　　　　D. 乳腺结核

【例 688】女,64 岁。左乳房红肿、增大 1 个月,进展较快,无疼痛、发热。查体:左乳房红肿,局部温度略高,发硬,但未触及包块,左腋窝有肿大淋巴结,稍硬,活动度好,无压痛。血常规正常。最可能的诊断是
    A. 乳腺增生症　　　　　　　　　B. 急性乳腺炎
    C. 乳房结核　　　　　　　　　　D. 炎性乳腺癌

例 689～例 690 共用题干

女,28 岁。左乳皮肤水肿、发红 2 个月,口服抗生素未见好转。查体:T 37.0℃,左乳皮肤发红、水肿,呈"橘皮样",乳头内陷,乳房质地变硬,无触痛,未触及肿块。左腋下触及多个肿大淋巴结,质硬、融合,无触痛。血常规:WBC $8.0×10^9$/L,N 0.67。

【例 689】首先应考虑的诊断是
    A. 乳汁淤积　　　　　　　　　　B. 急性乳腺炎
    C. 乳腺囊性增生病　　　　　　　D. 炎性乳腺癌

【例 690】最佳治疗方案是
    A. 局部按摩　　　　　　　　　　B. 静脉应用广谱抗生素
    C. 穿刺活检后行左乳房切除术　　D. 穿刺活检后化疗

【例691】女性,53岁。左乳头刺痒,伴乳晕发红、糜烂2个月。查体:双侧腋窝无肿大淋巴结,乳头分泌物涂片细胞学检查见癌细胞。该患者癌变的类型是

　　A. 乳头湿疹样癌　　　　　　　　　B. 髓样癌

　　C. 鳞状细胞癌　　　　　　　　　　D. 黏液细胞癌

例692～例693 共用题干

　　女,29岁。右乳红肿3个月。查体:右乳皮肤红肿,呈橘皮样改变,未触及肿块,右腋窝可触及多个肿大、质硬、融合淋巴结。皮肤活检在真皮淋巴管内查见癌栓,ER、PR阳性,C-erbB$_2$(HER$_2$)阴性。

【例692】最可能的诊断是

　　A. 炎性乳腺癌　　　　　　　　　　B. 黏液腺癌

　　C. 乳头状癌　　　　　　　　　　　D. 髓样癌

【例693】最佳综合治疗顺序是

　　A. 放疗、手术、化疗、内分泌治疗　　B. 内分泌治疗、手术、放疗、化疗

　　C. 手术、化疗、放疗、内分泌治疗　　D. 化疗、手术、放疗、内分泌治疗

【例694】女性,45岁。右乳1.5cm×1.0cm肿块,活动度大。穿刺细胞学诊为乳腺癌。右侧腋窝触及多枚肿大、质硬、整合的淋巴结,锁骨上、颈部未触及淋巴结,检查未发现远处转移征象。该患者的临床分期是

　　A. $T_1N_1M_0$　　　　　　　　　　　B. $T_2N_1M_0$

　　C. $T_1N_2M_0$　　　　　　　　　　　D. $T_2N_2M_0$

【例695】女,40岁。右乳外上象限无痛性肿块,直径4cm,与皮肤轻度粘连,右腋下可触及一枚可推动淋巴结,诊断为乳腺癌。按TNM分期,应为

　　A. $T_1N_1M_0$　　　　　　　　　　　B. $T_1N_0M_0$

　　C. $T_2N_1M_0$　　　　　　　　　　　D. $T_2N_0M_0$

例696～例697 共用题干

　　女,40岁。左乳外上象限4cm×3cm肿物,距乳头距离5cm,可推动,但患者双手叉腰时肿块活动度明显受限,左腋窝未触及肿大淋巴结。

【例696】该患者最佳的定性诊断方法是

　　A. 粗针穿刺活检　　　　　　　　　B. 钼靶X线摄片

　　C. 切取活检　　　　　　　　　　　D. 细针穿刺细胞学

【例697】若该患者确诊为乳腺癌,手术方式应选择

　　A. 乳腺癌根治术

　　B. 乳腺癌扩大根治术

　　C. 保留胸大、小肌的乳腺癌改良根治术

　　D. 保留胸大肌,切除胸小肌的乳腺癌改良根治术

【例698】女性,29岁。右乳腺癌改良根治术后,腋窝淋巴结中有3枚癌转移,浸润性导管癌,直径1.5cm,ER和PR检测均阴性。首选的辅助治疗方法是

　　A. 骨髓移植　　　　　　　　　　　B. 化疗

　　C. 口服三苯氧胺　　　　　　　　　D. 胸壁和腋窝放疗

例 699～例 700 共用题干

女,63 岁。右乳腺癌行乳癌改良根治术,肿瘤直径 3cm、3.5cm,ER、PR 均阳性,C-erbB2 阴性,腋淋巴结检查无转移。

【例 699】术后首选的治疗是

    A. 放疗   B. 化疗

    C. 内分泌治疗   D. 免疫治疗

【例 700】术后内分泌治疗药物首选

    A. 三苯氧胺   B. 依西美坦

    C. 来曲唑   D. 阿那曲唑

【例 701】女性,58 岁。因乳腺癌手术治疗,术后病理检查结果示浸润性导管癌,2cm×2cm 大小,淋巴结无转移,ER(++),PR(+)。术后最佳治疗应选

    A. 放疗   B. 化疗

    C. 内分泌治疗   D. 生物免疫治疗

例 702～例 703 共用题干

女,45 岁,左乳房包块 5 个月,乳房无不适症状,有时感左肩部不适、隐痛。查体:一般情况好,左乳房外上象限可触及 3cm×2cm 包块,质硬,不光滑,活动,无压痛,左腋窝触及 3 枚肿大淋巴结。钼靶摄片:左乳房 2cm×2cm 高密度影,周边有毛刺,中央有细沙样钙化点。

【例 702】若患者拟行手术治疗,预防术后感染最重要的措施是

    A. 缝合前彻底冲洗   B. 术前纠正贫血和低蛋白血症

    C. 术前、术中、术后应用广谱抗生素   D. 遵守无菌操作

【例 703】患者术后 3 年出现腰背部疼痛,逐渐加重。为明确诊断首选的主要检查是

    A. PET-CT   B. CEA

    C. CA153   D. 同位素骨扫描

第二章　胸外科

【例704】男,47岁。从3米高处坠落致左胸外伤8小时。查体:T 36.5℃,P 95次/分,R 16次/分,BP 100/60mmHg,神志清楚,气管居中,反常呼吸运动,左胸壁可触及多根多处肋骨断端,左肺呼吸音明显减弱。最佳治疗方案首选

　　A. 胸腔闭式引流　　　　　　　　B. 胸腔穿刺排气排液

　　C. 开胸探查＋肋骨固定　　　　　D. 胸壁加压包扎

【例705】男,50岁。高处坠落史。查体:神志清楚,呼吸34次/分,心率100次/分,血压120/75mmHg,右胸壁畸形,无伤口,出现反常呼吸,双肺呼吸音粗,无干湿性啰音。身体其余部分无损伤。现场急救的最重要处理是

　　A. 静脉输液治疗　　　　　　　　B. 给氧、镇静、止痛治疗

　　C. 加压包扎,迅速消除反常呼吸　　D. 行气管插管、人工控制呼吸

例706～例707 共用题干

　　男,28岁。左胸外伤后1小时,胸痛、呼吸困难。查体:BP 120/80mmHg,心率100次/分。左前外侧胸壁皮下瘀血,局部约6cm×6cm的区域反常呼吸运动。

【例706】目前明确的诊断是

　　A. 气胸　　　　　　　　　　　　B. 血胸

　　C. 肋骨骨折　　　　　　　　　　D. 支气管断裂

【例707】胸部X线片发现左侧胸腔2cm气液平面,最可能合并的是

　　A. 气胸　　　　　　　　　　　　B. 血气胸

　　C. 脓胸　　　　　　　　　　　　D. 肺水肿

【例708】男,21岁。2小时前被刺伤左胸,急诊测血压90/50mmHg,心率120次/分,伤口不断有血液流出,快速输入血浆代用品及血液制品1000mL后,血压未见改善。积极的抢救措施应该是

　　A. 内科医生会诊,纠正休克　　　　B. 心电图检查,排除心脏疾患

　　C. 缝合伤口,加压包扎　　　　　　D. 继续输血补液,立即准备开胸探查止血

例709～例710 共用题干

　　男,20岁。右胸刀刺伤2小时就诊。既往体健。查体:T 36.5℃,P 120次/分,R 24次/分,BP 80/50mmHg。面色苍白,皮肤潮湿,右胸腋前线第5肋间2cm伤口,有血液流出,右胸叩诊实音,呼吸音减弱。急行胸腔闭式引流,引流出血性液体约600mL,1小时内又引流出血性液体300mL。

【例709】此时首先考虑的诊断是

　　A. 凝固性血胸　　　　　　　　　B. 创伤性湿肺

　　C. 迟发型血胸　　　　　　　　　D. 进行性血胸

【例710】最有效的处置措施是

A. 气管插管呼吸机辅助呼吸　　　　B. 开胸探查

C. 输液、输血　　　　D. 镇静、吸氧

【例 711】女性,56 岁。健康查体发现右前上纵隔椭圆形阴影,边界清晰,密度均匀,与周围组织界线明显。首先考虑诊断可能是

A. 胸腺瘤　　　　B. 淋巴瘤

C. 神经源性肿瘤　　　　D. 心包囊肿

【例 712】女,22 岁。双眼睑下垂 1 年余,诊断为重症肌无力。胸部 CT 发现前上纵隔占位,大小约 2cm×2cm×1cm,最可能的诊断是

A. 神经纤维瘤　　　　B. 胸内甲状腺

C. 胸腺瘤　　　　D. 畸胎瘤

例 713～例 714 共用题干

女,48 岁。胸闷不适半年,近来出现进行性四肢无力。胸部 X 线片发现右前上纵隔阴影。

【例 713】该患者首先考虑的诊断是

A. 食管囊肿　　　　B. 胸腺瘤

C. 神经源性肿瘤　　　　D. 胸内甲状腺

【例 714】该患者首选的治疗措施是

A. 介入治疗　　　　B. 射频治疗

C. 化疗　　　　D. 手术治疗

第三章　普通外科

第1节　腹外疝

【例715】患者，男，70岁。有多年排尿困难，呈淋漓状。近2年来双侧腹股沟区出现半圆形肿块，站立时明显，平卧后消失，体检时压迫内环肿块仍出现。诊断为

A. 腹股沟斜疝　　　　　　　　　B. 腹股沟直疝

C. 股疝　　　　　　　　　　　　D. 切口疝

【例716】男性，59岁。因右腹股沟斜疝行手术治疗。术中发现疝囊壁的一部分由盲肠组成，此时的诊断为

A. Richter疝　　　　　　　　　　B. Littre疝

C. 滑动性疝　　　　　　　　　　D. 难复性疝

【例717】男性，50岁。右侧腹股沟斜疝嵌顿8小时入院。急诊手术中发现嵌顿入疝囊的回肠有约5cm坏死，行坏死回肠切除、肠吻合术。对伤口进行彻底清洗后，无明显炎症表现。疝处理应首选

A. 单纯疝囊高位结扎术　　　　　B. Ferguson法疝修补术

C. Bassini法疝修补术　　　　　　D. Halsted法疝修补术

【例718】男，65岁。15小时前因咳嗽而突然右下腹剧烈疼痛，右侧阴囊亦肿胀疼痛。右侧腹股沟区呈梨形隆起，不能回纳。行急诊手术治疗，术中发现嵌顿的肠管已坏死，应采取的手术方法是坏死肠段切除和

A. 无张力疝修补术　　　　　　　B. 疝囊高位结扎术

C. Bassini修补术　　　　　　　　D. 疝成型术

【例719】男性，80岁。右腹股沟斜疝嵌顿6小时来诊。既往有可复性腹股沟斜疝史30年。检查：右侧腹股沟区10cm×6cm嵌顿疝，张力较高，皮肤无红肿。首选的治疗方法是

A. 试行手法复位

B. 手术复位并行疝囊高位结扎

C. 手术复位并行加强腹股沟管前壁疝修补术

D. 手术复位并行无张力疝修补术

第2节　腹部损伤

【例720】男，33岁。右上腹外伤2小时。查体：P 120次/分，R 28次/分，BP 90/60mmHg。全腹有压痛、反跳痛，以右上腹为著，移动性浊音（＋）。最有意义的辅助检查是

A. 腹部B超　　　　　　　　　　B. 立位腹部X线平片

C. 腹部CT　　　　　　　　　　D. 诊断性腹腔穿刺

【例721】女,23 岁。交通事故伤及左肋部,自述左季肋部疼痛,后疼痛缓解。3 日后突发腹痛
加剧,出现失血性休克。查体:全腹压痛、反跳痛及肌紧张。最可能的诊断是
A. 宫外孕破裂 　　　　　　　　 B. 肝破裂
C. 肠穿孔 　　　　　　　　　　　 D. 延迟性脾破裂

例722～例724 共用题干

女,16 岁。被倒塌的房屋压伤后腹痛伴呕吐 1 小时。查体:P 140 次/分,R 26 次/分,
BP 80/54mmHg。神志清,痛苦面容,腹肌紧张,有压痛和反跳痛,移动性浊音阳性,肠鸣音
消失。

【例722】伤后 1 小时,对判断有无腹膜脏器损伤价值最小的实验室检查结果是
A. 粪便常规有大量红细胞 　　　　 B. 血细胞比容下降
C. 尿中可见大量红细胞 　　　　　 D. 白细胞及中性粒细胞升高

【例723】若行急症手术,原则上应首先探查
A. 空肠和回肠 　　　　　　　　　 B. 肝和脾
C. 结肠和直肠 　　　　　　　　　 D. 胃和大网膜

【例724】非手术治疗最主要的措施是
A. 应用止血药物 　　　　　　　　 B. 应用止痛药物
C. 给予一次大剂量糖皮质激素 　　 D. 快速补充血容量

【例725】女性,30 岁。被汽车撞伤左季肋部 1 小时来诊,查体:体温 37.5℃,脉搏 110 次/分,
血压 90/60mmHg。腹平坦,左上腹肌略紧张,局部压痛,全腹有反跳痛,移动性浊音
(+),听诊未闻及肠鸣音。首选的检查是
A. 平卧位 X 线腹部平片 　　　　 B. 胸部 X 线检查
C. 腹部 CT 　　　　　　　　　　 D. 诊断性腹腔穿刺

【例726】男,48 岁。左上腹部外伤 3 小时。急诊留观时出现口渴、烦躁、左上腹疼痛加剧。体
温 39.1℃,复查血常规提示白细胞计数明显升高。下一步治疗应选择
A. 大量补液 　　　　　　　　　　 B. 急诊剖腹探查
C. 皮下注射吗啡 　　　　　　　　 D. 腹部 CT 检查

【例727】男,30 岁。2 小时前伤及腹部,急诊入院。查体:痛苦面容,意识模糊,皮肤黏膜苍白,
腹部压痛、反跳痛、肌紧张,血压 85/60mmHg,心率 120 次/分。正确的处理措施是
A. 抗休克治疗,观察疗效 　　　　 B. 抗休克治疗的同时剖腹探查
C. 强心 　　　　　　　　　　　　 D. 立即剖腹探查

【例728】男,41 岁。刀刺伤右上腹 1 小时来诊。腹腔穿刺抽出不凝血,急诊手术探查。正确
的腹腔探查顺序是首先探查
A. 胃十二指肠 　　　　　　　　　 B. 膈肌
C. 胃后壁及胰腺 　　　　　　　　 D. 肝

第 3 节　急性化脓性腹膜炎

【例729】男性,46 岁。阑尾切除术后 3 天起上腹隐痛,伴发热、寒战,体温高达 38℃,无腹泻。
右下胸部叩痛,呼吸音减弱,腹稍胀,右上腹压痛,腹肌软,未及肿块,肠鸣音不亢进。

最可能的诊断是

A. 右侧肺炎 　　　　　　　　　　 B. 右侧肺不张

C. 膈下脓肿 　　　　　　　　　　 D. 盆腔脓肿

【例730】男性,25岁。因急性阑尾炎穿孔,行阑尾切除手术后3天,仍有腹胀、腹痛。体温39.5℃,大便4～7次/天,有下坠感。首选的检查是

A. 查看切口 　　　　　　　　　　 B. 腹部B超

C. 粪便常规检查 　　　　　　　　 D. 直肠指检

【例731】男,39岁。因十二指肠溃疡穿孔6小时急诊行胃大部切除。术后2天起出现体温升高,呈弛张热,已持续1天,伴有下腹坠痛,里急后重,排黏液样稀便。最可能的诊断是

A. 肠间隙脓肿 　　　　　　　　　 B. 膈下脓肿

C. 盆腔脓肿 　　　　　　　　　　 D. 急性肠炎

第4节　胃、十二指肠疾病

【例732】男性,28岁。上夜班时突发上腹部剧烈疼痛,30分钟后疼痛波及右下腹。查体:肝浊音界消失,上腹部腹肌紧张,右下腹有明显压痛及反跳痛。该患者最可能的诊断是

A. 胃溃疡急性穿孔 　　　　　　　 B. 急性阑尾炎

C. 急性胆囊炎 　　　　　　　　　 D. 急性胰腺炎

【例733】男,32岁。腹部疼痛2小时。晨起突然腹痛难忍,呈刀割样,从上腹部开始,很快扩散至全腹。既往有十二指肠溃疡病史4年。查体:P 89次/分,BP 120/85mmHg。面色苍白,表情痛苦,不敢深呼吸,板状腹,全腹压痛。最可能的诊断是

A. 急性胰腺炎 　　　　　　　　　 B. 急性胆囊炎

C. 急性化脓性梗阻性胆管炎 　　　 D. 上消化道穿孔

【例734】男性,40岁。6小时前发生十二指肠壶腹部(球部)溃疡前壁穿孔。以下症状及体征中,不应出现的是

A. 全腹压痛及肌紧张 　　　　　　 B. 肠鸣音亢进

C. 肝浊音界消失 　　　　　　　　 D. 呼吸浅快,腹肌呈板样

【例735】男,35岁,晚餐进食较多,餐后突然出现上腹刀割样疼痛迅速波及全腹,不敢直立行走,2小时后急诊求治。查体:痛苦面容,腹式呼吸消失,腹膜刺激征(＋),肝浊音界消失,肠鸣音消失。该患者最有可能的诊断是

A. 阑尾炎穿孔 　　　　　　　　　 B. 急性肠梗阻穿孔

C. 胃十二指肠溃疡穿孔 　　　　　 D. 胆囊穿孔

【例736】男性,30岁。突发上腹剧痛2小时,怀疑消化道穿孔,无休克表现。为进一步明确诊断,首选检查方法是

A. 腹腔诊断性穿刺 　　　　　　　 B. 立位腹部X线平片

C. CT检查 　　　　　　　　　　　 D. B超检查

例737～例738共用题干

男性,56岁,反复上腹疼痛,多在餐后很快发作,不易用酸剂控制,每次发作时频繁呕吐。

【例737】最可能的**诊断**是

    A. 胃角溃疡　　　　　　　　　　　　B. 十二指肠球部溃疡

    C. 十二指肠球后溃疡　　　　　　　　D. 幽门管溃疡

【例738】**最常用**的治疗方法是

    A. 手术　　　　　　　　　　　　　　B. 制酸治疗

    C. 抗生素治疗　　　　　　　　　　　D. 铋剂

例739~例741 共用题干

    男,38岁,腹痛、反酸9年。1周来症状加重,并出现**夜间痛**,进食能部分缓解。

【例739】诊断首先**考虑**

    A. 胃癌　　　　　　　　　　　　　　B. 肠易激综合征

    C. 慢性胃炎　　　　　　　　　　　　D. 十二指肠球部溃疡

【例740】最有助于**明确诊断**的检查是

    A. 胃液分析　　　　　　　　　　　　B. 胃肠钡餐

    C. 胃镜　　　　　　　　　　　　　　D. 结肠镜

【例741】**最佳**的治疗方案是

    A. 手术治疗　　　　　　　　　　　　B. 胃黏膜保护剂＋抗生素

    C. 胃黏膜保护剂＋铋剂　　　　　　　D. 质子泵抑制剂＋抗生素＋铋剂

例742~例743 共用题干

    女性,32岁,**胃溃疡**3年,今突上腹剧痛,面色苍白,大汗。查体:全腹压痛,腹肌紧张,疑**穿孔**。

【例742】胃溃疡穿孔在**哪一部位**多见

    A. 胃大弯　　　　　　　　　　　　　B. 胃小弯

    C. 胃体　　　　　　　　　　　　　　D. 胃窦

【例743】急性穿孔诊断后几小时内手术治疗效果**最好**

    A. 48小时　　　　　　　　　　　　　B. 12小时

    C. 24小时　　　　　　　　　　　　　D. 8小时

例744~例746 共用题干

    男,32岁。突发上腹剧痛2小时,蔓延至右下腹及全腹。既往有"胃痛"病史10余年,未诊治。查体:板状腹,压痛、反跳痛(＋),**肝浊音界消失**。

【例744】初步诊断应首先**考虑**

    A. 绞窄性肠梗阻　　　　　　　　　　B. 急性阑尾炎合并穿孔

    C. 急性出血坏死性胰腺炎　　　　　　D. 胃十二指肠溃疡急性穿孔

【例745】**首选的检查**方法是

    A. 血生化　　　　　　　　　　　　　B. 立位腹部X线平片

    C. 血淀粉酶　　　　　　　　　　　　D. 腹部B超

【例746】决定是否手术治疗,术前**最长的观察治疗时间**(指上腹剧痛后)是

    A. 6~8小时　　　　　　　　　　　　B. 14~16小时

    C. 10~12小时　　　　　　　　　　　D. 1~2小时

【例747】女性,45岁。反复上腹痛20年。近1周出现频繁呕吐,呕吐量大,呕吐物为宿食,不含胆汁。查体可见胃型,振水音阳性。最可能的诊断是

A. 十二指肠憩室　　　　　　　　B. 幽门梗阻

C. 十二指肠梗阻　　　　　　　　D. 小肠梗阻

【例748】男性,56岁。幽门梗阻持续胃肠减压半月余。每日补10%葡萄糖2800mL,5%葡萄糖盐水1500mL,10%氯化钾30mL,每日尿量1500mL。2天前出现全腹胀,无压痛及反跳痛,肠鸣音消失。最可能的原因是

A. 低钠血症　　　　　　　　　　B. 低钾血症

C. 低钙血症　　　　　　　　　　D. 低磷血症

【例749】男,28岁。反复上腹痛2年,为空腹及夜间发作。加重伴呕吐宿食1周。该患者可能存在的主要电解质紊乱是

A. 高血钙　　　　　　　　　　　B. 低血钾

C. 低血镁　　　　　　　　　　　D. 高血钾

【例750】男,36岁。慢性上腹痛12年,上腹胀、呕吐宿食3天。该患者缺失最明显的电解质是

A. 钾　　　　　　　　　　　　　B. 钙

C. 镁　　　　　　　　　　　　　D. 磷

【例751】男,49岁。胃溃疡病史3年,近3个月来症状加重。2小时前餐后突发上腹部剧痛,并扩散至全腹,诊断为胃溃疡穿孔。最佳治疗方法是

A. 非手术治疗　　　　　　　　　B. 穿孔修补术

C. 全胃切除术　　　　　　　　　D. 胃大部切除术

【例752】男,62岁。顽固性十二指肠溃疡5年,拟行手术治疗。该患者可选择的手术方式不包括

A. 毕Ⅰ式胃大部切除术　　　　　B. 毕Ⅱ式胃大部切除术

C. 迷走神经干切断术　　　　　　D. 选择性迷走神经切断术

【例753】男,47岁。上腹部疼痛反复发作7年,近4天出现腹胀、呕吐。经X线钡餐检查诊断十二指肠溃疡伴幽门梗阻。最适宜的手术方式是

A. 毕Ⅰ式胃大部切除术　　　　　B. 毕Ⅱ式胃大部切除术

C. 胃空肠吻合术　　　　　　　　D. 迷走神经干切断术

【例754】男性,45岁。胃大部切除、毕Ⅱ式吻合术后8天,进食后20分钟上腹突然胀痛,喷射性呕吐大量不含食物的胆汁,吐后腹痛消失。最可能的原因是

A. 吻合口梗阻　　　　　　　　　B. 急性完全性输入段梗阻

C. 慢性不完全性输入段梗阻　　　D. 输出段梗阻

【例755】男,32岁。因十二指肠溃疡行毕Ⅱ式胃大部切除术6个月。术后出现反酸、胃灼热症状。应用抑酸剂治疗无效。上述症状逐渐加重,并呕吐胆汁样物,上腹部及胸骨后烧灼样疼痛,体重减轻。查体:贫血貌,消瘦,营养不良,巩膜无黄染。胃液中无游离酸。胃镜检查见黏膜充血、水肿、糜烂。最适当的治疗措施是

A. 长期应用考来烯胺治疗　　　　B. 注意餐后勿平卧

C. 行Roux-en-Y胃空肠吻合术　　D. 采取少食多餐方式

【例756】男,73岁。因胃溃疡行胃大部切除术后15年。近半年来进食后上腹胀,有时恶心,
无呕吐。近5个月大便发黑、消瘦、乏力。查体:剑突下触及6cm×4cm包块,稍硬,
活动,轻压痛。首先应考虑

    A. 溃疡复发   B. 术后输入段梗阻

    C. 术后输出段梗阻   D. 残胃癌

例757～例759共用题干

    男性,62岁。近3个月来逐渐出现上腹不适,进食后饱胀、嗳气。纤维胃镜发现大弯侧胃
壁上1cm大小块状肿物,与周围组织界限不清,病理示恶性。

【例757】该肿瘤Borrmann分型属于

    A. Ⅰ型   B. Ⅱ型

    C. Ⅲ型   D. Ⅳ型

【例758】如行根治手术,可以保留的淋巴结为

    A. 沿胃小弯淋巴结   B. 肝总动脉周围淋巴结

    C. 幽门下区淋巴结   D. 腹主动脉旁淋巴结

【例759】该疾病治疗最关键的是

    A. 彻底清除淋巴结   B. 切除范围距肿瘤边缘6～9cm

    C. 术后坚持化疗   D. 早诊早治

【例760】男,58岁。上腹胀、隐痛2个月,伴食欲减退、乏力、消瘦、大便发黑。查体:消瘦,浅
表淋巴结无肿大。上消化道钡剂造影见胃窦部小弯侧黏膜紊乱,可见直径3.5cm不
规则充盈缺损,胃壁僵直。其最常见的转移途径是

    A. 胃肠道内转移   B. 淋巴转移

    C. 直接浸润   D. 血行转移

【例761】女,65岁。间断上腹痛2个月,进食后半小时为重。近1个月来转为持续性上腹胀
痛伴恶心,持续大便隐血试验强阳性。首先考虑的诊断是

    A. 应激性溃疡   B. 门静脉高压症

    C. 慢性胃炎   D. 胃癌

【例762】男性,62岁。患胃溃疡多年,近月来上腹痛发作频繁,无规律性,体重减轻,营养不
良。胃X线钡餐透视见有龛影。该患者下一步首要的检查为

    A. 便潜血试验   B. 胃酸测定

    C. 腹部   D. 胃镜和细胞学检查

【例763】男,48岁。上腹部不适,食欲缺乏2年。胃镜检查提示慢性萎缩性胃炎,黏膜病理检
查提示重度肠上皮化生。为防止癌变,最合适的随访检查方法是

    A. 腹部CT   B. 上消化道造影

    C. 腹部B超检查   D. 胃镜

【例764】女性,60岁。反复黑便、呕吐咖啡色液体1月余。消瘦,未触及肿块,血红蛋白85g/L,
白细胞6.6×10⁹/L。最大可能是

    A. 急性胃炎   B. 慢性胃炎

    C. 胃癌   D. 胃溃疡

【例765】男性,70岁。间断上腹痛20余年。2月来加重伴饱胀,体重下降6kg,血红蛋白90g/L。

最可能的诊断是

　　A. 慢性胆囊炎　　　　　　　　　　B. 慢性肝炎

　　C. 胃癌　　　　　　　　　　　　　D. 消化性溃疡

【例766】男,69岁。慢性上腹痛、腹胀20余年,腹痛无规律。5年前胃镜诊断为慢性萎缩性胃炎。2个月来上腹痛加重,早饱,偶有呕吐,体重下降7kg。查体贫血貌。最可能的诊断是

　　A. 肝病　　　　　　　　　　　　　B. 胆囊癌

　　C. 十二指肠溃疡伴幽门梗阻　　　　D. 胃癌

例767～例768共用题干

　　男,63岁。上腹部不适、消瘦半年。体重下降8kg,便隐血试验阳性。查体:剑突下深压痛,无反跳痛。

【例767】应首先考虑的诊断是

　　A. 慢性胃炎　　　　　　　　　　　B. 胃溃疡

　　C. 十二指肠溃疡　　　　　　　　　D. 胃癌

【例768】对明确诊断最有意义的检查是

　　A. 胃镜　　　　　　　　　　　　　B. 上消化道X线钡餐造影

　　C. 腹部超声　　　　　　　　　　　D. 腹部CT

第5节　小肠疾病

【例769】女,43岁。腹痛16小时,呈持续性,阵发性加重,伴呕吐,无肛门排气。查体:全腹肌紧张,有压痛及反跳痛。行腹腔穿刺抽出的液体呈血性,伴臭味。最可能的诊断是

　　A. 绞窄性肠梗阻　　　　　　　　　B. 胃、十二指肠穿孔

　　C. 急性阑尾炎穿孔　　　　　　　　D. 结核性腹膜炎

【例770】男性,56岁。阵发性腹痛6天,伴恶心、腹胀2天入院。无发热。体格检查:腹膨隆,见肠型,肠鸣音亢进,有气过水声。腹部平片见腹中部扩张小肠呈阶梯状液平,结肠内少量积气。可能的诊断是

　　A. 麻痹性肠梗阻　　　　　　　　　B. 低位小肠梗阻

　　C. 高位小肠梗阻　　　　　　　　　D. 乙状结肠扭转

【例771】男,63岁。无排便5天,腹痛、呕吐1天,平素便秘。查体:肠鸣音亢进,最可能的诊断是

　　A. 急性腹膜炎　　　　　　　　　　B. 机械性肠梗阻

　　C. 急性胃炎　　　　　　　　　　　D. 急性胰腺炎

【例772】男,55岁。因粘连性肠梗阻行粘连松解手术后3天,一直无肛门排气,患者腹胀,全身感乏力。查体:体温正常,腹部无明显压痛,听诊无肠鸣音。白细胞8×10^9/L。腹部透视可见小的气液平面。最可能的诊断是

　　A. 粘连性肠梗阻　　　　　　　　　B. 腹腔出血并感染

　　C. 肠穿孔并腹膜炎　　　　　　　　D. 术后低钾血症

【例773】男性,2岁。因突发阵发性腹痛,哭闹,伴呕吐和果酱样血便6小时来诊。查体:腹肌

软,脐右下方触及肿块,有压痛,右下腹触诊有空虚感。首选检查方法是

    A. 腹部 B 超   B. 空气或钡剂灌肠

    C. 腹部 CT   D. 腹部磁共振

【例 774】男,73 岁。急性肠梗阻术后 5 天,未进食但仍感腹胀,恶心未呕吐,有少量肛门排气。查体:腹部均匀隆起,腹软,叩诊呈鼓音,无压痛和反跳痛,肠鸣音减弱。首先采取的重要处理措施是

    A. 查血生化并纠正水、电解质紊乱   B. 进流食

    C. 服用增强肠动力药物   D. 禁食水

【例 775】男性,39 岁。有胃溃疡穿孔手术史,5 天前出现腹胀、腹痛伴呕吐,肛门停止排便排气,经检查诊断为肠梗阻。目前最为重要的是了解梗阻的

    A. 原因   B. 部位

    C. 程度   D. 是否绞窄

例 776～例 777 共用题干

男,26 岁。饱餐后剧烈运动,腹痛 2 小时,持续性痛,阵发性加剧,脐周伴腰背痛,呕吐频繁,吐后症状无缓解,腹肌紧张,脐周有压痛及反跳痛,肠鸣音亢进,有气过水声。

【例 776】最可能的诊断是

    A. 胃扭转   B. 急性出血坏死性肠炎

    C. 小肠扭转   D. 肠系膜血管栓塞

【例 777】该患者需要首先静脉输入

    A. 血浆   B. 代血浆

    C. 全血   D. 等渗糖盐水

第 6 节   阑尾炎

【例 778】女,30 岁。转移性右下腹痛 5 天,加重伴胃寒、发热 2 天。查体:全腹肌紧张,有明显压痛和反跳痛,麦氏点压痛明显,肠鸣音消失。腹腔穿刺抽出脓性液体,细菌培养结果最有可能的是

    A. 粪链球菌   B. 铜绿假单胞菌

    C. 变形杆菌   D. 大肠埃希菌

【例 779】男,32 岁。腹痛伴恶心 6 天。3 小时前脐周疼痛伴呕吐,继而右下腹疼痛逐渐加剧。查体:右下腹部可触及一直径约 5cm 肿块,界限不清,有明显触痛。最可能的诊断是

    A. 结肠癌   B. 克罗恩病

    C. 阑尾周围脓肿   D. 溃疡性结肠炎

【例 780】男,28 岁。腹痛伴呕吐 8 小时,起初疼痛在脐周,继而右下腹疼痛逐渐加重。既往无腹痛与便血史。查体:全腹紧张,有明显压痛和反跳痛,麦氏点压痛明显,肠鸣音减弱,腹穿抽出脓性液体。最可能的诊断是

    A. 克罗恩病穿孔   B. 阑尾炎穿孔

    C. 肠套叠坏死   D. 肠伤寒穿孔

【例 781】男性,63 岁。腹部疼痛 8 天,以右下腹为重,伴呕吐。查体:急性病容,右下腹饱满压

痛,肌紧张。腹部透视可见少量气液平面。最可能的诊断是

A. 阑尾周围脓肿　　　　　　　　B. 急性肠梗阻

C. 急性胰腺炎　　　　　　　　　D. 急性胆囊炎

例 782～例 784 共用题干

男性,29 岁,转移性右下腹痛伴发热 36 小时入院,诊断为急性阑尾炎。

【例 782】医生查体时,让患者仰卧,使右髋和右大腿屈曲,然后医生向内旋其下肢,引起患者右

下腹疼痛,提示其阑尾位置

A. 位于右上腹部　　　　　　　　B. 在右下腹麦氏点深面

C. 靠近闭孔内肌　　　　　　　　D. 位于腰大肌前方

【例 783】入院后腹痛加重,伴有寒战,体温 40℃,巩膜轻度黄染,剑突下压痛,右下腹肌紧张,

右下腹明显压痛、反跳痛。最可能的诊断是

A. 急性阑尾穿孔　　　　　　　　B. 阑尾炎合并胃穿孔

C. 腹膜炎引起溶血性黄疸　　　　D. 门静脉炎

【例 784】急诊行阑尾切除术,并大剂量抗生素治疗。术后 5 天,体温 38.5℃,患者出现下腹坠

痛,里急后重。首选的检查方法是

A. 腹部 B 超　　　　　　　　　　B. 盆腔 CT

C. 直肠镜　　　　　　　　　　　D. 直肠指检

例 785～例 786 共用题干

男,33 岁。因急性坏疽性阑尾炎行阑尾切除。术后第 10 天出现发热,体温 39.2℃,腹胀、

恶心,肛门有下坠感,里急后重,曾排便 4 次,为黏液样便。

【例 785】此时首先应选用的检查是

A. 大便培养　　　　　　　　　　B. 腹部 X 线平片

C. 血常规　　　　　　　　　　　D. 直肠指检

【例 786】诊断明确后,除抗感染和支持疗法外,以下处理措施应首选的是

A. 经下腹正中切口进入腹腔引流　　B. 经直肠穿刺抽液定位后切开引流

C. 经原麦氏切口进入腹腔引流　　　D. 腹部透热理疗

例 787～例 789 共用题干

女性,68 岁。下午起脐周隐痛,至夜间,渐渐转移并固定于右下腹部,腹痛持续性加重。

体检:体温 37.8℃,血压 150/100mmHg,体胖,腹膨隆,右下腹麦氏点压痛明显,肌紧张且有

反跳痛。

【例 787】应考虑为

A. 克罗恩病　　　　　　　　　　B. 肠结核

C. 阑尾炎　　　　　　　　　　　D. 结肠癌

【例 788】该病手术最常见的术后并发症是

A. 切口感染　　　　　　　　　　B. 腹膜炎

C. 粪瘘　　　　　　　　　　　　D. 阑尾残株炎

【例 789】阑尾周围脓肿非手术治疗治愈,择期行阑尾切除的时间是治愈后

A. 1 周　　　　　　　　　　　　B. 2 周

C. 1 个月 　　　　　　　　　 D. 3 个月

第 7 节　直肠肛管疾病

【例 790】男性，28 岁。便秘 1 年，近半月来大便时肛门疼痛，粪便表面及便纸上附有鲜血，其诊断最可能是

A. 内痔 　　　　　　　　　 B. 外痔

C. 直肠癌 　　　　　　　　 D. 肛裂

【例 791】男性，29 岁。因肛周剧痛伴发热 5 天来诊。查体：肛门旁右侧红肿，触痛明显，有波动感。正确的处理是

A. 痔切除 　　　　　　　　 B. 肛裂切除

C. 切开引流 　　　　　　　 D. 结肠造口

【例 792】女，28 岁。肛门周围胀痛，伴畏寒、发热 3 天。检查：肛门周围皮肤发红，压痛明显。最可能的诊断是

A. 肛门旁皮下脓肿 　　　　 B. 肛瘘炎

C. 混合痔 　　　　　　　　 D. 内痔

【例 793】女，36 岁。肛门疼痛 5 天，无便血。查体：体温 36.9℃，肛门口有直径 2cm 暗紫色肿物，表面光滑，边界清楚，质硬，触痛明显。最可能的诊断是

A. 血栓性外痔 　　　　　　 B. 肛门黑色素

C. 内痔脱出坏死 　　　　　 D. 直肠息肉脱出

【例 794】女性，35 岁。便血并排便不尽感半月就诊。既往有内痔病史。首选的检查方法是

A. 大便潜血试验 　　　　　 B. 直肠指检

C. 直肠镜检 　　　　　　　 D. 结肠镜检

【例 795】男，32 岁。反复发作肛门胀痛伴畏寒、发热 2 个月。症状逐渐加重，排尿不适，肛门旁出现局部红肿疼痛，继之破溃流出脓液。确保疗效的关键步骤是

A. 瘘管切开，形成敞开的创面 　　 B. 抗感染治疗后手术

C. 首先充分扩肛 　　　　　　　　 D. 明确破溃外口和内口的位置

【例 796】男，50 岁。大便变细、次数增多 3 个月，伴肛门下坠感、里急后重，常有黏液血便，进行性加重。首先应进行的检查是

A. 腹部 B 超 　　　　　　　 B. 直肠镜

C. 卜消化道 X 线钡剂造影 　 D. 直肠指检

【例 797】女性，48 岁。大便带血 3 个月，排便有下坠感，里急后重，直肠镜检查距肛门 12cm 处有 3cm×3cm 肿块，菜花状，质脆，易出血，病理诊断直肠腺癌。若选择手术，最佳术式为

A. 经腹会阴直肠癌根治术

B. 经腹直肠癌切除术

C. 经腹直肠癌切除、人工肛门、远端封闭手术

D. 拉下式直肠癌切除术

例 798～例 799 共用题干

女,62 岁。近 3 个月来常有黏液脓血便,大便次数增多,有肛门坠胀及里急后重感,大便变细,上述症状进行性加重。查体:生命体征平稳,腹部无明显阳性体征。血、尿常规均正常。

【例 798】首选的检查应是

    A. 乙状结肠镜   B. 腹部 B 超

    C. 腹部 CT   D. 直肠指检

【例 799】患者未经积极治疗,3 个月后出现膀胱刺激症状,最可能的原因是

    A. 膀胱原发肿瘤   B. 淋巴转移

    C. 血行转移   D. 直接浸润

例 800～例 802 共用题干

女性,65 岁。腹胀痛,腹泻便秘交替月余,伴里急后重感,无鲜血便。体格检查:腹平软,未及包块,左锁骨上、腹股沟淋巴结未触及。

【例 800】该患者可能的诊断是

    A. 直肠癌   B. 乙状结肠癌

    C. 降结肠癌   D. 升结肠癌

【例 801】进一步检查应首先采用

    A. 肛门指检、直肠镜检   B. 大便常规加涂片

    C. 腹部 B 超   D. 腹部 X 线平片

【例 802】此患者主要的治疗应采取

    A. 肠造瘘术   B. 根治性切除术

    C. 化学治疗   D. 放射治疗

第 8 节 肝脏疾病

【例 803】男,55 岁。疲乏、贫血 4 个月入院。既往有乙型肝炎病史 10 年。查体:眼结膜略苍白,腹软,可见腹壁静脉曲张,肝肋下未触及,脾大,移动性浊音阳性,血 PLT 50×10^9/L,血小板减少的最可能原因

    A. 营养不良   B. 溶血

    C. 骨髓抑制   D. 脾功能亢进

【例 804】女,67 岁。乙型肝炎病史 18 余年。1 小时前进食烧饼后突然出现呕血,量约 500mL。查体:全身皮肤黏膜无黄染,无腹水。如急诊手术,最佳手术方式是

    A. 经颈静脉肝内门体分流术   B. 非选择性门体分流术

    C. 选择性门体分流术   D. 贲门周围血管离断术

例 805～例 807 共用题干

男,48 岁。呕血 5 小时入院。查体:P 120 次/分,BP 80/55mmHg。神志不清,营养状况差。巩膜明显黄染,腹壁可见静脉曲张,肝肋下可触及,质地较硬,边缘较钝,脾肋下 6cm,移动性浊音阳性,肠鸣音弱。

【例 805】该患者呕血最可能的原因是

A. 胆石症所致胆道出血　　　　　B. 消化性溃疡出血

C. 食管胃底曲张静脉破裂　　　　D. 晚期胃癌出血

【例806】首选的检查是

A. 腹部 X 线片　　　　　　　　B. 腹部 B 型超声

C. 上消化道钡餐造影　　　　　　D. 腹腔动脉造影

【例807】此时不宜采取的处理措施是

A. 快速输血、输液　　　　　　　B. 急症手术

C. 静脉注射垂体后叶素　　　　　D. 内镜下止血治疗

【例808】男,65 岁。寒战、高热 3 周,伴右上腹胀痛、无胆绞痛史。查体:T 39.5℃,P 100 次/分,
BP 129/80mmHg。巩膜无黄染,右季肋部隆起,肝肿大、质中、触痛,上腹部肌紧张。
血白细胞 $20 \times 10^9/L$,核左移,AFP 阴性。首先应考虑的诊断是

A. 急性化脓性胆囊炎　　　　　　B. 阿米巴性肝脓肿

C. 原发性肝癌　　　　　　　　　D. 急性细菌性肝脓肿

【例809】男,59 岁。寒战伴高热、肝区疼痛 1 月余,腹部 CT 提示肝内有 2 个脓肿,最大者直径
达 6cm,体温每日高达 39.8℃。治疗应首选

A. 经皮穿刺置管引流　　　　　　B. 右半肝切除

C. 脓腔内注入抗生素　　　　　　D. 全身大剂量应用抗生素

【例810】男,18 岁。寒战、高热 5 天,伴右上腹痛、恶心、呕吐、全身乏力。血常规:WBC 18.6×
$10^9/L$,N 0.92。腹部 B 超示肝内多发液性暗区,最大直径为 1.5cm。目前最主要的
治疗措施是

A. 腹腔镜引流术　　　　　　　　B. 静脉抗生素治疗

C. 肝叶切除术　　　　　　　　　D. 脓肿穿刺引流术

例811~例812 共用题干

女,59 岁,右上腹剧痛 15 天,伴发热 10 天。乙肝病史 10 年,慢性支气管炎病史 8 年。查
体:T 38.3℃,慢性病容,颈静脉无怒张,双肺呼吸音减弱,未闻及湿啰音,腹膨隆,肝右肋下
4cm,双下肢凹陷性水肿。肝功能检查正常。

【例811】该患者肝大最可能的原因是

A. 右心功能不全　　　　　　　　B. 淋巴瘤

C. 胆道感染　　　　　　　　　　D. 肝脓肿

【例812】下列检查对明确诊断意义不大的是

A. 血清 AFP　　　　　　　　　　B. 腹部 CT

C. 腹部 B 型超声　　　　　　　　D. 血乙肝病毒 DNA

例813~例815 共用题干

女,66 岁,右上腹疼痛伴发热、寒战 5 天。糖尿病史 20 年,胆石症胆囊切除术后 2 年。查
体:巩膜黄染,心肺未见异常,肝肋下 2cm,压痛(+),肝区叩击痛(+)。血常规:WBC 15×
$10^9/L$,N 0.85。

【例813】为明确诊断,首选的检查是

A. 腹部血管造影　　　　　　　　B. 腹部 B 超

  C. 腹部 X 线平片   D. 肝穿刺

【例814】该患者最可能的病原体来源是

  A. 皮肤及软组织   B. 胆道系统

  C. 肠道   D. 呼吸系统

【例815】目前最重要的治疗是

  A. 手术   B. 应用广谱抗生素

  C. 抗结核   D. 抗真菌

【例816】男,40 岁。3 天前体检 B 超发现右肝内一肿物,直径 3cm。血 AFP 500μg/L。最有效的处理方法

  A. 经股动脉插管化疗   B. 经皮肿瘤穿刺注无水乙醇

  C. 行肝段切除术   D. 放射治疗

例817～例819 共用题干

  男,56 岁。乏力、食欲缺乏、恶心、消瘦 1 个月。乙型肝炎病史 10 年。查体:皮肤巩膜无黄染,腹软,剑突下压痛,肝肋下 3cm,可触及质硬的结节,Murphy 征阴性,移动性浊音阳性。

【例817】为了明确肝结节性质,最有诊断价值的肿瘤标志物是

  A. CEA   B. CA125

  C. CK19   D. AFP

【例818】为进一步检查明确肝结节的大小与位置,首选的检查是

  A. PET – CT 检查   B. MRI 检查

  C. 放射性核素扫描   D. B 超检查

【例819】该患者若手术治疗,其禁忌证是

  A. 合并肝硬化   B. 有消化道出血史

  C. 有明显腹水   D. 肿瘤直径约 10cm

第 9 节　胆道疾病

【例820】男,32 岁。2 天前饮酒后出现右上腹疼痛,向右肩部放射。查体:右上腹肌紧张,压痛(＋),Murphy 征(＋)。最可能的诊断是

  A. 十二指肠球部溃疡   B. 急性胃炎

  C. 急性胆囊炎   D. 急性胰腺炎

【例821】男性,70 岁。健康体检时 B 超发现胆囊内有一直径约 0.8cm 的结石,随体位活动,口服法胆囊造影,充盈缺损不明显。既往无胃病史,无胆囊炎发作史,无心脏病、糖尿病史。目前的治疗建议是

  A. 观察、随诊   B. 溶石疗法

  C. 中药排石   D. 择期行胆囊切除术

【例822】男,41 岁。3 年来经常夜间上腹不适,2 日前进油腻食物,突感右上腹部阵发性绞痛伴恶心,入院时体温 38℃,巩膜轻度黄染,有上腹肌紧张,压痛明显,肠鸣音弱,WBC 16×10⁹/L,血清淀粉酶 128 温氏单位。应首先考虑诊断为何种疾病

  A. 急性阑尾炎   B. 急性胰腺炎

C. 溃疡穿孔　　　　　　　　　　　　D. 急性化脓性胆囊炎

【例823】女性,35岁,<u>右上腹痛</u>2天,伴恶心、呕吐。今起疼痛阵发性加剧,伴畏寒、发热。体
　　　　检:T 38℃,巩膜<u>无黄染,右上腹有压痛</u>。诊断首先考虑
　　　　A. 急性阑尾炎　　　　　　　　　　　　B. 急性胆囊炎
　　　　C. 急性胰腺炎　　　　　　　　　　　　D. 胃十二指肠溃疡穿孔

例824～例826 共用题干

　　　女性,49岁,近半年数次发作性<u>右上腹疼痛</u>,伴恶心、呕吐,多为夜间睡眠后发作,并向<u>右
肩部放射</u>。检查:肥胖体质,BP 110/90mmHg,P 90次/分,右上腹轻度压痛,无腹肌紧张。

【例824】此患者最可能的<u>诊断</u>是
　　　　A. 高位急性阑尾炎　　　　　　　　　　B. 急性胆囊炎
　　　　C. 十二指肠溃疡穿孔　　　　　　　　　D. 急性胰腺炎

【例825】虽经治疗未缓解,反而持续性疼痛加重,<u>右上腹压痛、反跳痛、肌紧张,T 38℃</u>,可能的
　　　　诊断
　　　　A. 急性坏死性胰腺炎　　　　　　　　　B. 十二指肠溃疡穿孔并弥漫性腹膜炎
　　　　C. 胆总管结石　　　　　　　　　　　　D. 结石性急性坏疽性胆囊炎

【例826】病情进一步加重,出现<u>黄疸</u>,应首先考虑
　　　　A. 急性坏死性胰腺炎　　　　　　　　　B. 胆囊穿孔性腹膜炎
　　　　C. 亚急性重型肝炎　　　　　　　　　　D. 胆囊癌侵犯肝总管

例827～例829 共用题干

　　　女性,48岁。突发<u>右上腹剧烈绞痛</u>,伴<u>右肩背痛</u>,恶心、呕吐24小时。既往有类似发作,
吃油腻食物后右上腹胀,嗳气。T 39.8℃,P 98次/分,BP 140/90mmHg,无黄疸,可触及肿大
胆囊,有<u>明显的腹膜刺激征</u>,Murphy征阳性。

【例827】首先考虑的<u>诊断</u>是
　　　　A. 十二指肠溃疡穿孔　　　　　　　　　B. 肝外胆管结石
　　　　C. 急性化脓性胆囊炎　　　　　　　　　D. 急性梗阻性化脓性胆管炎

【例828】<u>最重要</u>的治疗方法是
　　　　A. 大剂量抗生素　　　　　　　　　　　B. 对症治疗
　　　　C. 禁食、输液　　　　　　　　　　　　D. 胆囊切除术

【例829】若有继发性腹膜炎,<u>最多见</u>的致病菌是
　　　　A. 厌氧菌　　　　　　　　　　　　　　B. 人肠杆菌
　　　　C. 变形杆菌　　　　　　　　　　　　　D. 溶血性链球菌

例830～例833 共用题干

　　　女性,48岁。发作性剑突下及<u>右上腹绞痛</u>3天,伴有寒战,半年前有过类似发作史。查
体:<u>体温39℃</u>,脉搏110次/分,血压140/85mmHg。血常规检查:WBC 12×10^9/L,N 80%,<u>神
志清楚</u>,皮肤、巩膜轻度<u>黄染</u>,右肋缘下扪及肿大的胆囊、触痛。

【例830】该患者最可能的<u>诊断</u>是
　　　　A. 细菌性肝脓肿　　　　　　　　　　　B. 肝外胆管结石并胆管炎
　　　　C. 急性化脓性胆囊炎　　　　　　　　　D. 肝内胆管结石并胆管炎

【例831】首选的检查方法是

A. 腹部B超　　　　　　　　　　　B. MRCP

C. ERCP　　　　　　　　　　　　　D. PTC

【例832】该患者皮肤、巩膜黄染加重,体温升高至40℃,脉搏130次/分,血压90/60 mmHg,神志不清,此时最可能的诊断为

A. 细菌性肝脓肿破裂　　　　　　　B. 肝外胆管结石并胆管炎

C. 急性化脓性胆囊炎穿孔　　　　　D. 急性梗阻性化脓性胆管炎

【例833】该患者此时最有效的治疗是

A. 胆总管切开减压、T管引流　　　B. 联合应用大剂量抗生素

C. 补液、恢复血容量　　　　　　　D. 给予糖皮质激素

【例834】男,60岁,右上腹剧烈疼痛2天,黄疸、发热1天。首选的检查是

A. 腹部B超　　　　　　　　　　　B. 腹部X线平片

C. 磁共振胰胆管成像　　　　　　　D. 腹部CT

【例835】女,40岁,腹痛、寒战高热、黄疸反复发作1年。2天来上腹部持续性疼痛,伴阵发性绞痛,恶心,无呕吐。查体:T 38.8℃,巩膜黄染,右上腹压痛(＋),无反跳痛,胆囊肿大,Murphy征(＋)。最佳处理措施是

A. 胆总管Oddi括约肌切开术　　　B. 胆囊造瘘术

C. 单纯胆囊切除术　　　　　　　　D. 胆囊切除＋胆总管探查T管引流术

例836～例838 共用题干

女性,52岁。有胆管结石病史。近2天来右上腹疼痛,体温37.8℃。2小时前突然寒战,体温达40℃,精神紧张、兴奋,口渴,面色苍白,脉搏98次/分,有力,血压110/96mmHg,尿量26mL。

【例836】患者处于何种情况

A. 急性胆囊炎,无休克　　　　　　B. 休克代偿期

C. 中度休克　　　　　　　　　　　D. 重度休克

【例837】下列哪一项不是其微循环变化的特征

A. 微动脉、微静脉收缩　　　　　　B. 动静脉短路开放

C. 直接通道开放　　　　　　　　　D. 静脉回心血量减少

【例838】下列哪项治疗原则是错误的

A. 积极补充血容量　　　　　　　　B. 联合应用抗菌药物

C. 尽早做胆管引流　　　　　　　　D. 静脉滴注间羟胺

【例839】女,68岁。上腹部不适1个月,伴皮肤黄染、食欲不振、厌油腻饮食,体重减轻5kg。查体:巩膜明显黄染,肝肋下未触及,右肋缘下可触及肿大的胆囊底部,无触痛。实验室检查:血胆红素340μmol/L。首先考虑的诊断是

A. 肝癌　　　　　　　　　　　　　B. 胆总管结石

C. 胆囊结石　　　　　　　　　　　D. 胆管癌

【例840】女,59岁。无痛性进行性皮肤巩膜黄染3个月。查体:T 36.4℃,P 60次/分,BP 120/90mmHg。皮肤、巩膜黄染,右上腹可触及肿大的肝及胆囊。Murphy征(一)。首先进行的腹部影像学检查是

A. MRI
B. B超
C. X线
D. 核素扫描

第10节 消化道大出血

【例841】男,28岁。酗酒后剧烈呕吐胃内容物5次。随即呕吐鲜血30mL,伴头晕、心悸等症状,剧烈腹痛,BP 130/80mmHg,心率90次/分。最可能的诊断是

A. 消化性溃疡出血
B. 食管胃底静脉曲张破裂出血
C. 急性糜烂性胃炎出血
D. 食管贲门黏膜撕裂综合征

【例842】男,62岁。1小时前呕血1000mL。既往史:HBsAg(+)20年,冠心病史10年。近期有心绞痛发作。不宜应用的药物是

A. 血管加压素
B. 生长抑素
C. 支链氨基酸
D. 奥美拉唑

第11节 胰腺疾病

【例843】女,45岁。饱餐后出现上腹部剧烈疼痛10小时,向后背放射,屈曲位腹痛减轻,伴呕吐。有胆囊结石病史。查体:腹软,上腹部有压痛、反跳痛,Murphy征阴性,肠鸣音弱。最可能的诊断是

A. 急性胆囊炎
B. 消化道穿孔
C. 急性胰腺炎
D. 急性阑尾炎

【例844】男,30岁。1天前饮大量酒后出现上腹痛,呕吐,吐后疼痛不减轻,加重伴腹胀3小时。血淀粉酶650U/L(somogyi),血压80/60mmHg,脉搏120次/分,脐周围及两胁腹部皮肤青紫,最可能的诊断是

A. 急性重症胰腺炎
B. 急性胆囊炎
C. 急性胃炎
D. 急性肝炎

【例845】男性,62岁。晚餐后4小时开始上腹疼痛,向左肩、腰背部放射,伴恶心、呕吐、腹胀,现已持续29个小时。曾有胆结石史。体检:R 24次/分,T 38.9℃,BP 90/75mmHg。巩膜可疑黄染,全腹压痛,以上腹部显著,伴肌紧张和反跳痛,移动性浊音阳性,血白细胞 $16×10^9$/L,中性粒细胞89%。为确定诊断,最有价值的检查是

A. 测定血淀粉酶
B. 测定尿淀粉酶
C. 腹腔穿刺液检查并测定淀粉酶
D. 腹部超声检查

【例846】女,48岁。进食大量肉食后腹痛伴呕吐6小时。腹痛为持续性,阵发加重,向左腰背部放射,呕吐物为胃内容物。对明确诊断最有意义的实验室检查是

A. 尿淀粉酶
B. 血淀粉酶
C. 血白细胞计数
D. 血胆红素

例847～例849 共用题干

男,44岁。大量饮酒后出现上腹部剧烈疼痛,伴呕吐,吐后腹痛不缓解。保守治疗2天,病情持续恶化,并出现休克。查体:T 38.9℃,脐周及背部可见大片青紫瘀斑,上腹肌紧张,压

痛、反跳痛明显,肠鸣音减弱。

【例847】首先考虑的诊断是

A. 十二指肠乳头肿瘤　　　　　B. 消化性溃疡并穿孔

C. 急性肝脓肿　　　　　　　　D. 重症急性胰腺炎

【例848】为明确诊断,首选的辅助检查是

A. 腹部 X 线片　　　　　　　　B. 腹部 B 超

C. 血常规　　　　　　　　　　D. 血 CA19 - 9

【例849】最重要的治疗措施是

A. 抗休克治疗　　　　　　　　B. 急诊治疗

C. 择期手术　　　　　　　　　D. 纠正休克后急诊手术

【例850】男,40 岁。饮酒后突发腹痛 24 小时,腹痛剧烈,呈持续性,从上腹部很快波及全腹,伴恶心、呕吐。查体:腹部膨隆,全腹肌紧张,有压痛、反跳痛,脐周 Cullen 征(＋),血淀粉酶 8500U/L。手术治疗的常用措施中最重要的是

A. 坏死组织切除　　　　　　　B. 探查并解除胆道梗阻

C. 坏死组织清除加引流　　　　D. 胰腺部分切除

【例851】女,52 岁。确诊为急性胰腺炎,内科正规治疗 1 周后体温仍在 38～39℃,左上腹部压痛明显。尿淀粉酶 256U(Winslow 法),血白细胞 $16×10^9$/L,可能性最大的是

A. 病情迁延未愈　　　　　　　B. 并发胰腺脓肿

C. 并发胰腺假性囊肿　　　　　D. 败血症

【例852】女,63 岁。近 3 年经常于清晨突发晕厥,出冷汗,饮糖水后症状缓解。B 超提示胰腺占位,约 1.5cm,该肿瘤的好发部位依次是

A. 胰头、胰颈、胰体　　　　　B. 胰头、胰体、胰尾

C. 胰颈、胰体、胰尾　　　　　D. 胰尾、胰体、胰头

【例853】男性,55 岁。巩膜皮肤黄染进行性加重 2 月余。胆囊肿大呈圆形,可推动,无触压痛。首先考虑的疾病是

A. 胆囊癌　　　　　　　　　　B. 急性胆囊炎

C. 胆囊结石　　　　　　　　　D. 胰头癌

【例854】男性,65 岁。皮肤巩膜黄染进行性加重 1 个月来诊。自述尿色深黄,大便灰白色。查体:触诊胆囊无肿大,Murphy 征阴性,腹部未触及肿块。诊断首先考虑

A. 胰头癌　　　　　　　　　　B. 胆总管下端癌

C. 乏特壶腹癌　　　　　　　　D. 肝门部胆管癌

【例855】男,68 岁。皮肤及巩膜黄染 2 周。无腹痛及发热。查体:皮肤巩膜明显黄染,右上腹可触及肿大的胆囊,张力高,无压痛。最可能的诊断是

A. 胆管结石　　　　　　　　　B. 肝癌

C. 慢性胰腺炎　　　　　　　　D. 胰头癌

【例856】女性,63 岁。无痛性皮肤、巩膜黄染 4 个月,曾经稍有减退,近 2 个月来呈进行性加重。查体:腹软,右上腹轻压痛,可触及肿大的胆囊,全腹未触及肿块。首先应考虑的疾病是

A. 肝门部胆管癌　　　　　　　B. 壶腹癌

C. 肝癌   D. 胆囊癌

例857～例858 共用题干

女,55 岁,皮肤黄染进行性加重 1 个月,10 天前发现小便呈浓茶样,近几日大便呈灰白色。查体:T 36.8℃,皮肤、巩膜黄染,腹软,右上腹可触及肿大的胆囊,无压痛,无反跳痛。

【例857】最可能的诊断是
A. 胆总管结石   B. 肝细胞性肝癌
C. 肝门部胆管癌   D. 胰头癌

【例858】该患者手术治疗后第 4 天发生上腹部剧烈疼痛,腹腔引流明显增加,引流液淀粉酶15000U/L,患者最有可能发生的并发症是
A. 胰漏   B. 急性胰腺炎
C. 肠系膜血栓形成   D. 肠漏

第 12 节　脾切除术(暂无)

第 13 节　周围血管疾病

【例859】男性,35 岁,稍长距离步行后感右小腿疼痛,肌肉抽搐而跛行,稍休息后症状消失,平时感右足发凉,怕冷,有麻木感。右足背动脉搏动减弱。应考虑
A. 血栓性浅静脉炎   B. 深静脉血栓形成
C. 血栓闭塞性脉管炎(营养障碍) D. 血栓闭塞性脉管炎(局部缺血)

【例860】某男,56 岁,患冠心病多年,3 小时前突然出现下肢剧烈疼痛,行走困难,局部皮肤苍白,查双下肢股动脉搏动消失,双股以下皮温低,肌力 4 级,诊断为
A. 血栓闭塞性脉管炎   B. 髂股动脉栓塞
C. 动脉粥样硬化性动脉闭塞症 D. 糖尿病性动脉闭塞

【例861】男,42 岁,左下肢疼痛,行走后加重 3 年。早期常感患肢麻木,行走后疼痛,短暂休息可缓解,近年来疼痛日益加重。吸烟 20 余年。查体:T 36.3℃,BP 100/70mmHg。最可能的诊断是
A. 动脉硬化性闭塞症   B. 下肢静脉曲张
C. 多发性动脉炎   D. 血栓闭塞性脉管炎

【例862】男,35 岁,右下肢疼痛 1 年。让其抬高右下肢 80°,1 分钟后下肢皮肤苍白,再让其下肢垂于床沿,大约 1 分钟后下肢皮肤颜色方恢复正常。该检查结果提示
A. Buerger 试验阳性   B. TrendenBurg 试验阳性
C. Lasegue 试验阳性   D. Perthes 试验阳性

【例863】男,40 岁,吸烟 10 年,近 2 月双下肢出现间歇性跛行,伴患肢怕冷、麻木、刺痛,确诊为血栓闭塞性脉管炎,关于该疾病叙述不正确的是
A. 患者几乎都为男性,年龄在 25～45 岁间,病程缓慢
B. 发病后戒烟对治疗帮助不大
C. 多伴有游走性浅静脉炎病史

　　D. 出现肢体动脉搏动减弱或消失

【例864】女,45岁。右下肢静脉迂曲扩张15年。长期站立有酸胀感。近1年右足靴区颜色加深、肿胀,大隐静脉瓣膜功能试验(＋),深静脉通畅试验(－),最可能的诊断是

　　A. 下肢深静脉血栓形成　　　　　　　B. 血栓形成浅静脉炎

　　C. 动脉瘘　　　　　　　　　　　　　D. 单纯性下肢静脉曲张

【例865】男,55岁,胰头癌行胰十二指肠切除术6天,发现整个右下肢肿胀,查体:右下肢皮温增高,股三角区深压痛,足背动脉搏动存在,错误的治疗措施是

　　A. 静脉输注低分子右旋糖酐　　　　　B. 应用止血药物

　　C. 卧床休息,提高患肢　　　　　　　D. 皮下注射低分子肝素

【例866】患者女,28岁,足月顺产后2周开始下床活动,觉左下肢痛,肿胀,左下肢皮肤略发绀,皮温高,表浅静脉曲张,沿左股静脉走行区有明显压痛,应考虑为

　　A. 血栓性股静脉炎　　　　　　　　　B. 血栓性大隐静脉炎

　　C. 局限性股深静脉血栓形成　　　　　D. 左髂股静脉血栓形成

【例867】男,60岁。直肠癌切除术后4天,晨起时突发左下肢肿胀,左腿皮温增高,股三角区有深压痛。最可能的诊断是左下肢

　　A. 血栓性浅静脉炎　　　　　　　　　B. 动脉栓塞

　　C. 深静脉血栓形成　　　　　　　　　D. 大隐静脉曲张

【例868】女,48岁,右下肢静脉迂曲扩张18年。长期站立有酸胀感。近1年右足靴区颜色加深、肿胀,大隐静脉瓣膜功能试验(＋),深静脉通畅试验(－),最可能的诊断是

　　A. 下肢深静脉血栓形成　　　　　　　B. 血栓形成浅静脉炎

　　C. 动脉瘘　　　　　　　　　　　　　D. 单纯性下肢静脉曲张

第四章　泌尿系统

【例869】男性，37岁。尿频、尿急、尿痛2年，一般抗感染治疗不好转，时有低热、无力。尿检：白细胞20～30/HP,红细胞5～8/HP。肾图：右肾功能严重受损，左肾积水。初诊为肾结核，为确诊应做哪项检查意义更大

  A. IVU　　　　　　　　　　　B. B超

  C. CT　　　　　　　　　　　D. 肾动脉造影

【例870】男，39岁。诊断左肾结核，膀胱容量30mL,右肾严重积水伴尿毒症。宜首先行

  A. 膀胱扩大术　　　　　　　　B. 右肾造瘘术

  C. 左肾切除术　　　　　　　　D. 左肾结核病灶清除术

【例871】女，25岁。右肾结核行右肾切除，抗结核治疗半年多，尿痛缓解，但尿频加重，每晚7～8次。静脉尿路造影见左肾显影尚好，仅伴轻度肾积水及膀胱挛缩，尿常规白细胞0～2/HP。现治疗应选择

  A. 左肾造瘘术　　　　　　　　B. 继续抗结核治疗

  C. 左输尿管皮肤造瘘术　　　　D. 膀胱扩大术

【例872】女，16岁。反复左腰部胀痛不适2年。B超发现左肾积水6cm×4cm,上尿路未见结石。为明确病因最有价值的检查是

  A. 静脉尿路造影　　　　　　　B. 腹部X线平片

  C. 腹部CT　　　　　　　　　D. 左侧逆行肾盂造影

例873～例874 共用题干

  男，32岁。反复腰部胀痛1年余。B超见右肾盂结石，大小1.5cm×1.0cm,左肾积水，左输尿管上段结石，大小1.0cm×0.8cm。尿常规：RBC 5～10/HP,WBC 16～20/HP。总肾功能正常。

【例873】要了解该患者分肾功能首选的检查方法是

  A. CT平扫　　　　　　　　　B. 复查B超

  C. KUB　　　　　　　　　　D. IVU

【例874】首选的治疗方法是

  A. 左输尿管结石体外冲击波碎石　　B. 右肾盂结石体外冲击波碎石

  C. 左输尿管切开取石　　　　　　　D. 药物排石

例875～例876 共用题干

  男，18岁。反复左侧腰部胀痛3年余。B超见左肾重度积水，左输尿管显示不清。总肾功能正常。尿常规：RBC(－),WBC 5～10/HP。IVU检查显示左肾显影不清晰，右肾正常。

【例875】为明确病变部位，最常用的检查方法是

  A. KUB　　　　　　　　　　B. 放射性核素肾显像

  C. B超　　　　　　　　　　D. 逆行肾盂造影

【例876】最有效的治疗方法是
　　A. 抗感染治疗　　　　　　　　　B. 肾盂输尿管成形
　　C. 继续观察　　　　　　　　　　D. 左肾造瘘

【例877】男,32岁。右肾盂内 1.3cm 单发结石,静脉尿路造影显示右肾轻度积水,肾功能正常。首选的治疗方法是
　　A. 体外冲击波碎石　　　　　　　B. 经皮肾镜碎石
　　C. 经输尿管镜碎石　　　　　　　D. 药物治疗

【例878】男,40岁。左肾盂结石 1.5cm,静脉尿路造影显示左肾功能正常,逆行肾盂造影证实左侧肾盂输尿管交界处狭窄。首选的治疗方法是
　　A. 服用药物排石　　　　　　　　B. 开放手术取石＋肾盂输尿管成形
　　C. 体外冲击波碎石　　　　　　　D. 经皮肾镜碎石

例879～例881 共用题干

　　男性,35岁。右肾疼痛,尿常规红细胞满视野,白细胞 2～3/HP。尿路平片可见右下段输尿管走行区高密度阴影 0.6cm,IVU 可见右输尿管下段结石,其上输尿管轻度扩张,右肾轻度积水。

【例879】输尿管结石绞痛发作时应给予的治疗
　　A. 大量饮水,促使结石排出　　　B. 体外震波碎石
　　C. 立即手术取石　　　　　　　　D. 用药物解除绞痛症状

【例880】患者采取中西药物治疗和大量饮水活动后绞痛解除,突然出现尿流中断及排尿终末痛,原因是
　　A. 急性前列腺炎　　　　　　　　B. 结石在输尿管间壁段
　　C. 结石到膀胱　　　　　　　　　D. 结石到尿道

【例881】对该患者应采取哪种治疗方法
　　A. 膀胱切开取石术　　　　　　　B. 套石术
　　C. 药物排石　　　　　　　　　　D. 大量饮水等待自然排出

【例882】男,30岁。B超发现右肾盂结石,大小 2.0cm×1.5cm,合并轻度肾积水。首选的治疗方法是
　　A. 体外冲击波碎石　　　　　　　B. 经皮肾镜碎石
　　C. 饮水＋药物治疗　　　　　　　D. 肾盂切开取石

【例883】男性,68岁。排尿困难 2 年。腹平片提示膀胱区有 2.0cm 椭圆形浓密影。典型的临床表现是
　　A. 膀胱刺激征　　　　　　　　　B. 进行性排尿困难
　　C. 血尿　　　　　　　　　　　　D. 尿流中断,改变体位后好转

【例884】男,39岁。排尿中突发尿流中断伴疼痛,疼痛放射至阴茎头部,伴排尿困难和膀胱刺激症状。曾有肾绞痛病史。首先应考虑的疾病是
　　A. 膀胱炎　　　　　　　　　　　B. 输尿管结石
　　C. 尿道炎　　　　　　　　　　　D. 膀胱结石

【例885】男孩,5岁。排尿困难,尿流中断,跑动或改变体位姿势后又可排尿。最可能的疾病是

    A. 尿道狭窄   B. 神经源性膀胱

    C. 前尿道结石   D. 膀胱结石

例886～例887 共用题干

    男,70岁。进行性排尿困难10年,夜尿3～4次。从未药物治疗。直肠指检:前列腺体积增大,中央沟消失,表面尚光滑,质地中等。B超:双肾无积水,输尿管未见扩张。最大尿流率10mL/s。

【例886】首先考虑的疾病是

    A. 膀胱结石   B. 膀胱颈部挛缩

    C. 前列腺癌   D. 前列腺增生

【例887】首选的治疗方法是

    A. 膀胱造瘘   B. 根治性前列腺切除术

    C. 口服多沙唑嗪＋非那雄胺   D. 经尿道前列腺切除术

【例888】男,68岁。进行性排尿困难5年。夜尿4～5次,近期曾发生急性尿潴留2次,既往体健。心肺功能正常。前列腺Ⅱ度肿大,血清PSA 3.1μg/L,膀胱残余尿80mL。首选的手术方法是

    A. 双侧睾丸切除   B. 经会阴前列腺切除

    C. 经尿道前列腺切除   D. 耻骨上前列腺切除

【例889】男,63岁。排尿困难2年,尿线细,射程短,排尿时间延长。1天前因感冒后突发不能自行排尿,下腹区胀痛难忍。应先行

    A. 输液抗感染   B. 导尿术

    C. 前列腺切除术   D. 针刺

【例890】男,72岁。进行性排尿困难6年。近1周出现排尿疼痛伴发热,T 39℃。B超提示前列腺增大,残余尿400mL,双肾积水。尿常规:WBC 30～50/HP。血BUN及Cr升高。入院后首选的治疗是

    A. 耻骨上膀胱造瘘＋抗感染治疗   B. α受体阻滞剂

    C. 5α还原酶抑制剂   D. 前列腺切除

【例891】患者,男,35岁。左腰部受伤后出现腰痛。体检:BP 125/90mmHg,P 80次/分,左肾区叩痛,腹膜刺激征(一)。尿常规检查:RBC 5～10/HP。患者最可能的诊断是

    A. 肾部分裂伤   B. 肾全层裂伤

    C. 肾蒂损伤   D. 肾挫伤

【例892】男性,21岁。骑自行车摔倒伤及右腰部,伤后腰部痛,无肉眼血尿。尿常规:红细胞满视野,血压、脉搏正常,右腰部包块,但无叩击痛。诊断哪种损伤最确切

    A. 重度肾损伤   B. 肾挫伤

    C. 中度肾损伤   D. 肾血管损伤

例893～例894 共用题干

    男,30岁。1小时前从3米高处坠落,右腰部受伤,局部疼痛,有肉眼血尿。查体:生命体征平稳,腹软。住院5日后下床活动,右腰部疼痛加剧并出现腰部包块。P 120次/分,BP 80/40mmHg。

【例893】为了解右腰部包块来源,应采用的检查是

A. 同位素肾图   B. B超

C. KUB   D. 血常规

【例894】下一步最恰当的治疗措施是

A. 抗休克同时准备手术   B. 输血

C. 抗感染   D. 输液

【例895】男,32岁。右腰部外伤伴血尿3小时。经保守治疗后血尿消失,血压持续下降达80/45mmHg,血红蛋白及血细胞比容继续降低,右腰部出现肿块。下一步最重要的治疗措施是

A. 应用止血剂   B. 继续观察

C. 加强抗感染治疗   D. 抗休克＋手术治疗

例896～例897共用题干

男,35岁。会阴部骑跨伤,受伤后尿道外口滴血,会阴部和阴囊处肿胀、瘀斑及蝶形血肿。

【例896】该患者泌尿系损伤的部位是

A. 尿道阴茎部   B. 尿道球部

C. 膀胱   D. 尿道前列腺部

【例897】该患者最可能的诊断是

A. 后尿道挫裂伤   B. 膀胱破裂

C. 膀胱挫伤   D. 前尿道裂伤

【例898】男,20岁。跨栏比赛时会阴部受伤。伤后会阴部疼痛、青紫,尿道出血,不能自行排尿。应考虑的诊断是

A. 尿道球部受伤   B. 耻骨骨折

C. 后尿道损伤   D. 睾丸损伤

【例899】男,32岁。会阴部骑跨伤5小时。伤后会阴部疼痛,尿道口滴血,不能自行排尿。生命征稳定,阴囊肿大、青紫。正确的处理方法是

A. 抗感染治疗   B. 经会阴尿道断端吻合＋引流尿外渗

C. 膀胱造瘘   D. 导尿

【例900】男,26岁。骨盆骨折后,下腹胀痛,排尿困难。检查:下腹膨隆、压痛明显,叩诊浊音。此时应考虑的损伤是

A. 肠破裂   B. 后尿道损伤

C. 膀胱破裂   D. 前尿道损伤

【例901】男性,35岁。车祸致骨盆骨折,发生排尿困难,尿潴留,会阴部肿胀,导尿管不能插入膀胱。损伤的部位应是

A. 膀胱   B. 肛门直肠

C. 后尿道   D. 尿道球部

【例902】男,25岁。骨盆骨折伴后尿道损伤,急性尿潴留,试插尿管失败。急诊处理办法是

A. 针灸   B. 热敷

C. 耻骨上膀胱造瘘   D. 急诊行尿道会师术

【例903】男,60岁。发现肉眼全程血尿伴条状血凝块1周。无尿痛、尿频、尿急。B超显示左肾实质占位,肿块直径55mm。为明确肿块性质,进一步检查首选

A. 尿细胞学检查 　　　　　　　　　B. 肾动脉造影

C. 静脉尿路造影 　　　　　　　　　D. 腹部 CT 平扫＋增强

【例 904】男性,48 岁。体检发现右肾下极有 2cm×2cm 占位病变,IVU 未见右肾盂、肾盏形态改变。CT 可诊断右肾下极恶性肿瘤,左肾形态和功能正常。下面治疗方案哪项是正确的

A. 根治性右肾切除 　　　　　　　　B. 右肾切除

C. 右肾动脉切除 　　　　　　　　　D. 右肾动脉栓塞

【例 905】男性,39 岁。间歇性肉眼血尿 2 月余。IVP 见左肾盂内有不规则充盈缺损。膀胱镜检见左侧输尿管口喷血,应首先考虑

A. 肾结核 　　　　　　　　　　　　B. 肾癌

C. X 线不显影肾结石 　　　　　　　D. 肾盂癌

【例 906】5 岁男性,间歇性肉眼血尿 3 月余。IVP 见左肾盂内有不规则充盈缺损。膀胱镜检见左侧输尿管口喷血。应首先考虑

A. 肾结核 　　　　　　　　　　　　B. 肾癌

C. X 线不显影肾结石 　　　　　　　D. 肾盂癌

【例 907】男,55 岁。间歇性全程无痛肉眼血尿 2 个月。静脉尿路造影可见右肾盂充盈缺损。首先考虑的疾病是

A. 肾盂肾炎 　　　　　　　　　　　B. 肾结石

C. 肾结核 　　　　　　　　　　　　D. 肾盂癌

【例 908】女,6 个月。偶然发现右腹部包块,中等硬度,光滑,无压痛。应首先考虑的疾病是

A. 右肾结石 　　　　　　　　　　　B. 右肾囊肿

C. 右肾母细胞瘤 　　　　　　　　　D. 右肾错构瘤

例 909~例 910 共用题干

男性,59 岁。间歇、无痛性肉眼血尿 5 个月来诊。查体:一般状态好,轻度贫血貌,双肾未触及,膀胱区叩诊清音。

【例 909】该病例临床诊断首先考虑

A. 尿路感染 　　　　　　　　　　　B. 前列腺增生症

C. 泌尿系结核 　　　　　　　　　　D. 泌尿系肿瘤,以膀胱肿瘤可能性大

【例 910】该病例首选的简便检查方法是

A. B 型超声 　　　　　　　　　　　B. CT

C. MRI 　　　　　　　　　　　　　D. 腹部平片

例 911~例 912 共用题干

女,45 岁。无痛性肉眼血尿 1 个月,尿中偶有血块,伴膀胱刺激症状。B 超见膀胱右侧壁 1cm×2cm 软组织影,有蒂。

【例 911】应考虑的诊断是

A. 膀胱结石 　　　　　　　　　　　B. 急性膀胱炎

C. 膀胱异物 　　　　　　　　　　　D. 膀胱肿瘤

【例 912】为了明确诊断,最有价值的检查方法是

A. 静脉肾盂造影   B. 盆腔 MRI

C. 盆腔 CT   D. 膀胱镜检查＋活检

例 913～例 914 共用题干

男性,50 岁, 间歇性无痛性血尿 2 个月。B 超:膀胱内有 1.5cm×1.0cm 新生物,有蒂。

【例 913】对诊断 最重要 的检查是

A. 尿常规   B. 尿脱落细胞

C. 膀胱镜＋活检   D. IVP

【例 914】目前 最常用 的治疗方法是

A. 膀胱灌注化疗   B. 经尿道电切

C. 开放手术   D. 放疗

【例 915】男,52 岁。无痛性肉眼血尿 3 个月。膀胱镜检查见膀胱三角区有一 4cm×3cm 新生物,呈浸润性生长,病理诊断为 膀胱腺癌。最适宜的治疗方法是

A. 膀胱部分切除   B. 经尿道膀胱肿瘤电切

C. 化疗   D. 根治性膀胱切除

【例 916】男,59 岁。排尿困难 2 个月。B 超检查见前列腺增大,血清总 PSA 24ng/mL。为明确诊断,最可靠 的检查方法是

A. 经直肠腔内超声   B. 前列腺 MRI

C. 前列腺 CT   D. 前列腺穿刺活检

【例 917】男性,75 岁。进行性排尿困难 6 个月。直肠指检发现前列腺有 2cm×2cm 硬结,1 周后行 PSA 检查为 120ng/mL。核素全身骨扫描示骨盆及腰椎系统反射性浓聚区,诊断为前列腺癌骨转移。对此患者最适宜的治疗是

A. 根治性前列腺切除＋放射治疗

B. 根治性前列腺切除＋化疗

C. 根治性前列腺切除＋盆腔淋巴结清扫

D. 双睾丸切除＋抗雄激素药物＋放射治疗

例 918～例 919 共用题干

男,75 岁。腰骶部疼痛 1 个月。直肠指检前列腺增大,有结节,质地坚硬且侵犯直肠,血清 PSA 80.6ng/mL。前列腺穿刺活检诊断 前列腺癌。放射性核素骨显像见腰椎转移病灶。

【例 918】该患者临床 分期 为

A. T_4 期   B. T_1 期

C. T_{2a} 期   D. T_{2b} 期

【例 919】应选择的 最佳治疗方法 是

A. 根治性前列腺切除＋内分泌治疗   B. 根治性前列腺切除术

C. 观察,对症处理   D. 药物去势＋抗雄激素制剂

【例 920】男,25 岁。右侧阴囊坠胀 3 个月。查体:右侧睾丸增大、质硬,有 沉重感。首先考虑的疾病是

A. 鞘膜积液   B. 睾丸炎

C. 睾丸扭转   D. 睾丸肿瘤

第五章　骨外科

第 1 节　骨折概论

【例921】某新军战士参加野营拉练,归来途中自觉右小腿疼痛,经休息治疗 2 周后无好转。拍 X 线片检查发现右腓骨下段横行骨折线,无移位。其骨折的主要成因是

A. 直接暴力　　　　　　　　　　B. 积累性劳损

C. 间接暴力　　　　　　　　　　D. 肌拉力

【例922】男,10 岁。行走时不慎摔倒,左手着地,随后自觉左肘部疼痛,不敢活动。查体:局部畸形,压痛,反常活动。急诊行 X 线检查提示肱骨髁上骨折。该患者受伤的机制是

A. 直接暴力　　　　　　　　　　B. 积累性劳损

C. 间接暴力　　　　　　　　　　D. 肌拉力

【例923】男,32 岁。车祸致左大腿受伤。X 线示左股骨皮质连续性中断。对诊断最有价值的临床表现是

A. 疼痛　　　　　　　　　　　　B. 反常活动

C. 肿胀　　　　　　　　　　　　D. 发红

【例924】女,65 岁。跌倒,臀部着地。当即腰部疼痛,不能活动。首选的检查方法是

A. X 线片　　　　　　　　　　　B. CT

C. MRI　　　　　　　　　　　　D. 超声检查

【例925】男,16 岁。右肘部摔伤 2 天。右肘关节肿胀,压痛明显,活动受限,内上髁处有骨擦感。对诊断有意义的首选检查是

A. 核素骨扫描　　　　　　　　　B. X 线片

C. B 型超声　　　　　　　　　　D. CT

【例926】50 岁女性,汽车撞伤左小腿,局部肿痛畸形,反常活动,有片状皮肤擦伤出血。现场紧急处理时最重要的是

A. 创口消毒　　　　　　　　　　B. 创口包扎

C. 创口缝合　　　　　　　　　　D. 夹板固定

【例927】女,21 岁。左胫骨下段横行骨折,经手法复位石膏固定后复查 X 线片。符合功能复位的是

A. 骨折向前方成角 5°　　　　　　B. 骨折向外侧成角 5°

C. 断端旋转 5°　　　　　　　　　D. 断端分离 1cm

例 928～例 929 共用题干

男,25 岁。外伤致胫腓骨骨折,小腿持续性剧烈疼痛。查体:左小腿淤血,肿胀严重,压痛明显,足背动脉搏动微弱,足背屈时疼痛剧烈。

【例928】可能出现的严重并发症是

A. 静脉血栓   B. 骨筋膜室综合征

C. 神经损伤   D. 血管损伤

【例929】最有效的治疗方法是

A. 制动休息   B. 消肿镇痛治疗

C. 立即骨折复位   D. 早期切开减压

【例930】男,31岁。右小腿被撞伤,创口出血,骨外露24小时。X线片示右胫腓骨下段粉碎性骨折,最易出现的并发症是

A. 坠积性肺炎   B. 神经血管损伤

C. 骨筋膜室综合征   D. 感染

第2节　上肢骨折

【例931】男孩,4岁。1小时前摔倒后右肩部疼痛。查体:头向右侧偏斜,右肩下沉,右侧上肢活动障碍,Dugas征阴性。最可能的诊断是

A. 锁骨骨折   B. 正中神经损伤

C. 桡骨头半脱位   D. 肘关节脱位

【例932】中年,男性。不慎跌倒摔伤右肩,以左手托右肘部来诊,头向右倾。查体:见右肩下沉,右上肢功能障碍,胸骨柄至右肩峰连线中点隆起,并有压痛。可能的诊断是

A. 肩关节脱位   B. 锁骨骨折

C. 肱骨外科颈骨折   D. 肩胛骨骨折

【例933】男,54岁。因外伤造成右肱骨外科颈骨折,臂不能外展,三角肌表面皮肤麻木。考虑损伤了

A. 桡神经   B. 尺神经

C. 腋神经   D. 正中神经

【例934】女,78岁。跌倒时左肩部着地受伤。既往脑梗死病史8年,遗留左侧肢体瘫痪。查体:左肩部肿痛,活动受限。X线片检查示左肱骨大结节与肱骨干交界处可见多个骨碎块,对线尚可,略有侧方移位。首选的治疗方法是

A. 尺骨鹰嘴外展位骨牵引   B. 手法复位外固定

C. 小夹板固定皮牵引   D. 三角巾悬吊、对症治疗

【例935】女,80岁。摔伤致右肱骨外科颈粉碎骨折,伴有高血压、肺心病。最佳治疗方法是

A. 三角巾悬吊   B. 肩关节融合手术

C. 切开复位钢板内固定术   D. 切开复位髓内针固定术

【例936】女性,75岁。肩部摔伤,Dugas征阴性。X线片见肱骨外科颈骨折对位2/3,并有嵌入。最佳治疗方案是

A. 仅用三角巾悬吊即可   B. 切开复位钢板固定

C. 手法复位夹板固定   D. 切开复位钢针固定

【例937】女,72岁。摔倒后右肩部着地受伤,肩部肿胀、疼痛,肩关节活动障碍。X线片显示右侧肱骨外科颈骨皮质连续性中断,无明显移位。首选的治疗方法是

A. 三角巾悬吊贴胸位固定   B. 石膏外固定

C. 切开复位内固定   D. 小夹板外固定

【例938】男,30岁,被枪弹击伤上臂中段。查体:垂腕,各手指不能伸直,拇指、示指、中指背侧麻木,肘关节伸屈活动正常。X线:肱骨中段见一弹头形状的金属异物,骨质未见断裂。最可能的神经损伤是

  A. 桡神经   B. 正中神经

  C. 尺神经   D. 臂丛神经

【例939】男性,60岁。左上肢摔伤,急诊来院。X线摄片显示肱骨干横行骨折,并有移位,经手法复位不理想,后改为牵引治疗,又经X线检查见骨折端有分离。最可能的后果是

  A. 桡神经损伤   B. 肩关节强直

  C. 肘关节僵直   D. 骨折不愈合

【例940】男孩,11岁。摔倒后左手着地受伤,左肘部疼痛、畸形,肘后三角正常,且伴有桡动脉搏动消失、手部感觉麻木。X线示肱骨远端骨折。最可能损伤的血管是

  A. 尺动脉   B. 桡动脉

  C. 腋动脉   D. 肱动脉

【例941】青年患者,前臂双骨折。经急诊手法复位失败。此时应采取的合理治疗是

  A. 小夹板固定,力争对线良好便可 B. 管型石膏固定,两周后再手术

  C. 用1/7体重的重量持续骨牵引 D. 手术切开复位及内固定

【例942】女性,28岁。前臂尺、桡骨骨折,行手法复位,夹板固定。因固定不当,最早出现的并发症是

  A. 前臂骨筋膜室综合征   B. 前臂感染

  C. 尺神经损伤   D. 正中神经损伤

【例943】女,58岁。摔倒时左手掌部着地,左腕部肿胀、疼痛。X线显示桡骨远端向掌侧、桡侧移位。最可能的诊断是

  A. Chance 骨折   B. Jefferson 骨折

  C. Smith 骨折   D. Barton 骨折

【例944】女,75岁。摔倒时右手撑地,腕部疼痛、肿胀。查体:右腕部呈"枪刺样"畸形。最可能诊断是

  A. Galeazzi 骨折   B. Colles 骨折

  C. Monteggia 骨折   D. Chance 骨折

【例945】女性,68岁。不慎跌倒,手掌着地受伤,腕部出现"枪刺"样畸形。X线检查证实 Colles 骨折。最适合的固定方法是

  A. 持续骨牵引   B. 持续皮牵引

  C. 外固定架固定   D. 手法复位小夹板固定

第3节　下肢骨折

【例946】女,65岁。摔伤致右髋关节疼痛、功能障碍。X线片示右股骨颈头下骨皮质连续性中断,Pauwels角为60°。该股骨颈骨折属于

|A. 不完全骨折|B. 稳定性骨折|
|C. 关节外骨折|D. 内收型骨折|

【例947】女,56岁。2小时前不慎摔倒,左髋部疼痛,无法行走。X线检查示左股骨颈中断骨折并有短缩完全移位,Pauwels角为60°。该患者股骨颈骨折的类型是

  A. 外展型骨折   B. Garden Ⅰ型骨折

  C. Garden Ⅲ型骨折   D. 内收型骨折

例948～例950 共用题干

  男性,70岁。下楼时不慎摔伤右髋部,查体:右下肢缩短,外旋50°畸形,右髋肿胀不明显,有叩痛。

【例948】该患者最可能的诊断是

  A. 右髋后脱位   B. 右髋前脱位

  C. 右股骨颈骨折   D. 右股骨粗隆间骨折

【例949】为证实诊断首先应进行的检查是

  A. 普通X线片   B. CT检查

  C. MRI检查   D. 核素骨扫描

【例950】该患者最易发生的并发症是

  A. 脂肪栓塞   B. 坐骨神经损伤

  C. 髋内翻畸形   D. 股骨头缺血性坏死

【例951】男,66岁。5年前诊断左股骨颈骨折。近1年左髋疼痛,行走困难。X线片示左髋关节间隙变窄,股骨头变形。最佳治疗方案是

  A. 左下肢皮肤牵引   B. 切开复位钢板内固定

  C. 人工关节置换术   D. 闭合复位内固定

【例952】女,70岁。跌倒后感右髋部疼痛1小时来诊。X线片检查右股骨颈头下型骨折,Pauwels角为0°。最适宜的治疗方法是

  A. 手术治疗   B. 右下肢皮牵引

  C. 石膏固定   D. 休息制动

【例953】女,78岁。跌倒右髋受伤2小时,局部疼痛,活动受限,患肢缩短,轴向叩击痛(＋)。X线片显示右股骨颈基底部骨皮质连续性中断,断端嵌插,Pauwels角25°。一般状态差,既往高血压、肺心病、糖尿病病史30余年,心功能Ⅳ级。最佳治疗方案是

  A. 闭合复位内固定   B. 切开复位内固定

  C. 下肢中立位皮牵引6～8周 D. 转子间截骨矫正力线

【例954】青年男性,车祸致头部及左大腿外伤。检查:意识清楚,左大腿中段异常活动。X线片示股骨干骨折,足背及胫后动脉搏动细弱。首选的治疗方案是

  A. 垂直悬吊牵引   B. 持续骨牵引复位

  C. 切开复位内固定   D. 手法复位夹板固定

例955～例956 共用题干

  一臀位娩出婴儿,生后发现左大腿肿胀,缩短畸形,并有异常活动。

【例955】为确定诊断首选的检查是

A. 血常规   B. 出凝血时间

C. X 线片   D. CT

【例 956】如经检查诊断为左股骨干骨折,其首选的治疗方法应该是

A. 切开复位内固定手术   B. 手法复位,小夹板外固定

C. 垂直悬吊牵引   D. 将伤肢用绷带固定于胸腹部

【例 957】50 岁,男。外伤后致右胫腓骨中下段开放性骨折,经抗生素治疗和石膏固定,3 个月后 X 线片复查见骨折略有移位,骨折线清晰,未见骨痂生长。影响骨折延迟愈合的最主要原因是

A. 年龄较大   B. 骨折段血液供应不良

C. 伤口感染   D. 周围软组织损伤较重

【例 958】患者 30 岁,1 小时前被汽车撞伤致右膝部闭合性损伤。X 线片示腓骨颈斜骨折。伤后患者足不能主动背伸,其原因是

A. 坐骨神经损伤   B. 胫前肌损伤

C. 胫后神经损伤   D. 腓总神经损伤

【例 959】男,31 岁。右小腿被撞伤,创口出血,骨外露 24 小时。X 线片示右胫腓骨下段粉碎性骨折。最易出现的并发症是

A. 坠积性肺炎   B. 神经血管损伤

C. 骨筋膜室综合征   D. 感染

【例 960】男,26 岁。右小腿受伤 12 小时。查体:右小腿中段前方皮肤有 10cm 长伤口,软组织挫伤严重,胫骨断端外露,外侧足背动脉搏动对称,感觉正常。彻底清创后最适宜的进一步治疗方法是

A. 螺丝钉固定   B. 髓内针固定

C. 石膏固定   D. 外固定架固定

第 4 节 脊柱和骨盆骨折

例 961～例 963 共用题干

男,44 岁,建筑工人。6 小时前不慎从高处坠落摔伤,腰部疼痛,活动受限,不能站立行走。

【例 961】为明确有无合并神经损伤,最有意义的体格检查是

A. 逐个棘突按压   B. 椎旁肌按压

C. 直腿抬高试验   D. 双下肢感觉运动

【例 962】为明确是否有腰椎骨折,首选的影像学检查是

A. B 超   B. MRI

C. ECT   D. X 线

【例 963】为明确神经损伤情况,首选的检查是

A. 肌电图   B. CT

C. MRI   D. ECT

例 964～例 966 共用题干

建筑工人不慎坠楼,腰剧痛,双下肢感觉、运动障碍,大小便功能障碍。

【例 964】现场搬运的正确方法是

　　A. 平托或滚动法　　　　　　　　　B. 单人搂抱法

　　C. 双人搂抱法　　　　　　　　　　D. 侧卧搬运法

【例 965】经 X 线平片检查,诊断为胸腰段屈曲型压缩骨折并脊髓损伤。为进一步明确骨折片向椎管内的移动情况,下列哪项检查是最有价值的

　　A. MRI　　　　　　　　　　　　　B. CT

　　C. ECT　　　　　　　　　　　　　D. 脊髓造影

【例 966】除手术外,伤后早期最重要的治疗措施是

　　A. 抗生素　　　　　　　　　　　　B. 止痛剂

　　C. 甘露醇与大剂量糖皮质激素　　　D. 防止褥疮

【例 967】男,56 岁。高空坠落伤。查体:呼吸困难,颈部压痛,双肺闻及痰鸣音,四肢瘫痪。X 线示 $C_{4\sim5}$ 骨折脱位。首先采取的治疗措施是

　　A. 颈托制动　　　　　　　　　　　B. 颌枕带牵引

　　C. 气管切开　　　　　　　　　　　D. 手术复位固定

【例 968】男,20 岁。高楼坠落,下腹部疼痛。骨盆分离和挤压试验阳性,会阴部瘀斑。诊断是

　　A. 髋关节脱位　　　　　　　　　　B. 尾骨骨折

　　C. 耻骨骨折　　　　　　　　　　　D. 骶骨骨折

【例 969】女,34 岁。车祸致伤。查体:骨盆分离和挤压试验阳性,下腹部压痛、腹肌紧张。对腹腔脏器损伤诊断最有价值的检查是

　　A. 血常规　　　　　　　　　　　　B. 腹部 X 线平片

　　C. 腹部 CT　　　　　　　　　　　D. 腹腔穿刺

【例 970】男性,马车翻车时砸伤下腹部。查体:耻骨联合处压痛,挤压试验阳性,膀胱胀满,橡皮导管插入一定深度未引出尿液,导管尖端见血迹。此时应考虑

　　A. 导尿管插入深度不足　　　　　　B. 导尿管插入方法不对

　　C. 导尿管阻塞　　　　　　　　　　D. 骨盆骨折并尿道断裂

第 5 节　关节脱位

【例 971】中年男性,右上肢外展牵拉伤,肩疼痛,以健手托患侧前臂。检查患侧方肩,Dugas 征阳性。其可能的诊断是

　　A. 锁骨骨折　　　　　　　　　　　B. 肱骨解剖颈骨折

　　C. 肱骨外科颈骨折　　　　　　　　D. 肩关节脱位

【例 972】女,38 岁。右肩部外伤后疼痛、活动受限 2 小时。查体:右侧肩胛盂处有空虚感,Dugas 征阳性。X 线检查未见骨折。首选的治疗方法是

　　A. 外展支具固定　　　　　　　　　B. 肩部绷带固定

　　C. 三角巾悬吊固定　　　　　　　　D. 麻醉下 Hippocrates 法复位

【例 973】3 岁患儿上楼梯时,其父向上牵拉右上肢,患儿哭叫,诉肘部疼痛,不肯用右手取物。最可能的诊断是

　　A. 肘关节脱位　　　　　　　　　　B. 桡骨头骨折

　　　　C. 桡骨头半脱位　　　　　　　　　　　D. 肌肉牵拉伤

【例974】4岁男孩,妈妈在为其穿衣服时牵拉左腕,患儿突然大哭,左肘功能障碍,左手不肯拿玩物。可能的诊断是

　　　　A. 左肘关节脱位　　　　　　　　　　　B. 左肱骨髁上骨折

　　　　C. 左肱骨内髁骨折　　　　　　　　　　D. 左桡骨头半脱位

【例975】女,3岁。被牵拉前臂后,出现肘部疼痛,不能用手取物,桡骨近端压痛。X线片检查未见骨折征象。最适宜的治疗方法是

　　　　A. 肩肘固定带悬吊　　　　　　　　　　B. 外敷药物

　　　　C. 石膏固定　　　　　　　　　　　　　D. 手法复位

【例976】女,37岁。交通事故致右下肢受伤3小时。查体:右下肢缩短,右髋关节呈屈曲、内收、内旋畸形,右足背麻木,背屈无力。最可能的诊断是

　　　　A. 髋关节中心脱位、坐骨神经损伤　　　B. 髋关节前脱位、坐骨神经损伤

　　　　C. 髋关节前脱位、闭孔神经损伤　　　　D. 髋关节后脱位、坐骨神经损伤

【例977】男性,30岁。驾车撞树致伤,伤后右髋关节疼痛剧烈不能活动。查体:患肢短缩,呈屈曲、内收、内旋畸形。应首先考虑的诊断是

　　　　A. 股骨颈骨折　　　　　　　　　　　　B. 股骨干骨折

　　　　C. 髋关节后脱位　　　　　　　　　　　D. 髋关节前脱位

【例978】男,21岁。车祸致左髋关节受伤,出现左髋部疼痛,外展、外旋、屈曲畸形,弹性固定。正确的诊断是

　　　　A. 股骨颈骨折　　　　　　　　　　　　B. 髋关节后脱位

　　　　C. 骨盆骨折　　　　　　　　　　　　　D. 髋关节前脱位

例979~例981 共用题干

　　男性,35岁。驾车肇事,右髋致伤剧痛。检查见右下肢短缩,内旋、内收位弹性固定。

【例979】为明确诊断首先应做的检查是

　　　　A. 肌电图　　　　　　　　　　　　　　B. CT

　　　　C. MRI　　　　　　　　　　　　　　　D. X线片

【例980】如果经检查确定为髋关节后脱位,其治疗方法应尽早考虑

　　　　A. 下肢皮牵引复位　　　　　　　　　　B. 下肢骨牵引复位

　　　　C. 手法复位　　　　　　　　　　　　　D. 手术切开复位

【例981】该损伤容易出现的晚期并发症是

　　　　A. 坐骨神经损伤　　　　　　　　　　　B. 急性骨萎缩

　　　　C. 股骨头坏死　　　　　　　　　　　　D. 下肢深静脉血栓

第6节　膝关节周围韧带损伤和半月板损伤

【例982】男性,32岁,踢足球时右膝摔伤,2周后仍疼痛。查体:右膝肿胀,浮髌试验阳性,外侧关节间隙压痛,外侧回旋挤压试验阳性,侧方应力试验阴性,其诊治的最好方法是

　　　　A. 膝关节切开探查术　　　　　　　　　B. 膝关节镜检查、手术

　　　　C. 关节MRI检查　　　　　　　　　　　D. 膝关节穿刺抽液检查

【例983】男性,33岁,右膝关节扭伤2周,行走时打软,不稳,有"错位"感,下列哪项检查可诊断为交叉韧带损伤

A. 抽屉试验阳性　　　　　　　　B. 过伸过屈试验阳性

C. 浮髌试验阳性　　　　　　　　D. 内外翻试验阳性

第7节　手外伤及断肢(指)再植

【例984】男,44岁。切伤右手中指,即刻来诊。检查:神经肌腱功能正常。最简便、有效的止血方法是

A. 以止血钳夹住血管5分钟　　　B. 冷冻止血

C. 外用止血药　　　　　　　　　D. 局部包扎或缝合止血

【例985】男,25岁。右手腕部被机器绞伤,皮肤脱套,异常活动,创口流血。正确的处理方法是

A. 简单包扎,消炎治疗

B. 直接缝合,包扎伤口

C. 清创后有骨折和脱位者,必须复位固定

D. 对重要血管损伤留待二期处理

例986～988 共用题干

34岁女性,左手中指掌指关节处掌面被宽3cm锐器刺伤,入院2小时。查体发现中指呈伸直位,感觉障碍,手指苍白发凉,Allen试验阳性。

【例986】该患者诊断考虑为

A. 皮肤裂伤

B. 手指不全离断伤

C. 开放性指骨骨折

D. 左中指屈指肌腱、指两侧固有神经和指动脉开放性损伤

【例987】该患者的治疗方案是

A. 清创后,修复屈指肌腱、神经,吻合动脉缝合创口

B. 清创后,修复神经,吻合动脉,肌腱二期修复

C. 清创后,修复肌腱,吻合动脉,神经二期修复

D. 清创后,修复肌腱和神经

【例988】患者术后48小时突然出现中指色泽发白、凉,皮温较健侧低2.5℃,指腹发瘪,此时应采取何种措施

A. 患肢抬高,保温　　　　　　　B. 应用镇静、止痛药

C. 立即手术探查吻合的指动脉　　D. 臂丛麻醉

第8节　周围神经损伤

【例989】男,28岁。肱骨髁上骨折后出现手指不能内收、外展,夹纸试验阳性,最可能损伤的神经是

A. 桡神经   B. 正中神经

C. 尺神经   D. 腋神经

【例990】女,20岁。右腕部被刀割伤3小时。查体:右手小指掌背侧及环指尺侧感觉障碍。考虑原因是

    A. 肌皮神经损伤   B. 正中神经损伤

    C. 桡神经损伤   D. 尺神经损伤

【例991】17岁女患者,割腕自杀未遂。拇指对掌功能和手的桡侧半感觉障碍,示、中指远节感觉消失。初步判断应为

    A. 腓总神经损伤   B. 桡神经损伤

    C. 正中神经损伤   D. 臂丛损伤

【例992】女,45岁。不慎被汽车撞伤左下肢。查体:左膝部及小腿淤血、肿胀、疼痛,膝关节屈伸受限,足背动脉触诊不清,足背屈、外翻功能障碍。以下符合腓总神经损伤的表现是

    A. 小腿疼痛、活动受限   B. 足背动脉触诊不清

    C. 足背屈、外翻功能障碍   D. 膝关节屈伸受限

【例993】男,18岁。车祸致伤右膝关节及小腿,伤后即出现足跖屈、内翻、内收功能障碍,足底感觉消失。最可能损伤的神经是

    A. 腓肠神经   B. 足底内侧神经

    C. 腓总神经   D. 胫神经

第9节 运动系统慢性疾病

【例994】女性,52岁。右肩部疼痛进行性加重1年,冬春季重,夏秋季轻,活动障碍以外展、上举、旋转较重,关节无红、肿、热等征象。应首先考虑的诊断是

    A. 肩关节脱位   B. 肩关节骨折

    C. 肩关节肿瘤   D. 肩关节周围炎

【例995】50岁,男性。肩痛,僵硬,活动受限,颈部无症状。最可能的诊断是

    A. 颈椎病   B. 胸廓出口综合征

    C. 臂丛神经炎   D. 肩关节周围炎

【例996】女,52岁。左肩部疼痛8个月。梳头、洗脸困难,肩袖间隙区明显压痛,部位局限,肩关节活动受限。X线未见明显异常。不正确的处理是

    A. 使用非甾体抗炎药   B. 早期给予理疗、按摩

    C. 手术治疗   D. 保持肩关节主动活动

【例997】女,30岁。右肘关节外侧疼痛半年。查体:右侧Mills征阳性。X线检查未见异常。治疗和预防该病复发的关键是

    A. 局部按摩   B. 功能锻炼

    C. 早期手术   D. 限制腕关节活动

【例998】某老年患者,右拇指掌指关节有疼痛及弹响2年余。检查时掌指关节掌侧可触及一结节,有压痛,伸屈拇指时可感到弹响发生于结节处。最可能的诊断是

　　　A. 神经瘤　　　　　　　　　　　　B. 腱鞘囊肿

　　　C. 滑囊炎　　　　　　　　　　　　D. 狭窄性腱鞘炎

【例999】女,38岁。手工业工人,右拇指疼痛,伸屈受限并弹响。最可能的诊断是

　　　A. 风湿性关节炎　　　　　　　　　B. 类风湿关节炎

　　　C. 狭窄性腱鞘炎　　　　　　　　　D. 骨性关节炎

【例1000】女,65岁。近半年来反复出现头痛、头晕,今晨在突然转头时感眩晕、耳鸣,恶心、呕吐,摔倒在地,2分钟后缓解。既往曾有类似发作2次。X线片:$C_{5\sim6}$椎体后缘骨质增生,椎间孔明显缩小,最可能的诊断是

　　　A. 神经根型颈椎病　　　　　　　　B. 脊髓型颈椎病

　　　C. 交感神经型颈椎病　　　　　　　D. 椎动脉型颈椎病

【例1001】男,50岁。四肢麻胀、乏力逐渐加重近2年,1个月前不慎滑倒,当即出现四肢活动障碍。查体:神志清楚,头部活动无明显受限,第2肋以下皮肤痛觉减退,四肢不能主动活动,肌张力增高,病理征(+)。X线片示$C_4\sim T_1$椎体后缘骨质增生,椎间隙变窄。诊断为

　　　A. 外伤性颈髓损伤　　　　　　　　B. 颈椎脱位

　　　C. 脊髓型颈椎病　　　　　　　　　D. 颈椎肿瘤

【例1002】女,40岁。颈肩痛3个月,伴右手麻木,无视物模糊、行走不便和眩晕。查体:颈部压痛,伴有上肢放射性痛,压头试验阳性。右手"虎口区"麻木,右侧伸腕肌肌力减弱,Hoffman征阴性。考虑颈椎病,最可能的类型是

　　　A. 神经根型　　　　　　　　　　　B. 交感神经型

　　　C. 椎动脉型　　　　　　　　　　　D. 脊髓型

第10节　股骨头坏死

【例1003】女,60岁。右髋部疼痛20余年,近2年加重。步行200米即出现明显髋痛,不能盘腿,髋关节内、外旋均受限。X线检查示右髋关节间隙消失,关节边缘骨质增生,股骨头变扁,头臼失去正常对合关系。首选的治疗方法是

　　　A. 关节清理术　　　　　　　　　　B. 人工全髋关节置换术

　　　C. 股骨截骨术　　　　　　　　　　D. 关节镜手术

例1004～例1006共用题干

　　男,65岁。1年前无明显诱因出现髋关节进行性疼痛,休息后可好转,无消瘦、乏力。长期饮酒。查体:腹股沟区压痛(+),类风湿因子(-)。X线显示髋关节间隙正常,股骨头可见弧形透明带。

【例1004】最可能的诊断是

　　　A. 股骨头缺血性坏死　　　　　　　B. 髋关节结核

　　　C. 类风湿关节炎　　　　　　　　　D. 强直性脊柱炎

【例1005】最有价值的辅助检查是

　　　A. MRI　　　　　　　　　　　　　B. B超

　　　C. 关节液检查　　　　　　　　　　D. 结核菌素试验

【例 1006】**最适宜**的治疗措施是

    A. 人工关节置换   B. 口服糖皮质激素

    C. 关节镜下滑膜切除   D. 理疗、避免负重

第 11 节　椎间盘突出

【例 1007】中年男子，猛抬重物后**腰部剧烈痛**并向**右下肢放射**，右足麻木。诊断最大可能是

    A. 腰椎骨折   B. 腰椎滑脱

    C. 腰部肌筋膜炎   D. 腰椎间盘突出症

【例 1008】男，35 岁。患者伤后出现单侧坐骨神经痛及腰痛，**直腿抬高试验及加强试验阳性**，脊柱侧弯，踝反射异常，足踇跖屈力减退。此时最可能的诊断是

    A. $L_{1\sim2}$ 椎间盘突出   B. $L_{2\sim3}$ 椎间盘突出

    C. $L_{3\sim4}$ 椎间盘突出   D. $L_5\sim S_1$ 椎间盘突出

【例 1009】女，42 岁。**腰腿痛** 2 个月。查体：下腰椎旁压痛，左下肢直腿抬高试验阳性(50°)，加强试验阳性，外踝及足背外侧皮肤感觉减弱，**踝反射消失**，考虑为腰椎间盘突出症。最可能突出的间隙是

    A. $L_{4\sim5}$ B. $L_5\sim S_1$

    C. $L_{2\sim3}$ D. $L_{1\sim2}$

例 1010～例 1011 共用题干

    男性，重体力劳动工人，**腰腿痛**，并向**左下肢放射**，咳嗽、喷嚏时加重。腰部活动明显受限，病程中无低热、盗汗、消瘦症状。

【例 1010】针对该患者**首选的检查**是

    A. X 线   B. CT

    C. 物理检查   D. B 超

【例 1011】如有小腿及足外侧麻木，足踇跖屈力及**跟腱反射减弱**，考虑压迫的神经根是

    A. L_2 B. L_3

    C. L_4 D. S_1

【例 1012】男，35 岁。外伤后腰痛伴右下肢麻木 1 周。查体：腰部活动受限，右小腿外侧感觉减退，疑有**腰椎间盘突出症**。最有诊断价值的检查方法是

    A. X 线片   B. 腹部透视

    C. CT   D. 核素骨扫描

【例 1013】男，36 岁。2 天前因搬家抬重物后腰部疼痛并向左下肢放射。查体：**直腿抬高试验阳性**，足背麻木，左踇趾伸肌肌力略差。为了解神经受压情况，首选检查是

    A. X 线片   B. MRI

    C. CT   D. 核素骨扫描

例 1014～例 1016 共用题干

    男，35 岁。**腰痛**伴右侧下肢**放射性疼痛** 2 个月，无明显发热、盗汗。查体：右下肢**直腿抬高试验阳性**，小腿外侧和足背感觉减退，**踇背伸**肌力减退。

【例1014】最可能的诊断是

    A. 腰椎间盘突出症　　　　　　B. 腰肌劳损

    C. 腰椎肿瘤　　　　　　　　　D. 腰椎结核

【例1015】最可能的病变部位是

    A. $L_{2\sim3}$　　　　　　　　　　B. $L_{3\sim4}$

    C. $L_{1\sim2}$　　　　　　　　　　D. $L_{4\sim5}$

【例1016】最适合的治疗方法是

    A. 联合应用抗生素　　　　　　B. 卧床休息,牵引理疗

    C. 抗结核药物治疗　　　　　　D. 单纯椎板减压手术

例1017~例1019 共用题干

男性,40岁,装卸工人。腰扭伤,经治疗后腰痛缓解,但仍有左下肢麻木、疼痛并放射。查体:腰背肌痉挛,沿坐骨神经走行有压痛,直腿抬高试验阳性。

【例1017】最可能的诊断是

    A. 腰部棘上韧带炎　　　　　　B. 腰椎结核

    C. 腰椎骨髓炎　　　　　　　　D. 腰椎间盘突出症

【例1018】为明确诊断首选的检查方法是

    A. X线片　　　　　　　　　　B. CT

    C. MRI　　　　　　　　　　　D. ECT

【例1019】如果病史较长,反复发作,其治疗方法应考虑

    A. 牵引　　　　　　　　　　　B. 按摩

    C. 手术　　　　　　　　　　　D. 理疗

第 12 节　骨与关节感染

【例1020】患儿,7岁。骤然起病,恶寒、高热3周。右小腿肿痛,膝关节活动受限,右小腿弥漫性红肿,广泛压痛,膝关节积液,浮髌试验阳性。关节穿刺为浆液性渗出。X线示右胫骨上端与骨皮质散在虫蚀样骨破坏,骨膜反应明显。血象:白细胞15.6×10^9/L。分层穿刺见软组织内与骨膜下大量积脓,切开引流后体温下降,急性症状消退,其转归是

    A. 痊愈　　　　　　　　　　　B. 形成慢性骨髓炎

    C. 形成硬化性骨髓炎　　　　　D. 形成 Brodie's 骨脓肿

【例1021】男孩,8岁。高热伴右下肢剧痛、不能活动2天。查体:T 39.4℃,P 135 次/分,精神不振,右胫骨上端微肿,有深压痛,白细胞 26×10^9/L,血沉 80mm/h。X线检查未见明显异常,核素扫描显示右胫骨上端有浓聚区。最可能的诊断是

    A. 风湿性关节炎　　　　　　　B. 膝关节结核

    C. 急性化脓性骨髓炎　　　　　D. 恶性骨肿瘤

【例1022】10岁,男孩。右股下端疼痛伴高热两天,疑诊为急性血源性骨髓炎。诊断最有力的证据是

    A. 右股骨下端皮温增高　　　　B. 右股骨干骺端骨膜下穿刺有脓液

C. 右股骨下端肿胀,膝关节屈伸受限　　D. 局部血管充盈怒张

【例 1023】男性,28 岁。胫骨开放性骨折创口不愈,治疗 3 个月后形成窦道,有少量脓性分泌物,并有死骨排出。应考虑为

　　A. 骨结核　　　　　　　　　　　　B. 骨肿瘤

　　C. 慢性骨髓炎　　　　　　　　　　D. 缺血性骨坏死

【例 1024】男,28 岁。左侧小腿上段皮肤窦道反复流脓,排出碎骨块 3 年。近 2 日发热,局部红肿、剧痛,有波动感。X 线检查示左胫骨上端增粗,见死骨,周围有新生骨,无包壳形成。应用抗生素的同时应给予

　　A. 病灶刮除、植骨　　　　　　　　B. 死骨摘除术

　　C. 切开引流　　　　　　　　　　　D. 穿刺抽脓

【例 1025】男孩,12 岁。诊断为左胫骨近端骨髓炎,经局部引流后症状好转,但目前局部仍有窦道流脓。X 线检查示大块死骨及新生骨,有包壳形成。最主要的治疗措施是

　　A. 清除病灶　　　　　　　　　　　B. 间断应用抗生素

　　C. 窦道刮除术　　　　　　　　　　D. 大剂量抗生素

第 13 节　骨与关节结核

【例 1026】女性患者,28 岁。妊娠后期出现进行性背痛,下肢乏力,食欲减退。查体:第 7 胸椎轻度后凸,有叩痛。X 线片示第 6、7 胸椎间隙变窄,椎旁软组织阴影膨隆,血沉 60mm/h。最可能的诊断是

　　A. 胸椎转移癌　　　　　　　　　　B. 胸椎结核

　　C. 胸椎血管瘤　　　　　　　　　　D. 化脓性脊椎炎

【例 1027】女,38 岁。低热 2 个月,左大腿根部肿物 10 天。查体:左腹股沟处可触及 5cm×5cm 质软、圆形肿物,轻度压痛。B 超示低回声肿物。腰椎 X 线示腰大肌阴影增宽,L_2、L_3 椎体边缘骨质破坏,$L_{2\sim3}$ 椎间隙狭窄。首先应考虑的诊断是

　　A. 骨髓炎　　　　　　　　　　　　B. 骨巨细胞瘤

　　C. 转移性骨肿瘤　　　　　　　　　D. 骨结核

【例 1028】男,35 岁。腰背部疼痛 3 个月,伴乏力、盗汗。查体:双下肢感觉、运动功能正常。X 线显示 $L_{2\sim3}$ 椎间隙狭窄,腰大肌阴影增宽。最适宜的治疗方法是

　　A. 抗结核药物治疗　　　　　　　　B. 局部注射抗炎药物

　　C. 腰背部理疗按摩　　　　　　　　D. 加强腰背肌锻炼

第 14 节　骨关节炎

【例 1029】女,56 岁。多关节痛 1 年,以双膝关节为首发症状,伴晨僵 15 分钟。查体:双手近端和远端指间关节压痛,骨性肿大,双膝关节骨擦音阳性。检查:血沉 22mm/h,类风湿因子 15U/L。该患者最可能的诊断是

　　A. 风湿关节炎　　　　　　　　　　B. 骨关节炎

　　C. 未分化结缔组织病　　　　　　　D. 强直性脊柱炎

【例1030】男,70岁。上、下楼梯时双膝关节疼痛2年。查体:双手远端指间关节背侧可见Heberden结节,双膝活动有摩擦感。实验室检查:ESR正常,RF 15IU/mL(正常<20IU/mL)。最可能的诊断是

A. 痛风性关节炎　　　　　　　B. 风湿性关节炎
C. 类风湿关节炎　　　　　　　D. 骨关节炎

【例1031】女性,68岁。双膝关节疼痛,活动弹响10余年。无关节肿胀,膝关节有骨擦音。X线片示膝关节间隙狭窄,髁间嵴增大,骨赘形成。最可能的诊断是

A. 类风湿关节炎　　　　　　　B. 骨性关节炎
C. 骨质疏松症　　　　　　　　D. 强直性脊柱炎

【例1032】女,64岁,右膝疼痛10年,加重半年。查体:右膝肿胀,屈曲内翻畸形。X线片见关节间隙严重狭窄,关节边缘大量骨赘形成。最佳治疗方案是

A. 制动和理疗　　　　　　　　B. 关节融合术
C. 人工关节置换术　　　　　　D. 口服非甾体抗炎药

第15节　骨肿瘤

【例1033】男性,22岁。右膝内侧肿块5枚,生长缓慢,无明显疼痛。X线片显示股骨下端内侧干骺端杵状肿块,边缘清楚。应首先考虑的是

A. 骨肉瘤　　　　　　　　　　B. 骨巨细胞瘤
C. 软骨肉瘤　　　　　　　　　D. 骨软骨瘤

【例1034】40岁男性,股骨下端疼痛,膝关节活动轻微受限。查体:股骨下端偏外侧局限性隆起,压痛。皮温略高。X线片:股骨外侧髁可见偏心性生长的骨吸收病灶,皮质向外膨隆,变薄,无骨膜反应。诊断为

A. 骨纤维异常增殖症　　　　　B. 骨巨细胞瘤
C. 嗜酸性肉芽肿　　　　　　　D. 内生软骨瘤

例1035～例1037共用题干

女性,25岁。左膝外上方逐渐隆起包块伴酸痛半年。X线片提示左股骨下端外侧有一病灶,边缘膨胀,中央有肥皂泡样改变,无明显的骨膜反应。

【例1035】其诊断考虑为

A. 骨纤维异常增殖症　　　　　B. 骨髓瘤
C. 骨肉瘤　　　　　　　　　　D. 骨巨细胞瘤

【例1036】确认诊断,最有力的检查方法是

A. 外周血中碱性磷酸酶检测　　B. 局部穿刺活组织检查
C. CT检查　　　　　　　　　　D. 核素骨扫描

【例1037】骨肉瘤X线片可见病变

A. 发生在骨端　　　　　　　　B. 短管状骨多见
C. 可见"日光照射"现象　　　　D. 可为膨胀性生长

例 1038~例 1039 共用题干

男性,18 岁。右大腿下端肿胀,疼痛伴消瘦、乏力 2 个月。查体:右膝上肿胀,皮肤静脉怒张。X 线片见右股骨下端骨质破坏,可见 Codman 三角。

【例 1038】首先考虑的诊断是

    A. 骨结核   B. 骨肉瘤

    C. 骨软骨瘤   D. 骨巨细胞瘤

【例 1039】最佳治疗方案应选择

    A. 刮除植骨   B. 抗结核治疗

    C. 术前化疗加保肢术   D. 抗感染治疗

【例 1040】男性,19 岁。9 个月前开始右上臂肿胀,疼痛,诊断为右肱骨上端骨肉瘤。首选的治疗方案是

    A. 化疗   B. 化疗加放疗

    C. 左肩关节离断术   D. 术前化疗加根治性手术和术后放疗

例 1041~例 1043 共用题干

男性,12 岁。1 个月前无明显诱因出现左胫骨近端肿痛,逐渐加重,皮肤表面静脉怒张,皮温增高。X 线片见左胫骨近端呈溶骨性破坏,伴有骨膜日光放射性表现。

【例 1041】最可能的诊断是

    A. 骨囊肿   B. 骨巨细胞瘤

    C. 骨髓炎   D. 骨肉瘤

【例 1042】确定该病的检查方法是

    A. CT   B. MRI

    C. 组织活检   D. B 超

【例 1043】最适宜的治疗方法是

    A. 刮除植骨   B. 对症治疗

    C. 单纯截肢术   D. 化疗＋保肢治疗

【例 1044】女性,36 岁。右股骨上端疼痛 20 天。查体:右股骨上端肿胀,压痛,右髋关节活动受限。X 片:右股骨颈及转子下溶骨性骨破坏。3 年前患乳癌,施乳癌根治术,局部无复发。最可能的诊断是

    A. 骨肉瘤   B. 软骨肉瘤

    C. 纤维肉瘤   D. 乳癌骨转移

第 16 节　先天畸形(暂无)

解 析

第一部分
内科学——病例分析

第一章 呼吸系统

第 1 节 慢性阻塞性肺疾病

【例1】 B

【解析】 ①中年男性,反复咳嗽、咳浓痰 10 年,既往有吸烟史,考虑为慢性阻塞性肺疾病的可能性较大。患者目前出现右下肺湿啰音,胸部 X 线片提示右下肺纹理增粗、紊乱,此即慢性阻塞性肺疾病的典型表现,故诊断为慢性阻塞性肺疾病(B 对),故本题选 B。昭昭老师提示,看见咳嗽、咳痰数年或数十年一般就是 COPD。②支气管结核是发生在气管、支气管黏膜和黏膜下层的结核病,常出现原因不明的刺激性咳嗽,反复痰血、呼吸困难、喘鸣和胸部不适。③支气管肺癌多见于中老年人,典型表现为刺激性咳嗽伴痰中带血,X 线可发现肺占位。④支气管哮喘的典型表现是接触过敏原后发生呼气性呼吸困难,肺部多有哮鸣音。

【例2】 B

【解析】 ①老年男性,咳嗽、咳痰 20 年,考虑慢性阻塞性肺气。昭昭老师提示,看见咳嗽、咳痰数年或数十年一般就是 COPD。慢性阻塞性肺气肿患者因长期慢性炎症导致气道狭窄,气流受限,肺部呼吸音减弱,震颤减弱;肺内残气量增多,出现桶状胸,叩诊为过清音肿(B 对),故本题选 B。②支气管哮喘多见于中青年人,表现为反复发作干咳,肺部广泛哮鸣音。③气胸表现为疼痛＋呼吸困难。④支气管扩张常表现为大量咯血。

【例3】 C

【解析】 ①老年男性,反复咳嗽、咳痰数十年,既往吸烟史。查体有桶状胸,符合慢性阻塞性肺疾病的典型表现,故可初步诊断(C 对),故本题选 C。②支气管肺癌多见于中老年人,典型表现为刺激性咳嗽伴痰中带血,X 线可发现肺占位;支气管扩张常表现为大量咳血;肺血栓栓塞多有下肢深静脉血栓病史,患者可出现突发呼吸困难伴胸痛。

【例4】 A

【解析】 ①老年男性,反复咳嗽、咳痰数十年,既往有吸烟史。查体有桶状胸,符合慢性阻塞性肺疾病的典型表现,故初步诊断为 COPD。②COPD 由于肺内残气量增加,视诊出现胸廓前后径增大,肋间隙增宽,剑突下胸骨角增宽,即桶状胸改变;触诊双侧语颤减弱;听诊发现肺部过清音(A 对),心脏浊音界减少,两肺呼吸音减弱,呼气期延长,故本题选 A。③大叶性肺炎由于肺大叶内大量渗出,可出现叩诊实音,语颤增强。

【例5】 B

【解析】 ①吸烟的病史,结合患者反复咳嗽、咳痰,此即 COPD 的典型临床表现。患者心脏检查没有发现问题,进一步确诊为 COPD,该病的诊断主要依靠肺功能的测定,表现为 FEV_1/FVC 及 $FEV_1\%$ 预计值降低(B 对),故本题选 B。②胸部 CT 主要用于肺炎及肺癌的进一步检查;冠状动脉造影是诊断冠心病的金标准。

【例 6】 A

【解析】 ①老年男性,反复咳嗽、咳痰数十年,有吸烟史。查体:桶状胸,呼吸音减弱,符合慢性阻塞性肺气肿的典型表现,可诊断为<u>慢性阻塞性肺气肿</u>。②慢性阻塞性肺气肿主要是由于气流受限,首选的检查为<u>肺功能检查</u>,当 $FEV_1/FVC<70\%$,可诊断为慢性阻塞性肺气肿(A对),故本题选 A。③血气分析多用于检查呼吸衰竭;痰培养用来检查肺炎、肺脓肿等感染性疾病;心电图用来检查心律失常、冠心病等。

【例 7】 A

【解析】 ①老年男性,反复咳嗽、咳痰十余年,既往有吸烟史,胸部 X 线片示双肺纹理粗乱,初步诊断为<u>慢性阻塞性肺疾病急性发作</u>。②患者目前处于急性加重期,血气分析 $PaO_2<60mmHg$,$PaCO_2$ 48mmHg,诊断为 <u>I 型呼吸衰竭</u>,该患者氧疗的最佳方式是低流量吸氧,避免吸入氧浓度过高导致 CO_2 潴留(A对),故本题选 A。③慢阻肺稳定期的治疗可行长期家庭氧疗,一般用鼻导管吸氧,氧流量为 1.0~2.0L/min,吸氧时间 10~15h/d;气管插管、机械通气适用于发生肺性脑病,且症状进行性加重的患者。

【例 8】 C

【解析】 COPD 出现突发的呼吸困难、胸痛,说明患者出现了<u>气胸</u>(C对),故本题选 C。昭昭老师提示,题目中出现突发呼吸困难+胸痛,一般只有两种情况,即气胸和肺栓塞,合并 COPD 病史的即为<u>自发性气胸</u>。

【例 9】 D

【解析】 ①老年男性,反复咳嗽、咳痰数十年,既往吸烟史。查体有桶状胸,符合 COPD 的典型表现,故初步诊断为 <u>COPD</u>。②患者目前出现肝颈静脉回流征阳性及肝淤血、下肢水肿,说明发生了右心衰竭,此即为慢性肺源性心脏病导致的肺心病表现;患者同时出现意识障碍,考虑可能是慢性阻塞性肺疾病导致二氧化碳大量潴留,麻醉中枢,即<u>肺性脑病</u>(D对),故本题选 D。

【例 10】 C

【解析】 ①肺性脑病最主要的病因系低氧血症及 CO_2 潴留导致中枢麻痹,故目前最主要的治疗措施是<u>无创通气,改善症状</u>(C对),故本题选 C。②抗感染、利尿减轻水肿都属于对症治疗,不属于目前最主要的处理措施;静脉滴注支链氨基酸用来治疗肝性脑病,减少脑内假神经递质的生成。

【例 11】 B

【解析】 老年男性,有 COPD 病史。现患者<u>突发胸痛伴呼吸困难</u>,同时呼吸音减弱,考虑长期 COPD 导致<u>自发性气胸</u>(B对),故本题选 B。急性心肌梗死患者多有冠心病病史,表现为胸前区的憋闷感及压榨感,实验室检查心肌酶升高;阻塞性肺不张表现为胸闷、呼吸困难,呼吸音减低,但是一般无胸痛;胸腔积液导致限制性通气障碍,发生呼吸困难,疼痛不明显。

【例 12】 D

【解析】 <u>气胸</u>首选的检查是 <u>X 线片</u>,可以了解肺被压缩的程度(D对),故本题选 D。CTPA 即 CT 肺动脉造影用来检查肺栓塞;胸腔穿刺用来诊断胸腔积液;支气管镜多用于中心型肺癌的确诊。

第 2 节 支气管哮喘

【例 13】 A

【解析】 ①青少年＋春季发病＋喘息为主（昭昭老师提示：不是以咳嗽、咳痰为主）＋嗜酸性粒细胞增多＋IgE 增高＝支气管哮喘。②急性左心衰竭最主要的表现是咳粉红色泡沫状痰；间质性肺炎多为支原体肺炎，典型表现为刺激性咳嗽；慢性支气管炎多见于中老年人，表现为反复咳嗽、咳痰。

【例 14】 D

【解析】 ①支气管哮喘的患者，在接触到过敏原或受到冷空气等刺激后，出现反复喘息，无明显咳痰，清晨或夜间加重，典型体征出现双肺满布哮鸣音，抗生素治疗无效，可自行缓解。②该病例中，青年男性，表现为喘息，双肺广泛哮鸣音，符合支气管哮喘的表现，初步诊断为支气管哮喘（D 对），故本题选 D。③自发性气胸多是胸痛伴呼吸困难；肺血栓栓塞多有下肢血栓高危因素，患者表现为突发呼吸困难；急性左心衰竭表现为咳粉红色泡沫状痰。

【例 15】 D

【解析】 ①支气管哮喘的患者，在接触到过敏原或受到冷空气等刺激后，出现反复咳嗽，无明显咳痰，清晨或夜间加重，典型体征出现双肺满布哮鸣音，抗生素治疗无效，可自行缓解。②该病例中，青年男性，间断咳嗽，凌晨和夜间可加重，可自行缓解，反复发作，符合支气管哮喘的表现，诊断为支气管哮喘（D 对），故本题选 D。③慢性支气管炎主要见于老年人，表现为反复咳嗽、咳痰；胃食管反流病表现为胸骨后反酸、烧心、烧灼感，抑酸药物如奥美拉唑治疗有效；左心衰患者出现呼吸困难，但是需要药物治疗，多不能自行缓解。

【例 16】 D

【解析】 ①支气管哮喘是由多种细胞和细胞组参与的气道慢性炎症性疾病，这种慢性气道炎症导致气道高反应性的增加，出现广泛多变的可逆性气流受限，并引起反复发作性喘息、气急、胸闷咳嗽等症状。因为仅仅是功能性疾病，无器质性病变，故胸部 X 线检查多为正常。②根据题干，该患者年轻女性，有过敏原接触病史，突发咳嗽胸闷等症状，反复发作史，听诊符合支气管哮喘体征，影像学检查无异常（D 对），故本题选 D。③心源性哮喘表现为喘憋为主，但是因为急性左心衰常可导致肺水肿，出现肺部的湿罗音，X 线可见肺部的渗出影；COPD 多见于中老年人，主要表现反复咳嗽、咳痰达数年或数十年；支气管扩张患者常表现为反复的咳嗽、咳痰和咳血。

【例 17】 D

【解析】 ①支气管哮喘的患者，在接触到过敏原或受到冷空气等刺激后，出现反复咳嗽，无明显咳痰，清晨或夜间加重，典型体征出现双肺满布哮鸣音，抗生素治疗无效，可自行缓解。该病例中，青年女性，表现为干咳、胸闷，无咳痰及发热，周期性发作，可自行缓解，符合支气管哮喘的表现，初步诊断为支气管哮喘。②支气管哮喘的确定检查，选择支气管激发试验，如果 FEV_1 下降 20%，则为阳性结果，可以诊断为支气管哮喘（D 对），故本题选 D。③支气管镜多用于中心性肺癌的诊断；胸部高分辨 CT（HRCT）是支气管扩张的确诊检查；胸部 MRI 也较常用肺癌的检查，在明确肿瘤与大血管之间的关系上有一定的优越性。

【例18】 B

【解析】 ①支气管哮喘的患者,在接触到过敏原或受到冷空气等刺激后,出现反复咳嗽,无明显咳痰,清晨或夜间加重,典型体征出现双肺满布哮鸣音,抗生素治疗无效,可自行缓解。该病例中,中年男性,间断咳嗽,特点为干咳,抗生素治疗无效,反复发作,符合支气管哮喘的表现,诊断为支气管哮喘。②支气管哮喘的确定检查,选择支气管激发试验,如果 FEV_1 下降20%,则为阳性结果,可以诊断为支气管哮喘(B对),故本题选B。③胸部CT可显示肺占位的大小、范围和程度等;支气管镜检查用于肺癌的检查和诊断。

【例19】 C

【解析】 ①支气管哮喘是反复发作性的喘息、气急、胸闷或咳嗽等症状,常在夜间和(或)清晨发作、加剧,多数患者可自行缓解或经治疗缓解。根据题目描述,本患者以干咳为主,春季接触过敏原后容易发作,胸片检查无明显异常,故考虑诊断为支气管哮喘。②支气管哮喘的确定检查,选择支气管激发试验,如果 FEV_1 下降20%,则为阳性结果,可以诊断为支气管哮喘(C对),故本题选C。③胸部CT可显示肺占位的大小、范围和程度等;心脏超声检查多用来诊断心力衰竭或心脏瓣膜疾病;血气分析用于呼吸衰竭的诊断。

【例20】 D

【解析】 ①支气管哮喘是反复发作性的喘息、气急、胸闷或咳嗽等症状,常在夜间和(或)清晨发作、加剧,多数患者可自行缓解或经治疗缓解。根据题目描述,本患者以干咳为主,春季接触过敏原后容易发作,胸片检查无明显异常,故考虑诊断为支气管哮喘。②支气管哮喘的确定检查,选择支气管激发试验,如果 FEV_1 下降20%,则为阳性结果,可以诊断为支气管哮喘。如果患者处于急性发作期,首选支气管舒张试验,如果 FEV_1 上升≥12%或者增加200mL以上,则为阳性结果,可以诊断为支气管哮喘(D对),故本题选D。③支气管哮喘患者最大呼气流量显著降低、一秒钟用力呼气容积降低、最大呼气中段流量降低,但这些都不是其诊断指标;哮喘本质是一种功能性疾病,而非器质性疾病,故胸片多正常。

【例21】 B

【解析】 ①青年女性,反复喘息,呼吸音低且呼气相明显延长,此为支气管哮喘的典型表现和体征(B对),故本题选B。②慢性支气管炎多见于老年人,长期咳嗽、咳痰;心源性哮喘多为急性左心衰竭导致肺水肿,发生呼吸困难,此时肺脏查体往往有满布湿啰音;肺栓塞的典型表现为呼吸困难。

【例22】 D

【解析】 ①干咳＋反复抗生素治疗无效＋胸片检查正常＝咳嗽变异型哮喘(D对),故本题选D。②支气管肺炎、支气管结核、支气管扩张的X线片往往有典型表现。

【例23】 B

【解析】 支气管哮喘的治疗中,糖皮质激素具有举足轻重的地位,主要的用药方式是吸入,而不是口服(B对),故本题选B。

【例24】 D

【解析】 ①患者青年女性,发作性喘息3年,可自行缓解,考虑为支气管哮喘(D对),故本题选D。②慢性支气管炎表现为长时间的咳嗽、咳痰;阻塞性肺气肿及慢性支气管炎并肺气肿多有桶状胸。

【例 25】A

　　【解析】①β₂ 受体激动剂可舒张支气管平滑肌,增强黏液纤毛清除功能,降低血管通透性,调节肥大细胞及嗜碱性粒细胞介质的释放,具有明显的解痉平喘作用(A 对),故本题选 A。②常用的 β₂ 受体激动剂如沙丁胺醇、特布他林等。

【例 26】B

　　【解析】糖皮质激素(简称激素)为目前治疗哮喘最有效的药物,严重哮喘发作时应及早静脉给予琥珀酸氢化可的松或甲基强的松龙治疗(B 对),故本题选 B。

【例 27】D

　　【解析】对于常规药物治疗无效的重症哮喘患者,机械辅助通气是有效的治疗手段,机械辅助通气的指征为呼吸表浅有暂停现象;神志不清或昏迷;充分氧疗后 $PaO_2 < 60mmHg$;$PaCO_2 > 50mmHg$(D 对),故本题选 D。

【例 28】D

　　【解析】患者哮喘发作持续时间长,哮喘程度较严重,为重度哮喘发作,此时的治疗应注意补液,因为哮喘持续发作时张口呼吸、出汗、进食少等原因易引起脱水,且补液可避免痰液黏稠致器官堵塞,每日补液量一般为 2500～3000mL;此外应给予支气管舒张药,重度发作时应足量、短程、静脉给予糖皮质激素,其维持时间较知受体激动剂更长(D 对),故本题选 D。

【例 29】D

　　【解析】①男性患者,支气管哮喘受凉后,出现喘息发作,夜间症状明显,符合支气管哮喘急性发作重度,治疗上持续雾化吸入 β₂ 受体激动剂或合并抗胆碱药;或静脉滴注氨茶碱或沙丁胺醇。②吸入短效 β₂ 受体激动剂治疗只适用于轻度的患者(D 对),故本题选 D。

【例 30】C

　　【解析】①中年女性,诊断为支气管哮喘,长期吸入激素治疗。②目前症状波动,首选加入白三烯调节剂,通过调节白三烯的生物活性而发挥抗炎作用,同时可以舒张支气管平滑肌,它是目前除吸入型糖皮质激素外唯一可以单独应用的哮喘控制性药物,可作为轻度哮喘 ICS 的替代治疗药物和中、重度哮喘的治疗用药,尤其适用于阿司匹林哮喘、运动性哮喘及伴有过敏性鼻炎哮喘的患者,常用药物如:孟鲁斯特、扎鲁司特等(C 对),故本题选 C。

【例 31】C

　　【解析】①青年男性,持续性喘息,既往有哮喘病病史,故诊断为支气管哮喘急性发作。②支气管哮喘急性发作,病情较轻首先应用 β₂ 受体激动剂,扩张支气管,解除痉挛;如果患者病情较重,出现端坐呼吸,大汗淋漓,应当采用静脉点滴激素,静脉应用激素可有迅速及强大的抗炎效果,可及时改善症状,避免进一步加重(C 对),故本题选 C。③哮喘治疗最主要的是解除呼吸道痉挛,而非抗感染(不选 B);患者出现昏迷,肺性脑病表现时首选机械通气;氨茶碱对于气管性和心源性的哮喘均有效,当临床上不能分辨时,可先选用氨茶碱。

第3节　支气管扩张

【例32】 B

　　【解析】 ①支气管扩张好发于青少年,症状主要有反复咯血、咳痰,反复肺部感染。该患者中年女性,幼年反复咳嗽,如今出现咯血,此即支气管扩张的典型表现,故诊断为支气管扩张(B对),故本题选B。②肺结核表现为低热、盗汗、乏力、食欲缺乏;支气管肺癌表现为刺激性咳嗽及痰中带血;慢性支气管炎多见于中老年人,表现为反复的咳嗽和咳痰。

【例33】 D

　　【解析】 ①中年男性,主要表现为咳血,首先考虑支气管扩张。②支气管扩张宜首选的检查是胸部高分辨CT,可以显示肺癌的位置、大小、范围、侵犯程度等(D对),故本题选D。③支气管动脉造影是以前诊断支气管扩张的金标准,但是其属于有创检查,近几年来随着CT技术的发展已经逐渐被高分辨CT所取代。

【例34】 D

　　【解析】 ①中年女性,长时间咳嗽、咳痰伴咯血,咯血是支气管扩张的典型表现,故诊断为支气管扩张。②支气管扩张最典型的表现是咯血,首选的药物治疗即给予垂体后叶素治疗或生长抑素治疗;若治疗无效,则进行手术治疗,切除病变肺组织(D对),故本题选D。

第4节　肺　炎

【例35】 B

　　【解析】 ①中青年女性,患者表现为典型寒战、高热,X线特征是大片实变,符合肺炎链球菌性肺炎的表现(B对),故本题应选B。②克雷柏杆菌肺炎表现为咳砖红色胶冻状痰,X线表现为叶间隙下坠;肺炎支原体肺炎多见于青少年,表现为刺激性咳嗽;干酪性肺炎患者表现为低热、盗汗、乏力、食欲缺乏等。

【例36】 A

　　【解析】 ①该患者青壮年,淋雨后发病,且为突发寒战、高热,第二天出现胸痛、咳嗽、咳痰,影像学检查示右上肺大片实变影,故诊断为大叶性肺炎(A对),故本题选A。②胸膜增厚见于慢性胸膜炎症性疾病。③肺脓肿以高热、咳嗽、咳大量脓臭痰为主要特征。④肺结核常表现为低热、乏力、盗汗等结核中毒症状,伴有咳嗽、咳痰。

【例37】 C

　　【解析】 ①大叶性肺炎因为肺实变导致语颤增强;炎症渗出导致叩诊呈浊音,患者发热出现急性病容等。②大叶性肺炎不会引起气管移位,纵隔、气管向一侧移位多见于气胸、胸腔积液等(C对),故本题选C。

【例38】 C

　　【解析】 ①青壮年男性,受凉史,患者出现咳嗽、咳痰,考虑诊断为肺炎链球菌肺炎。目前患者出现高热、血压低,考虑肺炎链球菌肺炎导致的休克,故诊断为重症肺炎(C对),故本题选

C。②中枢神经系统感染多有头痛、呕吐、颅内压升高等表现;急性左心衰竭患者表现为呼吸困难及肺部湿罗音;干酪性肺炎多有低热、盗汗表现。

【例39】 C

【解析】重症肺炎患者,目前经过高浓度吸氧后,氧分压仍然很低,所以需要机械通气来改善氧分压(C 对),故本题选 C。

【例40】 D

【解析】①青年女性,受凉后出现寒战、高热、咳嗽及咳痰,考虑肺炎。查体发现语音震颤增强,胸部 X 线片示右下肺大片状模糊阴影,符合大叶性肺炎的典型特点。大叶性肺炎的致病菌是肺炎链球菌(昭昭老师速记:"大""连")。②肺炎链球菌肺炎首选青霉素;对青霉素过敏者,或感染耐青霉素菌株者,用呼吸喹诺酮类、头孢噻肟后头孢曲松,感染 MDR 者可用万古霉素、替考拉宁及利奈唑胺。③阿米卡星是一种氨基糖苷类抗生素,对多数肠杆菌科细菌,如大肠埃希菌、克雷伯菌属、肠杆菌属、变形杆菌属、志贺菌属、沙门菌属、枸橼酸杆菌属、沙雷菌属等均具良好作用,对绿脓杆菌及其他假单胞菌、不动杆菌属、产碱杆菌属等亦有良好作用,对革兰染色阳性菌作用较差(D 对),故本题选 D。

【例41】 D

【解析】①中年女性,表现为高热、寒战,胸部 X 线提示小空洞,考虑小叶性肺炎导致的多发小脓肿,故诊断为小叶性肺炎,小叶性肺炎致病菌是金黄色葡萄球菌(D 对),故本题选 D(昭昭老师速记:"金"发"小"孩)。②肺结核的致病菌是结核分枝杆菌;大叶性肺炎的致病菌是肺炎链球菌。

【例42】 A

【解析】①老年男性,表现为咳嗽、咳痰,出现高热,考虑肺部感染;胸部 X 线提示多个气囊腔,故考虑小叶性肺炎导致的肺脓肿(昭昭老师速记:小叶性肺炎多见于中老年人,年老体弱者,肺部典型 X 线表现为多发小空洞)。②小叶性肺炎致病菌是金黄色葡萄球菌,金黄色葡萄球菌可释放透明质酸酶等,破坏周围的组织,导致肺组织坏死,产生小空洞(A 对),故本题选 A。(昭昭老师提示:看见小空洞及看见气囊腔就是金黄色葡萄球菌肺炎)

【例43】 B

【解析】①肺炎克雷伯杆菌肺炎多见于老年人,典型痰为砖红色胶冻样痰(B 对),故本题选 B。②葡萄球菌肺炎的典型痰为黄脓痰或粉红色乳状脓性;铜绿假单胞菌肺炎的痰为翠绿色或黄脓性;流感嗜血杆菌肺炎的痰为脓性痰或痰中带血。

【例44】 C

【解析】①肺炎克雷伯杆菌肺炎是由肺炎克雷伯菌引起的急性肺部炎症,多见于老年、营养不良、慢阻肺及全身衰竭的患者,预后差,死亡率较高,该菌是院内获得性肺炎的主要致病菌。主要表现为急性起病,高热,咳嗽、咳痰。痰稠脓性,量多带血,呈砖红色、胶冻状。②该患者主要表现为咳粉红色胶冻状痰,住院期间发生了肺炎,胸部 X 线可有蜂窝状脓肿,符合肺炎克雷伯菌肺炎的诊断(C 对),故本题选 C。②真菌性肺炎多见于自身免疫力低下所致;肺炎链球菌肺炎多见于青壮年,有劳累或受凉病史,X 线显示肺大叶广泛渗出;干酪性肺炎患者表现为低热、盗汗、乏力、食欲缺乏,X 线往往显示上叶尖后段和下叶背段受损。

【例45】C

【解析】①肺炎克雷伯杆菌肺炎多见于老年人,典型痰为砖红色胶冻样痰,易有空洞或多发性脓肿形成,好发于右上叶,由于渗出物稠厚比重高,常使水平叶间裂呈弧形下坠(C对),故本题选C。②肺炎球菌肺炎多见于青壮年,咳痰特点为铁锈色痰,X线显示大叶实变,很少形成空洞或脓肿。③肺脓肿多有口腔疾病史咳脓性恶臭痰,X线显示大片浓密炎性阴影中有脓腔及液平。④干酪性肺炎系结核杆菌引起的慢性病程,多有结核中毒症状如长期不规则发热、乏力、盗汗,X线显示为干酪样病灶,密度相对较高,且不均一。

【例46】D

【解析】①支原体肺炎起病缓慢,咳嗽为其突出症状。常伴咽痛、头痛、肌肉痛。胸片呈肺部多种形态浸润影,阶段分布,多见于肺下叶。该患者表现为刺激性咳嗽及胸片呈双下肺点片状浸润影,故诊断为支原体肺炎(D对),故本题选D。②干酪性肺炎的表现为低热、盗汗、乏力、食欲缺乏等;葡萄球菌肺炎的表现为高热、寒战,胸部X线提示小空洞;肺炎链球菌肺炎的表现为多见于青壮年,患者的表现为寒战、高热,咳砖红色胶冻状痰。

【例47】A

【解析】①青少年男性患者,有低热、咳嗽、咽部不适病史,X线片示网状及小片状阴影,且白细胞不升高,最可能的诊断为支原体肺炎(A对),故本题选A。②病毒性肺炎的X线表现多有毛玻璃样阴影;军团菌肺炎及肺炎球菌肺炎属于细菌性肺炎,白细胞通常会明显升高。

【例48】C

【解析】①支原体肺炎的首选检查是冷凝集试验(C对),故本题选C。②大部分支原体肺炎患者,于发病第2周,血清中冷凝集素效价达1∶32或更高,4周达高峰,6周后下降或消失。一次检查凝集价达1∶64或动态观察增长4倍以上时有诊断意义。

【例49】B

【解析】①支原体肺炎首选红霉素(昭昭老师速记:"支"援"红"军)。②肺炎链球菌肺炎首选青霉素;真菌性肺炎治疗首选抗真菌药物氟康唑;肺结核治疗首选异烟肼+利福平。

第5节　肺脓肿

【例50】C

【解析】①患者目前出现寒战、咳嗽、高热、白细胞升高及胸部X线片示有空洞形成,考虑肺脓肿;患者有皮肤感染史(背部皮肤疖肿),故推断为金黄色葡萄球菌经血液循环转移到肺部,引起肺部的感染,故诊断为急性血源性肺脓肿(C对),故本题选C。②大肠埃希菌肺炎较为少见;军团菌肺炎是嗜肺军团菌引起的以肺炎表现为主,可能合并肺外其他系统损害的感染性疾病;肺炎克雷伯杆菌肺炎主要表现为咳砖红色胶冻状痰。

【例51】B

【解析】①肺组织由于化脓菌感染引起组织炎症坏死,继而形成肺脓肿,如果与支气管相通,则出现脓腔,临床上以高热、咳嗽、咳大量脓臭痰为主。该患者有拔牙病史,咳大量脓臭痰符合肺脓肿的表现,故诊断为肺脓肿(B对),故本题选B。②肺炎一般表现为咳嗽、咳痰;肺结核表现为低热、盗汗、乏力等,抗生素治疗无效;肺癌表现为刺激性咳嗽伴痰中带血。

【例52】 B

【解析】 ①患者有高热、咳嗽、咳脓疾,叩诊呈浊音,可闻及湿啰音,且有杵状指,均符合急性肺脓肿(B对),故本题选 B。②支气管炎表现为咳嗽咳痰;其余几种肺炎的诊断公式如下:

肺炎类型	诊断公式	昭昭老师速记
肺炎球菌肺炎	肺炎球菌肺炎(大叶性肺炎)＝青壮年＋受凉史＋咳"铁"锈色痰＋X肺大叶实变	"青壮年"爱"练球"爱打"铁"
葡萄球菌肺炎	葡萄球菌肺炎(小叶性肺炎)＝中老年＋咳脓黄痰＋X线;多发小空洞,液气平面	"小""空洞"里藏"金子"

【例53】 D

【解析】 ①青年男性,表现为寒战高热,肺部湿啰音,且白细胞明显升高,故考虑肺部感染性疾病,结合 X 线片显示空洞形成考虑肺脓肿。患者 1 周前足部化脓感染史,故初步诊断为金黄色葡萄球菌血源性感染导致肺脓肿(D对),故本题选 D。②肺血管炎和肺囊肿继发感染不是考试范畴;肺结核表现为低热、盗汗、乏力等;真菌性肺炎多见于应用抗生素和激素后,痰液特点是白色胶冻状痰。

【例54】 B

【解析】 ①中年女性,寒战、高热、咳嗽、咳痰考虑肺部感染性疾病;患者白细胞明显升高,X线发现空洞,考虑肺脓肿导致的空洞。患者既往有小腿外伤史,推断金黄色葡萄球菌经过血行转移到达了肺部,引起血源性肺脓肿(B对),故本题选 B。②肺结核表现为低热、盗汗、乏力、食欲缺乏等;真菌性肺炎见于免疫力低下或长期应用抗生素导致菌群失调的患者;革兰阴性杆菌肺炎是院内感染较多见的肺炎。

【例55】 D

【解析】 ①患者目前出现寒战、咳嗽、高热、白细胞升高及胸部 X 线片示有空洞形成,考虑肺脓肿;患者有皮肤感染史(颈部皮肤疖肿),故推断为金黄色葡萄球菌经血液循环转移到肺部,引起肺部的感染,故诊断为急性血源性肺脓肿。②血培养对经过血行转移的肺部脓肿的意义最大(D对),故本题选 D。③痰涂片革兰染色有助于致病菌的确定,但不能确诊;支气管镜多用于中心型肺癌的诊断;血气分析用于呼吸衰竭的诊断。

【例56】 C

【解析】 ①中年男性,发热、咳嗽、咳痰,故考虑诊断为肺炎。患者出现右下肺肺叶浸润性阴影,且出现脓臭痰,且 X 线片示出现空洞,故考虑诊断为肺脓肿。②脓臭痰往往合并厌氧菌的感染,故需要加用甲硝唑(C对),故本题选 C。

【例57】 B

【解析】 肺脓肿的抗感染治疗的疗程一般是 6～8 周(B对),故本题选 B。

【例58】 D

【解析】 ①患者目前诊断明确为肺脓肿,已经经过 4 个月治疗,但是仍有发热、咯血,说明治疗效果不佳。②肺脓肿手术指征有肺脓肿病程超过3个月,经内科治疗脓腔不缩小,故此时采取<u>最佳的治疗是手术切除病变组织</u>(D对),故本题选D。③祛痰及体位引流是治疗肺脓肿的一种治疗措施,但是适用于病变较轻的患者;经纤维支气管镜冲洗属于脓液引流但并发症较多,经皮穿刺引流多适用于脓腔较大的肺脓肿的治疗。

第6节　肺结核

【例59】D

　　【解析】①患者干咳,不规则低热,消瘦,双颈部可触及成串小淋巴结,右上肺大片密度不均阴影、有小空洞形成,抗炎治疗无效,应高度怀疑肺结核,其典型表现为咳嗽、咳痰、咯血、胸痛、呼吸困难、乏力、盗汗、食欲减退、体重减轻等,育龄妇女可有月经不调,<u>干酪性肺炎系继发型肺结核的一种</u>(D对),故本题选D。②细菌性肺炎抗生素治疗有效;支原体肺炎表现为刺激性咳嗽;过敏性肺炎不是考试范畴。

【例60】D

　　【解析】①患者青年女性,有干咳、低热、盗汗等结核中毒症状,故考虑<u>肺结核可能性大</u>(D对),故本题选D。肺结核咯血是肺结核常见的局部症状之一,小量咯血,系病灶炎症使毛细血管通透性增高所致;中等量咯血,多为小血管损伤;而空洞壁上较大动脉瘤破裂则可出现大咯血。②肺炎球菌肺炎多为急性病程,咳铁锈色痰;支气管扩张及肺脓肿通常咳大量脓臭痰;肺脓肿主要表现为咳大量浓痰。

【例61】B

　　【解析】①肺结核的典型特点是好发于上叶尖后段和下叶背段,患者表现为结核中毒症状如低热、盗汗、乏力、食欲缺乏等,X线片根据不同时期表现不同,如慢性纤维空洞型肺结核表现为不规则的空洞,抗结核治疗有效而抗感染治疗无效。该病例中,中年男性,低热伴咳嗽,抗生素治疗无效,且病灶位于下叶背段伴空洞形成,符合肺结核的表现,故诊断为肺结核。②肺结核<u>首选的检查是痰涂片抗酸染色</u>,抗酸染色阳性,提示肺结核(B对),故本题选B。③痰涂片革兰染色只能证实革兰染色阴性和阳性的细菌;支气管镜检查用于中心型肺癌的确诊;痰真菌培养有助于了解是否存在真菌感染。

【例62】C

　　【解析】①患者干咳、盗汗,静滴"头孢菌素"无效,考虑为肺结核,<u>首选胸部X线检查</u>,但是不能确诊。②胸部X线检查是早期发现肺结核的主要方法,可以发现早期轻微的结核病变,诊断肺结核临床类型的主要根据,判断肺结核活动性与疗效的重要依据。肺结核病影像特点是病变多发生在上叶的尖后段和下叶的背段,密度不均匀、边缘较清楚和变化较慢,易形成空洞和播散病灶。③要想明确诊断,<u>痰中找到结核菌</u>是确诊肺结核的主要方法(C对),故本题选C。

【例63】A

　　【解析】①肺结核的典型特点是好发于上叶尖后段和下叶背段,患者表现为结核中毒症状如低热、盗汗、乏力、食欲缺乏等,X线片根据不同时期表现不同,抗结核治疗有效而抗感染治疗无效。②该病例中年男性,咳嗽伴咯血,左上肺斑片状渗出,符合肺结核的表现,故诊断为肺结核。肺结核首选的检查是痰涂片抗酸染色,抗酸染色阳性,提示肺结核(A 对),故本题选 A。③痰涂片革兰染色只能证实革兰染色阴性和阳性的细菌;痰细菌培养＋药敏为金标准,但耗时较长。

【例 64】A

【解析】①利福平的主要是副作用是肝毒性,可导致转氨酶及胆红素升高(A 对),故本题选 A。②异烟肼的副作用是周围神经炎;吡嗪酰胺的副作用是高尿酸血症;乙胺丁醇的副作用是视神经炎。

昭昭老师关于药物的总结如下:

药 物	简 写	昭昭老师速记	并发症	昭昭老师速记
异烟肼	INH,H	"H"像"烟"筒	周围神经炎	"一(异)""周"
利福平	RFP,R	三十而立(R 利)	肝毒性	立竿见影(利肝)
吡嗪酰胺	PZA,Z	擒贼(嗪 Z)	高尿酸血症	"比"赛谁"尿"得高
乙胺丁醇	EMB,E	E＝乙	视神经炎	喝点"醇""视力"受损
链霉素	SM,S	"链"子像"S"形	耳毒性、肾毒性	学英语,先"练耳"朵

【例 65】D

【解析】①异烟肼主要不良反应是周围神经炎,肝脏损害。②利福平主要不良反应有消化道刺激和肝功能损害;吡嗪酰胺主要不良反应有胃肠道反应、肝损害和高尿酸血症;链霉素主要不良反应为损害第Ⅰ对脑神经,肾功能损害者禁忌。③病例中患者有痛风病史,因此禁忌使用吡嗪酰胺(D 对),故本题选 D。

昭昭老师关于药物的总结如下:

药 物	简 写	昭昭老师速记	并发症	昭昭老师速记
异烟肼	INH,H	"H"像"烟"筒	周围神经炎	"一(异)""周"
利福平	RFP,R	三十而立(R 利)	肝毒性	立竿见影(利肝)
吡嗪酰胺	PZA,Z	擒贼(嗪 Z)	高尿酸血症	"比"赛谁"尿"的高
乙胺丁醇	EMB,E	E＝乙	视神经炎	喝点"醇""视力"受损
链霉素	SM,S	"链"子像"S"形	耳毒性、肾毒性	学英语,先"练耳"朵

第 7 节 肺血栓栓塞病

【例 66】A

【解析】①中年男性,突发呼吸困难,伴胸痛及咳嗽、憋气,$P_2 > A_2$,伴有低氧血症,考虑肺动脉栓塞。②CTPA 即 CT 肺动脉造影是肺栓塞的确诊方法,其敏感性高达 98%,直接征象是有肺动脉内造影剂充盈缺损,伴或不伴有轨道征的血流阻断(A 对),故本题选 A。③心肌坏死标志物主要用于心肌梗死、急性病毒性心肌炎的诊断;血 D-二聚体的临界值为 $500\mu g/L$,急性肺栓塞时升高,但因特异性差,对 PTE 无诊断价值,若其含量 $< 500\mu g/L$,则对 PTE 有重要的

排除诊断价值;UCG 即超生心动图主要观察心脏的射血量及心室的大小等情况。

【例67】B

　　【解析】①中年男性,扩张型心肌病病史,心室扩张导致血流紊乱,可发生附壁血栓。患者目前活动时,突发喘憋,出现缺氧表现,如发绀,且 $P_2 > A_2$,伴有低氧血症,考虑血栓脱落,阻塞肺动脉,发生肺动脉栓塞(B 对),故本题选 B。②急性心包炎是心包膜脏层和壁层的急性炎症,可以同时合并心肌炎和心内膜炎;急性心肌梗死表现为突发胸痛伴憋闷感,心电图可发现 ST 段抬高≥0.1mV;心绞痛表现为突发胸痛伴憋闷感,心电图可发现 ST 段压低≥0.1mV。

第8节 肺 癌

【例68】D

　　【解析】①老年男性,表现为干咳,X 线表现有直径 3cm 的占位,故考虑诊断为肺癌(D 对),故本题选 D。②肺结核主要表现为低热、盗汗,干咳且抗生素治疗无效;慢性肺脓肿最主要的表现是咳嗽大量的脓臭痰。

【例69】A

　　【解析】①颈静脉怒张一般见于心包积液、右心衰竭、上腔静脉阻塞,结合该患者症状及病史,诊断为肺癌压迫上腔静脉,导致上腔静脉阻塞(A 对),故本题选 A。②下腔静脉阻塞出现肝淤血及下肢水肿;心包积液、胸腔大量积液最主要的临床表现是呼吸困难。

【例70】D

　　【解析】①颈交感神经麻痹综合征,又称 Horner 综合征,是由于交感神经中枢至眼部的通路上受到任何压迫与破坏,引起瞳孔缩小、眼球内陷、上睑下垂及患侧面部无汗的综合征。②喉返神经受压出现声音嘶哑(D 对),故本题选 D。(昭昭老师速记:"反(返)""思(嘶)")

【例71】B

　　【解析】①无发热盗汗,排除结核,加用抗生素无效,患者有咳嗽且颈部有肿大的淋巴结,故考虑诊断为肺癌。②肺癌的首选检查是 X 线片(B 对),故本题选 B。③血沉多用于确诊疾病是否处于活动期;痰找结核杆菌及结核菌实验是诊断肺结核的重要检查;肺功能检查主要用于诊断 COPD 和支气管哮喘等疾病。

【例72】D

　　【解析】①老年男性,咳嗽伴声音嘶哑,X 线显示左肺门明显增大,胸部 CT 是左肺叶可见直径 4cm 的块状影,考虑中央型肺癌,肺癌肿块压迫喉返神经导致声音嘶哑(D 对),故本题选 D。②阻塞性肺炎多表现为发热、咳嗽、咳痰等;肺脓肿表现为咳出大量脓臭痰;肺结核表现为低热、盗汗等。

【例73】A

　　【解析】①老年男性,咳嗽伴痰中带血,考虑为肺癌;左肺门阴影故诊断为中央型肺癌。②中心性肺癌最有价值的检查是支气管镜检查+活检(A 对),故本题选 A;经胸壁穿刺活检是确诊周围型肺癌的金标准。③胸部 CT、MRI 是用来鉴别中心型肺癌和周围型肺癌。

【例 74】B

【解析】①中年男性,表现为刺激性咳嗽+痰中带血丝,考虑肺癌可能性大。②病理组织学证实为鳞癌,鳞癌首选的治疗是手术治疗(B 对),故本题选 B。

【例 75】D

【解析】①老年人+患者 X 线检查,右肺门肿块,压迫支气管导致肺不张,可首先考虑为肺癌。②位于肺段支气管以上的肺癌为中心型肺癌,位于肺段支气管以下的肺癌为周围型肺癌,该患者肺癌位于肺门处,即位于肺段支气管以上,故属于中心型肺癌(D 对),故本题选 D。

【例 76】A

【解析】中心型肺癌中鳞癌最常见(A 对),周围型肺癌中腺癌最常见,故本题选 A。

【例 77】D

【解析】①肺癌首选检查为 X 线检查。X 线检查后行肺部 CT 检查,以便了解肿物的大小、位置、有无转移等(D 对),故本题选 D。②中心型肺癌的确诊检查是支气管镜+活检。

【例 78】D

【解析】①中年男性,咳嗽伴痰中带血,首先考虑肺癌。胸部 X 线片示右上肺近肺门处肿块影,说明肺癌位于中央,诊断为中心型肺癌。为了明确病理诊断,中心型肺癌首选检查是支气管镜检查+活检(D 对),故本题选 D。②周围型肺癌首选经胸壁穿刺活检;开胸活检创伤太大,不作为首选,若经痰细胞学检查、支气管镜检查和针刺活检等检查均未能确立细胞学诊断,可以考虑开胸活检;胸腔镜检查用于确定胸腔积液或胸膜肿块的性质;纵隔镜检查是一种纵隔转移淋巴结进行评价和取活检的创伤性手术。

【例 79】A

【解析】①转移到同侧的肺门淋巴结为 N_1 期。②转移到对侧的肺门淋巴结、锁骨上淋巴结为 N_3 期;转移到肝、脑说明发生了远处转移即 M_1。③N_3 及 M_1 说明肺癌分期为Ⅲb 期和Ⅳ期,手术的禁忌;同侧的肺门淋巴结转移可以行手术治疗(A 对),故本题选 A。

【例 80】B

【解析】胸部 X 线提示左侧大量胸腔积液,胸腔积液确诊的方法是胸腔穿刺抽液+活检,液体送实验室行进一步检查(B 对),故本题选 B。

【例 81】D

【解析】①纵隔可见直径 1～2cm 的肿大淋巴结,加上患者高龄,考虑该患者可能肺癌并纵隔淋巴转移。②如希望彻底治愈胸腔积液,先要治愈其原发疾病,否则很难治愈。故在此例中,如计划治愈肺癌,在已经有大量胸腔积液的情况下,反复抽液是不可行的,因为抽液后不久胸腔积液会再次增多;因胸腔积液是肺癌手术治疗的相对禁忌证,所以首选治疗措施为全身化疗(D 对),故本题选 D。

第9节　肺间质疾病

【例82】D

【解析】①肺间质纤维化主要表现为活动性呼吸困难,渐进性加重。②半数患者可见杵状指,90％患者可闻及 Velcro 啰音(肺底部可闻爆裂音),胸片示双肺中下野肺纹理增多呈网格状、小结节阴影(D对),故本题选 D。③慢性支气管炎表现为反复的咳嗽和咳痰;支气管哮喘表现为反复的喘息;支气管扩张症表现为反复咳嗽及咳血。

第10节　肺动脉高压和肺源性心脏病

【例83】D

【解析】①特发性肺动脉高压是一种不明原因的肺动脉高压,患者出现典型的临床表现,如呼吸困难、胸痛、头晕等,体征为肺动脉高压导致继发右心室肥厚表现,患者出现剑突下心尖搏动及晚期右心衰竭的表现等。该病例中,无慢阻肺及心脏病病史。该病例患者表现为胸痛及呼吸困难,$P_2 > A_2$ 及剑突下可见心尖搏动,此为肺动脉高压的典型表现,故诊断为**特发性肺动脉高压**(昭昭老师提示:医师考试中,只要看到 $P_2 > A_2$,提示三个疾病:特发性肺动脉高压、肺心病、肺栓塞)。②特发性肺动脉高压的确诊检查是超声心动图,超声显示三尖瓣峰值流速$>3.4m/s$ 或肺动脉收缩压$>50mmHg$ 将被诊断为肺动脉高压(D对),故本题选 D。③CT肺动脉造影用于肺栓塞的诊断;胸部 X 线片用于肺炎、肺结核的诊断;肺通气功能多用于慢性阻塞性肺疾病的诊断。

【例84】A

【解析】①老年男性,反复咳嗽、咳痰数十年,初步诊断为 COPD。患者目前出现静脉充盈,肝颈静脉回流征阳性,此为右心衰竭的体征,故患者可以诊断为肺源性心脏病。②缺氧、高碳酸血症和呼吸性酸中毒使肺血管收缩、痉挛,其中缺氧是肺动脉高压形成的最主要的因素(A对),故本题选 A。

【例85】D

【解析】①老年患者慢性咳嗽数十年提示患者诊断为 COPD。②目前患者出现 $P_2 > A_2$,提示有肺动脉高压,三尖瓣区可闻及 3/6 级收缩期吹风样杂音提示有右心室肥厚与扩大导致三尖瓣关闭不全;出现下肢水肿、颈静脉怒张提示右心衰竭(昭昭老师提示:双下肢水肿是心衰;眼睑水肿是肾炎)。③由此可知该患者最可能的诊断是慢性肺疾病导致右心衰,即慢性肺源性心脏病(D对),故本题选 D。

【例86】B

【解析】①老年患者慢性咳嗽、咳痰 18 年＋桶状胸提示患者诊断为 COPD。②目前患者表现出 P_2 亢进提示肺动脉高压,三尖瓣区可闻及收缩期吹风样杂音提示右心室扩大导致三尖瓣关闭不全,结合患者有 COPD 病史,考虑是肺部疾病导致肺动脉高压,继发导致右心衰,出现右心室的肥厚和扩大。③由此可知该患者最可能的诊断是慢性肺疾病导致右心衰,即慢性肺源性心脏病(B对),故本题选 B。

【例 87】C

【解析】①长期咳嗽咳痰,首先考虑 COPD。②心电图提示顺钟向转位及 $RV_1+SV_5\geqslant$ $1.05mV$,$P_{II}>0.22mV$,提示右心室肥厚、右心室衰竭,故考虑是 COPD 导致的肺动脉高压继发肺心病的典型表现,故本病例应诊断为慢性肺源性心脏病(C 对),故本题选 C。③阻塞性肺气肿仅仅是肺部的表现无心脏结构病变;支气管哮喘患者多无肺心病表现;二尖瓣狭窄多导致左心房增大,进而出现肺淤血表现。

【例 88】A

【解析】①老年患者慢性咳嗽数十年提示患者诊断为 COPD。②目前患者出现下肢水肿、肝颈静脉回流征阳性提示右心衰竭(昭昭老师提示:双下肢水肿是心衰;眼睑水肿是肾炎),故诊断为:慢性肺源性心脏病。③肺心病急性加重期的治疗原则为:积极控制感染(A 对),通畅呼吸道和改善呼吸功能,纠正缺氧和 CO_2 潴留,控制呼吸和心力衰竭。故本题选 A。

【例 89】B

【解析】①患者老年吸烟男性,有长期咳痰、咳嗽病史,肺底有湿啰音,考虑慢性支气管炎的可能性大。而目前患者胸闷、气急、发绀、双下肢水肿等应为肺源性心脏病所致的右心衰竭,故本题最可能的诊断为慢性肺源性心脏病(B 对),故本题选 B。②冠状动脉硬化性心脏病主要表现为胸痛;风湿性心脏病多同时有心脏炎及关节炎;原发性心肌病多有典型的心脏超声提示诊断。

【例 90】D

【解析】①肺源性心脏病因为肺动脉高压,导致肺动脉瓣区可有第二心音亢进,此为肺源性心脏病的主要体征之一(D 对),故本题选 D。②三尖瓣区出现收缩期杂音或剑突下示心脏搏动,多提示有右心肥厚、扩大,心脏向左扩大。部分病例因肺气肿使胸膜腔内压升高,阻碍腔静脉回流,可见颈静脉充盈。③房颤患者的体征是心音强弱快慢不等;左心室肥厚患者心界向左下扩大;心包积液、全心衰、扩张型心肌病患者,心界向两侧扩大。

【例 91】C

【解析】①肺性脑病是由于呼吸功能衰竭所致缺氧、CO_2 潴留而引起精神障碍、神经系统症状的一种综合征。临床特征为原有的呼吸衰竭症状加重并出现神经精神症状如神志恍惚、嗜睡或谵妄、四肢抽搐甚至昏迷等。肺性脑部是肺心病死亡的首要原因。该患者目前出现昏睡,最可能的原因是肺性脑病所致(C 对),故本题选 C。(昭昭老师提示:慢性肺部疾病导致的昏迷就是肺性脑病;肝硬化导致的昏迷就是肝性脑病)②中毒性脑病多见于儿童重症肺炎所致;脑梗死多有脑血管病病史,脑 CT 可有相应改变。

第 11 节　胸腔积液

【例 92】C

【解析】①患者无咳嗽、咳痰,右下肺叩浊又无呼吸音增强的肺实变体征及湿性啰音,加之发热时间稍长,为低热、开始胸痛,后又减轻,胸闷、气短均符合胸腔积液的诊断(C 对),故本题选 C。②肺炎链球菌肺炎表现为寒战高热,咳出铁锈色痰及语音震颤增强;支原体肺炎表现为刺激性咳嗽,X 线多见肺间质病变;浸润性肺结核多位于肺尖部,X 线可见密度不均匀的密度影。

【例93】C

【解析】①青年女性,出现午后低热的表现,考虑结核病变,同时出现胸腔积液,故诊断为结核导致的胸腔积液。此时因为胸腔大量积液导致肺膨胀受限,发生限制性的呼吸困难(C对),故本题选C。②COPD属于阻塞性通气功能障碍;ARDS导致低氧的机制是肺组织弥散功能障碍、通气/血流比值失调及动静脉分流。

【例94】D

【解析】①胸腔积液即胸膜腔内液体形成过快或吸收过缓,最常见的表现是呼吸困难,多伴有胸痛和咳嗽;大量的胸腔积液可使得胸廓饱满,触觉语颤减弱,局部叩诊浊音,呼吸音减弱或消失。②该病历中,中年女性,发热、咳嗽;右侧胸廓略饱满,右下肺叩诊呈实音,呼吸音明显减弱,符合胸腔积液的典型表现,故诊断为胸腔积液。③胸腔积液的体征是患侧胸廓饱满,触觉语颤减弱(D对),局部叩诊浊音,气管向左侧移位,呼吸音减低或消失,故本题选D。(昭昭老师提示:气多了、水多了,语音震颤就减弱)

【例95】D

【解析】①年轻男性,发热、咳嗽、胸痛,故考虑胸部感染;现在患者出现右下肺呼吸音减弱,语颤减弱,X线提示上缘呈弧形,考虑诊断胸腔积液。②胸腔积液明确诊断,胸腔穿刺了解积液的性质(D对),故本题选D。

【例96】D

【解析】①中年男性,发热伴胸闷,右下肺呼吸音消失,语音共振减弱,胸部X线片示右下肺大片状密度增高影,上缘呈外高内低弧形,此为胸腔积液的典型表现。②胸腔积液首选的检查是B超;明确诊断首选检查为胸腔穿刺抽液(D对),故本题选D。

【例97】D

【解析】①中年女性,反复咳嗽、咳痰伴胸痛及痰中带血,首先考虑肺癌。X线提示左侧大量胸腔积液,提示肺癌产生大量癌性胸腔积液,胸腔积液导致限制性呼吸困难,进而出现呼吸音消失、语颤减弱。②胸腔积液的检查可以选择胸腔积液的细胞学及生化检查,癌性胸腔积液可以发现癌细胞及胸腔积液中LDH升高;胸部的CT可了解胸内有无占位性病变;胸膜活检可以确诊此疾病。③肺功能检查只是提示呼吸功能受限,不能明确病因(D错),故本题选D。

【例98】D

【解析】①患者为中年男性,胸闷、胸痛病史,且腋下发现异常淋巴结,最可能诊断为左侧癌性胸膜炎(D对),故本题选D。②冠心病心力衰竭、冠心病心绞痛、左自发性气胸等多无淋巴结肿大。

【例99】D

【解析】要明确诊断最佳选择为腋下淋巴结病理活检(D对),故本题选D。

【例100】D

【解析】胸腔积液患者,要缓解患者困难,可以行胸腔排液减压,抽出胸腔积液,缓解症状(D对),故本题选D。

第 12 节　胸部损伤

【例 101】 D

　　【解析】 ①患者表现为,突发右胸部撕裂样痛,结合查体发现呼吸音消失,故考虑气胸。气胸分为三种类型,其中张力性气胸是气体处于只进不出的状态,患侧胸部张力增大,导致气管向健侧移位(D 对),故本题选 D。②胸腔积液 X 线检查可见典型病变;大叶性肺炎多见于青壮年男性,表现为寒战高热及咳铁锈色痰等;干性胸膜炎典型体征是胸膜摩擦感。

【例 102】 D

　　【解析】 ①青年男性,表现为突发胸痛,伴呼吸困难,叩诊为鼓音,符合气胸的典型表现,诊断为气胸(D 对),故本题选 D。②巨大肺大疱及膈疝不是执业医师考试范畴;少量胸腔积液患者常常无明显的临床表现。

【例 103】 D

　　【解析】 ①青年男性,出现胸痛,检查胸阔稍饱满,语音震颤减弱,叩诊呈鼓音,呼吸音消失,诊断为气胸(D 对),故本题选 D。②肺不张系指一个或多个肺段或肺叶的容量或含气量减少;胸腔积液表现为呼吸困难,胸阔稍饱满,语音震颤减弱,叩诊呈浊音;肺炎表现为咳嗽、咳痰。

【例 104】 C

　　【解析】 ①中年男性,出现胸闷及憋气,检查左侧呼吸运动减弱,叩诊呈鼓音,呼吸音减弱,胸部 X 线显示左肺被压缩,符合气胸的典型表现,诊断为气胸。②气胸治疗,如果肺被压缩<20%,则保守治疗即可;肺被压缩>20%,需行胸腔闭式引流术(C 对),故本题选 C。③呼吸机辅助呼吸 ARDS 患者多用呼吸机辅助呼吸;COPD 患者治疗方案是低流量吸氧;张力性气胸的治疗是胸腔穿刺排气。

【例 105】 D

　　【解析】 ①张力性气胸为气管、支气管或肺损伤处形成活瓣,气体每次吸气进入胸膜腔并积累增多,导致胸膜腔压力高于大气压,又称为高压性气胸。张力性气胸患者表现为严重或极度呼吸困难、烦躁、意识障碍、大汗淋漓、发绀。气管明显移向健侧,颈静脉怒张,多有皮下气肿。伤侧胸部饱满,叩诊呈鼓音,呼吸音消失。胸部 X 线检查显示胸腔严重积气,肺完全萎陷、纵隔移位,并可能有纵隔和皮下气肿。该患者表现为胸痛+空瓮音,考虑诊断为气胸(D 对),故本题选 D。②胸腔积液表现为呼吸困难,叩诊为浊音或实音;大叶性肺炎多见于青壮年,表现为寒战高热+咳铁锈色痰;干性胸膜炎表现为胸痛及胸膜摩擦音和胸膜摩擦感。

【例 106】 C

　　【解析】 ①中年男性,胸部外伤史,患者出现端坐呼吸,左侧胸壁及皮下气肿,且并发气管偏右,符合张力性气胸表现,故诊断为张力性气胸。②张力性气胸的治疗是排气减压,应进行左胸腔穿刺排气,多采用胸腔闭式引流(C 对),故本题选 C。

第13节　急性呼吸窘迫综合征与
多器官功能障碍综合征

【例107】C

　　【解析】①中年男性,急性胰腺炎病史,患者可产生严重的炎症反应,炎症反应导致肺部细胞损伤,表现为肺毛细血管内皮细胞和肺泡上皮细胞损伤,肺微血管通透性增高和微血栓形成,大量富含蛋白质和纤维蛋白的液体出至肺间质和肺泡,形成非心源性肺水肿。因为肺水肿,患者可能出现严重顽固低氧血症(C对),故本题选C。②肺梗死患者多有肺部栓塞病史,肺梗死的典型三联征是胸痛、呼吸困难、咯血;急性心力衰竭表现为呼吸困难,患者咳粉红色泡沫状痰;术后肺不张患者出现呼吸困难,X线可鉴别。

【例108】C

　　【解析】①急性呼吸窘迫综合征(ARDS)即各种肺内和肺外致病因素所导致的急性弥散性肺损伤和进而发展为急性呼吸衰竭,主要病理改变是肺微血管通透性升高,肺泡内渗出富含蛋白质的液体,进而导致肺水肿及透明膜形成。ARDS常见的危险因素有大面积战伤、烧伤、胰腺炎、溺水等多在原发病的72小时之内发生,一般不超过7天。②该病例,中年男性,诊断为重症胰腺炎。患者目前出现气短,氧饱和度下降,考虑胰腺炎导致的急性呼吸窘迫综合征(C对),故本题选C。③医院获得性肺炎多由革兰染色阴性的致病菌感染所致,表现为咳嗽、咳痰、发热等;心力衰竭表现为劳力性呼吸困难;阻塞性肺不张表现为胸闷、气急、呼吸困难。

【例109】D

　　【解析】①中年男性,明确外伤史,患者目前出现憋气及烦躁不安,且出现顽固性低氧血症,故考虑诊断为急性呼吸窘迫综合征(D对),故本题选D。②气胸患者突发的呼吸困难和胸痛,查体有呼吸音消失;肺血栓栓塞表现为突发的呼吸困难,伴有胸痛,有肺动脉高压的表现,$P_2 > A_2$;急性左心衰竭患者主要表现为咳粉红色泡沫状痰,及患者有奔马律。

【例110】C

　　【解析】①急性呼吸窘迫综合征(ARDS)即各种肺内和肺外致病因素所导致的急性弥散性肺损伤和进而发展为急性呼吸衰竭,主要病理改变是肺微血管通透性升高,肺泡内渗出富含蛋白质的液体,进而导致肺水肿及透明膜形成。ARDS常见的危险因素有大面积战伤、烧伤、胰腺炎、溺水等多在原发病的72小时之内发生,一般不超过7天。②该病例,年轻男性,溺水病史,患者目前出现气短,氧饱和度下降,考虑溺水导致的急性呼吸窘迫综合征。③ARDS的治疗强调在治疗原发病、纠正缺氧,轻症患者可使用面罩吸氧,大多数患者需要机械通气(C对),故本题选C。

【例111】C

　　【解析】①MODS即多器官功能衰竭综合征指机体在遭受急性严重感染、严重创伤、大面积烧伤等突然打击后,同时或先后出现不包括原发病的2个或2个以上器官的功能障碍,以致在无干预治疗的情况下不能维持内环境稳定的综合征。②MODS诊断主要依据病史及临床表现,本病例中患者有过严重感染的病史,同时临床有肾衰竭、呼吸衰竭、脑衰竭等症状(C对),故本题选C。

第 14 节　呼吸衰竭

【例 112】 C

　　【解析】①老年男性,长期咳嗽、咳痰,考虑诊断为 COPD。②COPD 患者需要进行长期家庭氧疗,上呼吸道感染往往可以导致疾病的迅速加重,导致慢性疾病急性发作。③该患者原有的呼吸衰竭症状加重并出现神经精神症状,即考虑产生了肺性脑病(C 对),故本题选 C。

　　(昭昭老师提示:肺疾病导致的昏迷就是肺性脑病;肝硬化导致的昏迷就是肝性脑病)

【例 113】 D

　　【解析】①老年男性,长期咳嗽病史,故考虑 COPD。患者目前出现意识障碍,烦躁不安,考虑 COPD 所致的肺性脑病。②肺性脑病的首选检查是动脉血气分析,通常可见氧分压降低,二氧化碳分压升高(D 对),故本题选 D。

【例 114】 B

　　【解析】①肺性脑病患者,禁忌使用苯二氮卓类的镇静催眠药如地西泮(B 对),故本题选 B。②该患者目前处于 COPD 急性感染期,所以可以应用抗生素抗炎;应用激素减轻炎症反应及同时使用扩张支气管的药物。

【例 115】 B

　　【解析】①老年女性,长期咳嗽、咳痰,考虑诊断为 COPD。②COPD 患者需要进行长期家庭氧疗。氧气吸入浓度(%)=21+4×氧流量,(27-21)/4=1.5(L/min)(B 对),故本题选 B。

第二章　循环系统

第 1 节　心力衰竭

【例 116】 A

　　【解析】①关于心脏病的两个分级,首先要知道这两个分级的适用条件。NYHA 分级适用于非急性心肌梗死患者;Killip 分级适用于急性心肌梗死患者。②Killip 分级如下:Ⅰ级为有心脏病,体力活动不受限;Ⅱ级为肺部有湿啰音,范围<1/2 肺野;Ⅲ级为肺部有湿啰音,范围>1/2 肺野;Ⅳ级为休克。③急性前壁心肌梗死根据 Killip 进行分级。根据分期可以得知,患者双肺底闻及少许湿啰音即肺部啰音范围<1/2 肺野,一般是 Killip Ⅱ级(A 对),故本题选A。④常考点知识点拓展,昭昭老师关于心功能分级如下:

分　级	NYHA 分级	Killip 分级
	非急性心肌梗死患者	急性心肌梗死患者
分　期	①Ⅰ级:有心脏病,体力活动不受限; ②Ⅱ级:有心脏病,体力活动轻度受限; ③Ⅲ级:有心脏病,体力活动明显受限; ④Ⅳ级:有心脏病,休息时就有症状 (昭昭老师速记:"2 度轻 3 度明")	①Ⅰ级:有心脏病,体力活动不受限; ②Ⅱ级:肺部有湿啰音,范围<1/2 肺野; ③Ⅲ级:肺部有湿啰音,范围>1/2 肺野; ④Ⅳ级:休克 (昭昭老师速记:心连着肺,根据肺啰音)

【例 117】 B

　　【解析】①患者陈旧性前壁心肌梗死 5 年,故诊断为非急性型心肌梗死,适用 NYHA 分级。②本题中患者体力活动明显受限,从事一般家务活动即感喘憋,应为心功能Ⅲ级(B 对),故本题选 B。③NYHA 分级Ⅱ级指患者体力活动轻度受限制,一般体力活动(每天日常活动)引起过度疲劳、心悸、气喘或心绞痛;Killip 分级Ⅱ级指的是肺部有啰音,但啰音的范围小于1/2 肺野;Killip 分级Ⅲ级指肺部有啰音,但肺部啰音的范围大于 1/2 肺野,但小于肺水肿;Killip 分级Ⅳ级指有休克。④常考点知识点拓展,昭昭老师关于心功能分级如下:

分　级	NYHA 分级	Killip 分级
	非急性心肌梗死患者	急性心肌梗死患者
分　期	①Ⅰ级:有心脏病,体力活动不受限 ②Ⅱ级:有心脏病,体力活动轻度受限 ③Ⅲ级:有心脏病,体力活动明显受限 ④Ⅳ级:有心脏病,休息时就有症状 (昭昭老师速记:"2 度轻 3 度明")	①Ⅰ级:有心脏病,体力活动不受限 ②Ⅱ级:肺部有湿啰音,范围<1/2 肺野 ③Ⅲ级:肺部有湿啰音,范围>1/2 肺野 ④Ⅳ级:休克 (昭昭老师速记:心连着肺,根据肺啰音)

【例 118】 D

【解析】 患者咳嗽 20 年,提示呼吸系统疾病,初步诊断慢性阻塞性肺疾病,患者目前出现的下肢间断性水肿,颈静脉怒张、肝大等均提示出现右心衰竭,故诊断为慢性肺源性心脏病(D对),故本题选 D。

【例 119】 D

【解析】 ①肺源性心脏病可使肺组织结构或功能异常,肺血管阻力增加,肺动脉高压,使右心室扩张或肥厚,心脏向左扩大(D 对),故本题选 D。②心包积液多由感染引发渗出性的心包炎所导致;室间隔肥厚多见于肥厚型心肌病;冠状动脉狭窄多见于冠心病。

【例 120】 B

【解析】 ①该病例中,患者 10 年前曾发生心肌梗死,目前出现颈静脉怒张、下肢水肿、肝大等临床表现,说明出现心力衰竭,查体发现心脏向两侧增大,说明发生了全心衰竭,故本题选B。②昭昭老师总结的三种心衰的诊断公式如下:

疾 病	诊断公式
慢性左心衰	慢性左心衰=劳力性呼吸困难+肺底出现湿啰音+心界向左下方扩大
慢性右心衰	慢性右心衰=下肢对称性水肿+肝颈静脉回流征阳性+心界向左扩大
全心衰	全心衰=呼吸困难症状好转+心界向两侧扩大

③右心衰竭患者出现的典型体征是颈静脉怒张及肝颈静脉回流征阳性;左心衰竭患者出现劳力性呼吸困难,急性左心衰竭可咳出粉红色泡沫状痰,但是两者都无心界向两侧扩大。Killip分级适用于急性心肌梗死患者;NYHA 分级适用于非急性心肌梗死患者,本病例中未描述患者的活动情况及相应出现的体征,故无法说明是 NYHA 分级中的第几级。(昭昭老师提示:出现心界向两侧扩大的见于三种疾病:全心衰、扩张性心肌病及心包积液)

【例 121】 B

【解析】 ①左心衰竭的典型表现为肺淤血及肺部啰音。右心衰竭表现为下肢水肿、肝颈静脉回流征阳性、肝淤血水肿等。(昭昭老师提示:左心衰就是肺水肿,右心衰就是下肢水肿,肾炎就是眼睑水肿)②该患者,中年男性,短距离行走(步行 50m 左右)即感呼吸急促,此为左心衰竭表现;该患者同时出现颈静脉怒张,肝颈静脉回流征阳性,双肺可闻及细湿啰音,双下肢凹陷性水肿,考虑同时出现了右心衰,故本患者左、右心衰竭都存在,即全心衰(B 对),故本题选 B。

【例 122】 C

【解析】 ①中年男性,该患者心功能Ⅳ级,即已发生严重的心力衰竭,主要的治疗措施包括强心、利尿、扩血管。②结合本题各选项,硝普钠是血管扩张剂,同时扩张动、静脉,可降低心脏前、后负荷;呋塞米是排钾利尿剂,该患者目前血钾 6.5mmol/L,存在高血钾,应用此利尿剂可以降低血钾,螺内酯是保钾利尿剂,不宜用于高血钾患者(C 对),故本题选 C;地高辛是强心药,且该患者存在房颤,应用地高辛可以控制心室率。

【例 123】 D

【解析】 ①中年男性,劳力性呼吸困难,既往史有高血压病史,初步诊断为左心衰竭。②β

受体阻滞剂可抑制交感神经激活对心力衰竭代偿的不利作用。心力衰竭患者长期应用β受体阻滞剂能减轻症状、改善预后、降低死亡率和住院率。③ACEI类药物早期足量应用,除了可以缓解症状,还能延缓心力衰竭进展,降低不同病因、不同程度心力衰竭患者及伴或不伴有冠心病患者的死亡率(D对),故本题选D。④洋地黄类药物属于正性肌力药物,地高辛可以长期使用,西地兰等为快速起效的静脉制剂,适用于急性心力衰竭或慢性心力衰竭加重时(不选A)。⑤β受体兴奋剂即多巴胺或多巴酚丁胺是常用的静脉制剂,只能短期应用,在慢性心力衰竭加重时起到帮助患者渡过难关的作用,连续用药超过72小时可能出现耐药,长期使用将增加死亡率(不选B)。⑥磷酸二酯酶抑制剂包括米力农、氨力农等,通过抑制磷酸二酯酶活性促进钙离子通道膜蛋白磷酸化,增加钙内流,增强心肌收缩力,长期使用米力农治疗心力衰竭,患者死亡率增加,因此,该药仅对急性收缩性心力衰竭、难治性心力衰竭及心脏移植前的终末期心力衰竭的患者短期应用(不选C)。

【例124】A

【解析】①心衰患者,及时进行相应的药物治疗,特别是急性左心衰患者,应该迅速给予利尿、扩血管等治疗。②硝普钠属于扩血管药物,可扩张动脉血管,降低血压即降低心脏的后负荷,改善心功能(A对),故本题选A。③硝普钠也能扩张静脉,减少回心血量,进而减少心脏的前负荷。

【例125】B

【解析】①心力衰竭合并房颤是洋地黄的最佳适应证,机制是洋地黄可以延缓房室结的传导,减少由于房颤传至心室的冲动,降低心率。②β受体阻滞剂主要用于心脏的β受体,降低心率,所以洋地黄效果不佳的时候,加用β受体阻滞剂(B对),故本题选B。③硝普钠可以同时降低心脏的前后负荷,多用于恶性高血压或高血压脑病降低颅内压力。④螺内酯属于保钾性利尿剂,主用通过减少机体内的血容量,降低心脏的前负荷而发挥治疗心力衰竭的作用。⑤苯妥英钠是抗心律失常药物,多用于室性心律失常。

【例126】A

【解析】①风湿性心脏病二尖瓣狭窄史,可诊断为二尖瓣狭窄。患者出现低血压及双肺底的湿啰音,说明患者目前出现了心力衰竭。②心律绝对不齐,第一心音强弱不等是房颤的典型表现。(昭昭老师速记:二尖瓣狭窄最常见的并发症是房颤)③心力衰竭+房颤是洋地黄的最佳适应证,因为洋地黄具有正性肌力作用,促进心肌细胞$Ca^{2+}-Na^+$交换,升高细胞内Ca^{2+}浓度增强心肌收缩力,同时洋地黄的电生理作用可抑制心脏传导系统,对房室交界区的抑制最为明显,可减慢心率(A对),故本题选A。④青霉素主要用于治疗感染,患者目前没有明显的发热及咳痰的表现,故抗感染治疗不恰当;硝普钠同时降低心脏的前后负荷,多用于恶性高血压或高血压脑病降低颅内压力。

【例127】C

【解析】①强心苷治疗的安全范围较小,一般治疗量已接近中毒量60%毒性反应有胃肠道反应:厌食、恶心、呕吐、腹泻;中枢神经系统反应、黄绿视。②心脏的不良反应为异位节律点的自律性增高出现室性期前收缩、室速,减慢房室传导,心动过缓(C对),故本题选C。

【例128】B

【解析】①地高辛的毒性反应发生率较高,因此对用药者应注意监测,用药中出现胃肠道反应如恶心、呕吐,应该警惕,常为中毒先兆,此外常有神经系统反应如头痛、头晕,及视觉异常如黄视、绿视,视觉异常也是停药的指征之一。心脏反应是地高辛最危险的毒性反应,主要表现为各种心律失常,常见快速型心律失常如室性期前收缩、二联律、三联律、室上性或室性心动过速及慢速型心律失常如房室传导阻滞等。②本题中患者表现有胃肠道反应,ECG出现室性期前收缩,考虑为地高辛的毒性反应。当出现快速型心律失常,立即停用地高辛,给予氯化钾,因为钾离子能与地高辛竞争心肌细胞膜的 $Na^+ - K^+ - ATP$ 酶,从而减轻毒性的发生和发展(B对),故本题选 B。

【例129】B

【解析】①老年女性,反复咳嗽、咳痰 20 年,考虑慢性阻塞性肺疾病。②患者出现下肢水肿及肝大,此即右心衰竭导致下腔静脉血液回流受阻。故本题的最佳诊断为慢性肺源性心脏病合并右心衰竭(B对),故本题选 B。

【例130】C

【解析】右心衰竭导致下腔静脉血液回流受阻,体循环淤血导致毛细血管的静水压升高,进而导致血液外渗出现水肿(C对),故本题选 C。

【例131】C

【解析】①硝普钠同时降低心脏的前后负荷,多用于急性左心衰、恶性高血压或高血压脑病降低颅内压力。②此患者突发左心衰,首选硝普钠,可以迅速降低心脏的前后负荷,缓解症状(C对),故本题选 C。③西地兰属于强心药,因为患者此时最主要的问题是减轻肺水肿而非增加心脏射血量;氨茶碱可用于支气管哮喘和心源性哮喘,但是此时患者最主要的问题在于减轻肺水肿,而不是扩张支气管;多巴酚丁胺属于升压药物。

【例132】D

【解析】①高血压病史,端坐位,血压很高,双肺底可闻及湿性啰音说明发生了急性左心衰竭。②急性左心衰竭首选硝普钠治疗,可以降低心脏的前后负荷,迅速缓解症状(D对),故本题选 D。

【例133】D

【解析】①咳粉红色泡沫状痰是急性左心衰的典型表现,故初步诊断为急性左心力衰竭;患者 BP 180/130mmHg,为 3 级高血压;日前同时合并心律绝对不齐,故可诊断为房颤。②患者急性左心衰症状较重,要给予硝普钠和呋塞米,迅速减轻心脏负荷,降低血压;心力衰竭合并房颤,最佳的治疗药物是洋地黄类药物,如地高辛、毛花苷 C(D对),故本题选 D。

【例134】D

【解析】①老年男性,突发气急,咳粉红色泡沫状痰,心尖区闻及舒张早期奔马律,考虑急性左心衰。既往患者有 COPD 病史,高血压病史,考虑高血压引发的急性左心衰(D对),故本题选 D。②肺动脉栓塞表现为突发胸痛及呼吸困难,患者前期有下肢深静脉血栓或右心附壁血栓;COPD 合并右心衰,右心衰的主要表现是颈静脉怒张、肝颈静脉回流征阳性等;高血压合并肺部感染,患者表现为咳嗽、咳脓痰。

【例135】C

【解析】急性左心衰的治疗口诀为"端坐位腿下垂,强心利尿打吗啡",但此患者同时合并慢性阻塞性肺气肿,吗啡会导致呼吸抑制,所以该患者不适宜的抢救措施是静脉注射吗啡(C对),故本题选C。

第2节　心律失常

【例136】B

【解析】①中年男性,心率平时<60次/分,考虑诊断为心动过缓,无任何不适主诉,活动后心率加快,故本题考虑为窦性心动过缓。②该患者无症状,故暂时不需要治疗,定期随访就可以(B对),故本题选B。(昭昭老师速记:无症状就观察;有症状就用药,一旦休克就电打(室颤是非同步电除颤,其余都是同步电除颤)

【例137】A

【解析】①患者中年女性,健康查体,偶发房性早搏。②患者没有不适感,不影响生活,心率可接受,只要定期随访即可(A对),故本题选A。(昭昭老师速记:无症状就观察;有症状就用药,一旦休克就电打室颤是非同步电除颤,其余都是同步电除颤)

【例138】D

【解析】①房性期前收缩的P波提前发生,与窦性P波的形态不同,房性期前收缩下传的QRS波形态通常正常,较早发生的房性期前收缩有时亦可出现宽大畸形的QRS波。②该病例中,中年男性,心电图显示提前出现的P波,形态与窦性P波略有不同,QRS波群形态正常,符合房性期前收缩的特点,故诊断为房性期前收缩。③房性期前收缩通常无需治疗,主要是寻找和去除病因(D对),吸烟、饮酒与咖啡均可诱发房性期前收缩,应劝导患者戒除或减量,故本题选D。④如果出现明显症状的时候或因房性期前收缩触发室上性心动过速,应给予治疗,治疗药物如普罗帕酮、莫雷西嗪及β受体拮抗剂等。

【例139】C

【解析】①P波消失,代之为大小不等的F波符合房颤;房颤患者,心排出量减少致使脉搏短绌(C对),故本题选C。②发绀多见于缺氧;A₂亢进多见于高血压等;二尖瓣面容多见于二尖瓣狭窄。

【例140】D

【解析】①P波消失,代之以F波,心室律绝对不规则,诊断为房颤。②房颤时,控制心室率首选β受体阻滞剂(D对),故本题选D。③昭昭老师关于房颤的几个用药的特点总结如下:

作用机制	药　　物	昭昭老师速记
控制心室率	①首选β受体阻滞剂(美托洛尔);②目标<110次/分	"心"里"美"
抗凝治疗	①首选华法林,使INR在2.0～3.0;②房颤超过24h,复律前口服华法林3周,待心率转复后,再继续口服4周	朝"三"暮"四"
转复窦律	首选胺碘酮	"安""复"一下

【例 141】B

【解析】①患者心肌梗死合并心房颤动,当合并血流动力学不稳定的时候,应采用同步电除颤(B 对),故本题选 B。②心室颤动合并血流动力学不稳定的时候,应采用非同步电除颤。③洋地黄的最佳适应证是心力衰竭＋心房颤动,适用于无血流动力学不稳定的情况。

【例 142】D

【解析】①房颤的治疗强调三个方面:控制心室率、转复窦律、抗凝治疗。②房颤患者的栓塞发生率较高,对于合并瓣膜病患者,应用华法林抗凝,口服华法林,使凝血酶原时间国际标准化比值(INR)维持在 2.0～3.0,能安全有效地预防脑卒中的发生。此外,房颤持续时间不超过 24 小时,复律前无需做抗凝治疗,否则应在复律前接受 3 周华法林治疗,待心律转复后继续治疗 3～4 周。紧急复律治疗可选用静脉注射肝素或皮下注射低分子肝素。③该患者房颤 5 年,时间较长,很容易产生附壁血栓,附壁血栓脱落随动脉流动进入脑内,造成脑栓塞,出现语言不利及肢体活动障碍,长期抗血栓要选用华法林(D 对),故本题选 D。

【例 143】D

【解析】①房颤患者容易发生附壁血栓脱落导致栓塞,故需要抗凝治疗。$CHADS_2$ 评分≥2 分,需要接受抗凝治疗;$CHADS_2$ 评分＝0 分或房颤时间＜24h,不需要接受抗凝治疗。长期抗凝首选口服华法林,使凝血酶原时间国际标准化比值(INR)维持在 2.0～3.0。房颤超过 24 小时者,复律前口服华法林 3 周,待心率转复后,再继续口服 4 周(D 对),故本题选 D。②紧急复律治疗后可选用静脉肝素或皮下注射低分子肝素;阿司匹林属于抗血小板药物。

【例 144】C

【解析】①预激本身不需特殊治疗。②预激综合征并发房颤或房扑时,如心室率快且伴循环障碍者,宜尽快采用同步直流电复律(C 对),故本题选 C。

【例 145】C

【解析】①心电图 QRS－T 波完全消失,代之以大小不等、极不匀齐的低小波,诊断为:心室颤动。②心室颤动是导致心脏骤停常见的机制之一,治疗原则是立即实施非同步电除颤(C 对),故本题选 C。

【例 146】D

【解析】①心电图显示心室率 190 次/分,逆行 P 波,此为阵发性室上性心动过速的典型心电图表现。此疾病的特点是多发于中青年,突发突止,最常用的药物是腺苷。②窦性心动过速,心率≥100 次/分,心电图 P 波、QRS 波及 T 波正常;心房扑动可见 P 波消失代之以 F 波;室性心动过速心电图的典型表现是心室夺获及室性融合波。

【例 147】A

【解析】①阵发性室上性心动过速可表现为突发突止,持续时间长短不一,出现心悸、胸闷等表现,体检可以发现心尖区第一心音强度恒定,心律绝对规则,发作时心率 150～250 次/分。刺激迷走神经常可以终止其发作,如颈动脉窦按摩或做 Valsalva 吞咽动作。首选治疗药物是腺苷。②该病例中,青年男性,心律整齐,心率快,压迫颈动脉窦后心率突然降至 70 次/分,心律整齐,符合阵发性室上性心动过速的特点(A 对),故本题选 A。③室性心动过速的特点是心电图出现心室夺获或室性融合波;窦性心动过速的表现为心率大于 100 次/分,刺激迷走神经不能终止其发作。

【例 148】 A

【解析】 ①逆行 P 波是阵发性室上性心动过速的典型心电图表现（A 对），故本题选 A。室上速的特点是多见于正常人，突发突止，刺激迷走神经可以终止发作等。②室性心动过速的特点是心电图出现心室夺获或室性融合波；窦性心动过速的表现为心率大于 100 次/分，刺激迷走神经不能终止其发作；心房扑动心电图可见 F 波。

【例 149】 C

【解析】 ①患者发生室性心动过速后，如无显著的血流动力学障碍，可给予药物治疗。②但如果合并急性心肌梗死、心力衰竭等疾病时，应立即行进一步电复律治疗。本例患者为室上速同时并发左心衰竭，故最佳治疗室电除颤（C 对），故本题选 C。

【例 150】 A

【解析】 ①室性心动过速，如无显著的血流动力学障碍，可给予药物治疗；但如果合并急性心肌梗死、心力衰竭等疾病时，应立即行进一步电复律治疗。（昭昭老师速记：无症状就观察；有症状就用药，一旦休克就电打室颤是非同步电除颤，其余都是同步电除颤）②此患者已经出现休克，脑供血不足的症状，说明血流动力学不稳定，应直流电复律（A 对），故本题选 A。

【例 151】 D

【解析】 ①该病例中，患者为中年男性，突发意识丧失；心电监护显示心电波形、振幅与频率均极不规则，无法辨认 QRS 波群、ST 段与 T 波提示心室颤动。根据题干得知，患者目前情况危急伴血流动力学不稳定，需要紧急复律，首选 360J 直流电除颤（D 对），故本题选 D。②利多卡因及胺碘酮等复律药物适用于血流动力学稳定的患者；阿托品多用于房室传导阻滞的治疗。

【例 152】 D

【解析】 ①三度房室传导阻滞，房室完全分离，心率很慢，本病例为 30 次/分，是导致体循环明显缺血的表现，故首选的治疗是植入临时性心脏起搏器，维持一定的心率和心排出量，进而减轻症状（D 对），故本题选 D。②静脉注射肾上腺素用于治疗心搏骤停及心源性猝死；多巴酚丁胺、异丙肾上腺素用于治疗休克。

【例 153】 D

【解析】 ①中年男性，既往有糖尿病病史及吸烟史，患者持续胸痛，心电图 ST 段弓背向上抬高，符合急性心肌梗死的特点，故诊断为急性心肌梗死。②急性心肌梗死，心电图导联可确定不同部位的梗死，$V_3 \sim V_5$ 导联提示前壁心肌梗死，Ⅱ、Ⅲ、aVF 导联提示下壁心肌梗死。③前壁心肌梗死最常见的并发症是室性心律失常；下壁心肌梗死最常见的并发症是房室传导阻滞。本题目中，心率明显变慢，说明并发三度房室传导阻滞（D 对），故本题选 D。④心房颤动多见于二尖瓣狭窄；左束支传导阻滞多见于充血性心力衰竭、急性心肌梗死等；窦性停搏多见于冠心病引发的室颤导致心搏骤停。

【例 154】 B

【解析】 ①老年女性，无诱因出现心悸、意识丧失，后意识恢复，体检发现心率慢，且有二度房室传导阻滞，考虑由于严重的房室传导阻滞导致左心室的射血分数减少，进而导致脑供血不足而发生意识丧失(B 对),故本题选 B。②低血糖可引发头晕、晕厥等,此病例中无相关病史;癫痫发作不考虑,因为题干中提示无肢体抽动。

第 3 节 高血压

【例 155】 B

　　【解析】 ①该患者血压 155/100mmHg,其收缩压属于 1 级高血压,舒张压属于 2 级高血压,故诊断为 2 级高血压(按照级别高的诊断)。②该患者的高血压的危险因素有年龄、家族史、血脂异常等;尿蛋白 240mg/24h 达到了靶器官损伤的水平,故对应患者的心血管危险分层标准高危(B 对),故本题选 B。③昭昭老师速记:看见合并糖尿病的都是很高危,其余的项目可简单记忆为:低中高、中中高、高很高很高。

其他危险因素	血　压		
	1 级高血压	2 级高血压	3 级高血压
无其他危险因素	低危	中危	高危
1~2 个危险因素	中危	中危	很高危
3 个以上的危险因素或靶器官损伤	高危	高危	很高危
临床并发症或合并糖尿病	很高危	很高危	很高危

【例 156】 D

　　【解析】 ①血压分级为 1 级高血压:(140~159)/(90~99)mmHg、2 级高血压:(160~179)/(100~109)mmHg、3 级高血压:≥180/110mmHg。②该患者血压为 170/110mmHg,按照最高的标准计算,属于 3 级高血压。③高位因素中:患者合并糖尿病,属于很高危,D 对,故本题选 D。③昭昭老师速记:看见合并糖尿病的都是很高危,其余的项目可简单记忆为:低中高、中中高、高很高很高。

其他危险因素	血　压		
	1 级高血压	2 级高血压	3 级高血压
无其他危险因素	低危	中危	高危
1~2 个危险因素	中危	中危	很高危
3 个以上的危险因素或靶器官损伤	高危	高危	很高危
临床并发症或合并糖尿病	很高危	很高危	很高危

【例 157】 C

　　【解析】 ①中年男性,舒张压>130mmHg,患者出现典型的脑、眼功能不全表现,眼底检查显示视盘水肿,为眼底的Ⅳ级病变,符合恶性高血压的诊断表现(C 对),故本题选 C。②脑出血多有长期高血压病史,患者表现为一侧肢体的偏瘫;脑梗死起病缓慢,头颅 CT 往往提示脑内低密度影。

【例158】 B

【解析】 ①中年男性,患者出现高血压表现,特点是主要表现在脑部,没有其他系统的异常,且头颅 CT 正常,故不考虑脑出血、脑梗死、蛛网膜下腔出血等,而是符合高血压脑病的典型表现(B 对),故本题选 B。②高血压危象多发生于突然停药后,由于小动脉强烈痉挛,血压急剧上升,影响重要脏器血液供应而产生危及症状;常以收缩压升高为主,时间较短暂,控制血压后易好转,但易复发。③脑出血患者脑 CT 可见颅脑高密度区;蛛网膜下腔出血表现为剧烈头痛,脑 CT 可见脑池内高密度区;脑梗死患者脑 CT 可见低密度区。

【例159】 D

【解析】 ①对于一般的高血压患者血压应控制在<140/90mmHg;对于合并糖尿病、高血压、心脏病、脑血管疾病的患者,血压应控制在<130/80mmHg;对于老年患者单纯收缩期的高血压,收缩压至少控制在 150mmHg 以下,如果患者可以耐受的化可以控制在 140mmHg 以下。②该患者,老年女性,收缩压>140mmHg,而舒张压正常,故诊断为老年单纯收缩期高血压,合并糖尿病,血压应该控制在 130mmHg(D 对),故本题选 D。③昭昭老师关于高血压的控制目标总结如下:

人　群	血压控制目标
一般人群	主张血压控制在<140/90mmHg
糖尿病、慢性肾病、心力衰竭或病情稳定的冠心病合并高血压患者	血压控制目标<130/80mmHg (昭昭老师提示:越有合并症控制越严格)
老年人单纯收缩期高血压	收缩压控制在 150mmHg 以下

【例160】 D

【解析】 ①一般主张血压控制目标值应<140/90mmHg;糖尿病、肾病、心力衰竭及冠心病合并高血压的患者,血压要控制在<130/80mmHg;对于老年收缩期高血压患者,收缩压控制在 150mmHg 以下,如果能够耐受可降至 140mmHg 以下。②高血压的诊断标准是收缩压≥140mmHg 和(或)舒张压≥90mmHg;如果收缩压≥140mmHg 而舒张压正常,则诊断为单纯收缩期的高血压。该病例中,患者为老年人,血压(170~190)/(60~65)mmHg,收缩压高,但是舒张压正常,故诊断为老年单纯收缩期高血压。对于老年人收缩期高血压患者,收缩压控制在 150mmHg 以下(D 对),故本题选 D。③昭昭老师关于高血压的控制目标总结如下:

人　群	血压控制目标
一般人群	主张血压控制在<140/90mmHg
糖尿病、慢性肾病、心力衰竭或病情稳定的冠心病合并高血压患者	血压控制目标<130/80mmHg (昭昭老师提示:越有合并症控制越严格)
老年人单纯收缩期高血压	收缩压控制在 150mmHg 以下

【例161】 D

【解析】 ①中年男性,高血压合并蛋白尿及血尿,降压药物首选血管紧张素转换酶抑制剂,其优点之一就是可减少尿蛋白含量(D 对),故本题选 D。②β 受体阻滞剂适合于高血压合并心率快的患者;利尿剂适合于老年人轻、中度的高血压;钙通道阻滞剂适合于高血压合并糖尿病及大多数高血压患者。

【例 162】D

　　【解析】①中年男性,高血压病史,血压 180/100mmHg,诊断为3级高血压。既往有痛风史,血肌酐 320μmol/L,说明肾功能不全。②利尿剂副作用之一是升高血尿酸,导致痛风加重,故不用利尿剂;ACEI 类药物的副作用是刺激性咳嗽,高血钾、妊娠妇女、双侧肾动脉狭窄及血肌酐超过 265μmol/L 的患者禁用 ACEI 类药物,本例患者肌酐高不宜使用,故首选药物为钙离子拮抗剂(D 对),故本题选 D。

【例 163】C

　　【解析】①老年女性,血压 140/95mmHg,收缩压≥140mmHg 和(或)舒张压≥90mmHg,故诊断为原发性高血压。既往有糖尿病病史,目前肌酐高及尿蛋白(+)说明合并肾功能不全。②降压药物中,血管紧张素Ⅱ受体阻滞剂具有改善胰岛素抵抗和减少尿蛋白的作用,对肥胖、糖尿病及心、肾靶器官受损的高血压患者具有相对较好的疗效,特别适用于伴有心力衰竭、心肌梗死、房颤、蛋白尿、糖尿病肾病的患者(C 对),故本题选 C。③钙通道阻滞剂对血脂、血糖无明显营养,服药依从性较好;利尿剂可增加其他降压药物的疗效,主要不良反应有低血钾症和影响血脂、血糖、血尿酸代谢,往往发生在大剂量应用时,因此推荐使用小剂量;α受体阻滞剂最大的优点是对代谢没有明显的不良影响。

【例 164】D

　　【解析】①中年男性,诊断为原发性高血压。②降压药物常用的有 5 大类:利尿剂、β受体阻滞剂、钙离子拮抗剂、ACEI 和 ARB 类药物。③交感神经抑制性药物利血平及 α受体拮抗剂哌唑嗪等,因为副作用较大一般不用(不选 B、C);维拉帕米属于非二氢吡啶类钙离子拮抗剂,具有抑制心脏的作用,因为该患者心率缓慢,可能会导致心率进一步缓慢(不选 A);故本患者最合适的用药为 ACEI 类药物,如培哚普利等(D 对),故本题选 D。

【例 165】B

　　【解析】①中年女性,高血压合并糖尿病,血压 170/100mmHg 为 2 级高血压,故需要控制血压。②降压药物常用的有 5 大类:利尿剂、β受体阻滞剂、钙离子拮抗剂、ACEI 和 ARB 类药物。其中利尿剂、β受体阻滞剂影响血糖代谢,故不适合糖尿病患者(不选 A、C)。患者心率54 次/分,属于心动过缓,故禁用β受体阻滞剂(不选 D)。③综上所述,本题首选钙离子拮抗剂(氨氯地平)及 ARB 类药物(缬沙坦)(B 对),故本题选 B。

【例 166】C

　　【解析】①患者有高血压病史,出现典型的腹部血管杂音,此即血流通过狭窄的肾动脉所产生的杂音,诊断为肾动脉狭窄(C 对),故本题选 C。②高血压危象多发生于突然停药后,由于小动脉强烈痉挛,血压急剧上升,影响重要脏器血液供应而产生危及症状;常以收缩压升高为主,时间较短暂,控制血压后易好转,但易复发。③嗜铬细胞瘤表现为典型的阵发性血压升高;皮质醇增多症表现为满月脸、水牛背及高血压。

【例 167】B

　　【解析】①中年男性,表现为上肢血压和下肢血压不等,差别较大,故考虑为主动脉缩窄导致。主动脉缩窄是指主动脉局限狭窄,管腔缩小,造成血流量减少,导致下肢缺血,血压降低,上肢充血,血压升高(B对),故本题选B。②皮质醇增多症典型表现为满月脸、水牛背及高血压等。③嗜铬细胞瘤表现为阵发性高血压,尿儿茶酚胺、香草扁桃酸、3-甲氧基肾上腺素(MN)和甲氧基去甲肾上腺素(NMN)及其总和(TMN)均可升高。④原发性醛固酮增多症主要表现为高血压合并低血钾。

【例168】D

　　【解析】①青年男性,高血压病史,双上肢血压与双下肢血压不等,肩胛间区可闻及血管杂音,考虑主动脉缩窄(D对),故本题选D。②嗜铬细胞瘤表现为阵发性高血压。③皮质醇增多症表现为满月脸、水牛背等。④原发性醛固酮增多症主要表现为水钠潴留,进而表现为高血压及低血钾。

【例169】D

　　【解析】①阵发性高血压是嗜铬细胞瘤的特征,发作时茶酚胺增多,实验室检查主要是香草扁桃酸水平明显增高(D对),故本题选D。②螺内酯试验阳性主要用于原发性醛固酮增多症的诊断;地塞米松抑制试验阳性多用于库欣综合征的诊断;颅内蝶鞍X线检查阳性可以用于诊断蝶鞍部的肿瘤。

第4节　冠状动脉粥样硬化性心脏病

【例170】D

　　【解析】①变异型心绞痛由冠状动脉痉挛所致,心绞痛发生在休息时,发作有定时,多在半夜或凌晨,伴心电图相关导联ST段抬高,呈单相曲线,缓解期ST段即恢复。运动或情绪刺激不会诱发,运动负荷试验常阴性。②本例心绞痛常在休息或清晨发作,发作时胸前导联ST段抬高,运动负荷试验阴性,符合变异型心绞痛(D对),故本题选D。③卧位型心绞痛虽也发生在卧位休息时,但不伴心电图ST段升高,而且运动试验呈阳性结果。

【例171】D

　　【解析】①急性心肌梗死是心肌急性缺血性坏死,大多在冠状动脉病变的基础上,发生冠状动脉血供急剧减少或中断,使相应的心肌严重而持久地急性缺血所致。②患者在既往心肌梗死后,出现活动后胸痛等症状,并且可被硝酸甘油缓解,可判断为梗死后心绞痛(D对),故本题选D。根据无咳嗽,胸痛深吸气时无加重,可平卧,可排除其他选项。

【例172】B

　　【解析】①根据题目描述得知该患者发生心绞痛;"近2个月发作次数增多,轻微活动也能诱发,发作时心电图ST段呈一过性水平压低",提示进展为不稳定型心绞痛(B对),故本题选B。②稳定型心绞痛指病程持续在1个月以上者,并且引起心绞痛的体力活动在一段时期内(几个月或几年)是稳定的,超过一定活动量可重复出现心绞痛。③心内膜下心肌梗死胸痛时间≥30min。

【例173】D

　　【解析】①心电图运动试验,也称心电图运动负荷试验,是通过一定量的运动增加心脏负荷,观察心电图变化,对已知或怀疑患有心血管疾病,尤其是冠状动脉粥样硬化性心脏病(冠心病)进行临床评估的方法。②该患者,中年男性,由稳定型心绞痛转变为不稳定型心绞痛,如果加重负荷会有心肌梗死的可能,故不宜行心电图负荷试验(D 对),故本题选 D。

【例 174】D

　　【解析】①本病例中,中年患者,表现为胸闷,休息可缓解,此即稳定型心绞痛的典型表现,故诊断为稳定型心绞痛。稳定型心绞痛首选的检查是心电图运动负荷试验,即通过一定量的运动增加心脏负荷,观察心电图变化,对已知或怀疑患有心血管疾病,尤其是冠心病进行临床评估的方法(D 对),故本题选 D。②放射性核素心脏静态显像用于心功能测定;动态心电图用于心律失常诊断;超声心动图用于心力衰竭、瓣膜疾病等的诊断。

【例 175】C

　　【解析】①中年男性,反复胸前痛,考虑冠心病。②冠心病最有价值的检查是冠状动脉造影(C 对),故本题选 C。③超声心动图用于心力衰竭、瓣膜疾病、心肌疾病的诊断;动态心电图用于诊断频发室性早搏、房性早搏等;运动负荷试验用于检查无症状期的心绞痛。

【例 176】B

　　【解析】①该患者为中年女性,高血压病 1 级,合并冠心病,心电图示发作时 ST 段一过性抬高,说明为变异型心绞痛。②变异型心绞痛时首选钙离子通道阻断剂,因为变异型心绞痛系冠状动脉痉挛所致,钙离子通道阻断剂可抑制心肌细胞兴奋耦联中钙离子的作用,因而能抑制心肌收缩,并扩张冠状动脉,解除冠状动脉痉挛,使心肌耗氧减少(B 对),故本题选 B。③昭昭老师将涉及心电图变化的疾病总结如下:

心电图变化	典型疾病	昭昭老师速记
ST 段水平压低	心绞痛	"水平低"感到"心痛"
ST 段一过性抬高	变异型心绞痛	这种"变"化是"一过性"的
ST 段弓背向上抬高	急性心肌梗死	"抬高""心肌梗死"的死亡患者
ST 段弓背向下抬高	心包积液	"液体"往"下"流
ST 段持续抬高	室壁瘤(心肌梗死后并发症)	"瘤"子是"持续"的

【例 177】A

　　【解析】变异型心绞痛继发于大血管痉挛的心绞痛,特征是心绞痛在安静时发作,与劳累和精神紧张等无关,病变可因卧床休息而缓解,并伴有 ST 段抬高的一种特殊类型,它能导致急性心肌梗死、严重心律失常和猝死(A 对),故本题选 A。(昭昭老师提示:考试的时候常会考到"变异",如变异型心绞痛、变异性哮喘,应加以注意)

【例 178】D

　　【解析】左冠状动脉前降支供应左室前壁、室间隔前 2/3 及小部分右室前壁血液(D 对),故本题选 D。

【例 179】B

　　【解析】①Ⅱ、Ⅲ、aVF 导联代表心脏的下壁,患者下壁心肌梗死,常见缓慢性心律失常,故最可能出现房室传导阻滞(B对),故本题选B。②前壁心肌梗死出现的心律失常多为快速心律失常,如室性期前收缩、心室颤动等。③昭昭老师总结如下:

并发症	表现	昭昭老师速记
室性心律失常	前壁心肌梗死	最常见是:室早;最严重是:室颤
三度房室传导阻滞	下壁心肌梗死	心率30～40/分＋大炮音

【例180】D

【解析】①心绞痛确诊测心肌酶,心肌酶中最有价值的是肌钙蛋白(D对),故本题选D。②心肌梗死患者ST段一般抬高;T波明显倒置及病理性Q波。

【例181】C

【解析】①患者目前心绞痛频发,可能会发展为心肌梗死,故应该入院治疗,同时检测心电图和肌钙蛋白(C对),故本题选C。②心电图注意ST段有无抬高;肌钙蛋白是心肌梗死最有价值的心肌酶,一般心肌梗死3～4小时后升高。

【例182】A

【解析】①中年男性,持续胸痛,时间较长,未缓解,且心电图ST段弓背向上抬高,符合心肌梗死的表现,初步诊断为心肌梗死(A对),故本题选A。昭昭老师提示:一部分同学有疑问说,心肌梗死应该有心肌酶升高,可是该患者正常啊。这是因为时间较短,心肌梗死刚2小时,心肌酶尚未升高,肌钙蛋白一般在心肌梗死后3～4小时升高。②肺血栓栓塞,患者多有下肢深静脉血栓的高位因素,如骨折长期卧床,患者表现为突发呼吸困难及喘憋。③不稳定型心绞痛有3种临床表现如静息型心绞痛、初发型心绞痛、恶化型心绞痛,表现与典型的稳定型心绞痛相似,通常程度更重,持续时间更长,可达数十分钟。④急性心包炎多为病毒感染,表现为胸骨后、心前区疼痛,典型体征是心包摩擦音。

【例183】D

【解析】①患者阵发性胸闷提示有心脏病史,往往在一定诱发下可能心肌梗死。患者此次发病6小时,时间较长,且实验室查心肌酶肌钙蛋白升高,故提示诊断急性心肌梗死(D对),故本题选D。②心肌病患者如扩张型及肥厚型心肌病等多依靠超声心动图来确诊;主动脉夹层表现为胸部的撕裂样疼痛;急性肺栓塞表现为突发胸痛伴呼吸困难,但心肌酶不升高。

【例184】D

【解析】①该患者心率慢,但是心律整齐,考虑三度房室传导阻滞(D对),故本题选D。②昭昭老师提示:前壁心梗容易合并室早和室颤;下壁心梗容易合并房室传导阻滞。

【例185】A

【解析】双肺满布湿啰音,提示出现急性左心衰。心脏乳头肌断裂最常见的并发症,往往会在心尖出现收缩期杂音,此时心力衰竭明显,可迅速发生肺水肿(A对),故本题选A。(昭昭老师提示:心肌梗死后心尖部的杂音就是乳头肌功能失调或断裂;胸骨左缘第3～4肋间持续收缩期杂音就是室间隔穿孔)

【例186】A

【解析】①本病例中,患者老年女性,表现为持续性胸痛,伴全身血循环不足表现,Ⅱ、Ⅲ、aVF 导联 ST 段弓背向上抬高 0.3mV>0.1mV,诊断为心肌梗死(下壁)。下壁心肌梗死容易并发房室传导阻滞。②患者目前出现心率慢 32 次/分,心律整齐,故诊断为三度房室传导阻滞(A 对),故本题选 A。

【例 187】D

【解析】①中年男性,持续性胸痛 4 小时,短时间内未缓解,考虑心肌梗死;心电图提示下壁心肌梗死合并三度房室传阻滞。②二度Ⅱ型与三度房室传导阻滞如心室率显著缓慢,伴有明显症状或血流动力学障碍,甚至 Adams - Stroke 综合征发作者,应给予起搏治疗(D 对),故本题选 D。②异丙肾上腺素适用于任何部分的房室传导阻滞,但应用于急性心肌梗死时应十分慎重,因可能导致严重室性心律失常;多巴酚丁胺可导致心肌耗氧量增多,偶见心肌梗死患者增加梗死面积;肾上腺素多用于心肌骤停患者。

【例 188】D

【解析】①该病例中,老年女性,表现为喘憋、胸闷,ECG 示 $V_1 \sim V_6$ 导联 ST 段抬高,此即心肌梗死的典型表现,故诊断为心肌梗死(D 对),故本题选 D。②肺动脉栓塞表现为突发呼吸困难、胸痛等,往往伴有下肢深静脉血栓的病史;支气管哮喘表现为接触过敏原后,呼气性呼吸困难;糖尿病酮症酸中毒表现为口有烂苹果味,尿酮体阳性。

【例 189】D

【解析】①心肌梗死患者的治疗给予吗啡类药物镇静、硝酸酯类药物扩张动脉等(D 对),故本题选 D。②华法林是抗凝药物,预防血栓形成;糖皮质激素一般不用于心肌梗死的治疗;24 小时以内的急性心肌梗死禁用洋地黄类药物。

【例 190】C

【解析】患者目前突发呼吸困难,咳粉红色泡沫状痰,此即急性左心衰的典型表现,可能是急性乳头肌功能不全导致二尖瓣脱垂,进而导致急性左心衰竭(C 对),故本题选 C。

【例 191】C

【解析】①中年男性,突发心前区胸痛,持续时间超过 30min,不能自行缓解,考虑急性心肌梗死(C 对),故本题选 C。②消化性溃疡表现为规律性腹痛,口服抑酸药物可以缓解;急性胰腺炎多有暴饮暴食的病史,表现为剧烈腹痛,向腰背部放射;肺血栓栓塞多有下肢深静脉血栓病史,表现为突发胸痛伴有呼吸困难。

【例 192】C

【解析】急性心肌梗死,常可出现室性期前收缩,严重者可以出现心室颤动等致命性心律失常(C 对),故本题选 C。

【例 193】C

【解析】心肌梗死首选检查为心电图,心电图表现为 ST 段弓背向上抬高(C 对),故本题选 C。

【例 194】C

【解析】β 受体阻滞剂对前壁心肌梗死伴交感神经亢进,可防止梗死范围继续扩大(C 对),

故本题选 C。

【例 195】D

　　【解析】①心肌梗死多见于中老年人,表现为胸骨后的压榨样疼痛,持续时间较长,不缓解,心电图提示 ST 段抬高,心肌酶如肌钙蛋白、CK－MB 等升高。该病例为老年人,患者出现胸骨后持续性的胸骨后压榨性疼痛,心电图 ST 段压低,肌钙蛋白升高,符合非 ST 段抬高心肌梗死的典型表现和检查,故诊断为非 ST 段抬高心肌梗死。②非 ST 段抬高的心肌梗死的治疗:硝酸甘油类药物扩张冠脉,同时扩张躯体静脉,降低心脏前负荷,并降低左心室舒张压,降低心脏耗氧量,改善左心室局部和整体的功能(不选 A);抗血小板治疗给予阿司匹林及抗凝治疗给予低分子肝素,防止血栓再次形成(不选 B、C)。③对于 ST 段抬高的心肌梗死后,起病 12 小时内,使闭塞的冠状动脉再通,心肌得到再灌注,使得濒临坏死的心肌可能得以存活或使坏死范围缩小,减轻梗死后心肌重塑,预后得以改善,常用的方法有经皮下冠状动脉介入治疗(PCI)及溶栓治疗。该患者诊断为非 ST 段抬高心肌梗死,故不适合行 PCI 和溶栓治疗,尿激酶是最常见的溶栓剂(D 对),故本题选 D。

【例 196】D

　　【解析】①中年男性,表现为持续胸痛 5 小时,心电图 ST 段抬高,血清肌钙蛋白升高可诊断急性心肌梗死。②心肌梗死后最主要的处理措施是开通冠脉,恢复心肌的再灌注,静脉滴注尿激酶是开通冠脉的重要措施之一(D 对),故本题选 D。其适应证 ST 段抬高的心肌梗死,梗死时间在 6 小时之内。

【例 197】D

　　【解析】①中年男性,主要表现为 TG 升高(正常值<1.70mmol/L),故主要选择针对甘油三酯的药物,首选药物是贝特类药物(记忆 TIPS:"三""贝"勒)(D 对),故本题选 D。②辛伐他汀主要用于降低胆固醇(TC);华法林为抗凝药;硝苯地平为钙离子拮抗剂;氢氯噻嗪为利尿剂。③常考点知识点拓展,昭昭老师关于两种高脂血症的总结如下:

项　　目	高胆固醇(TC)	高甘油三酯(TG)
数值	>6.22mmol/L (昭昭速记:"留 6"住"固"守住维生素"C")	>2.26mmol/L (昭昭速记:"他"乡遇"固"知)
首选药物	MG－CoA 还原酶即他汀类 (昭昭速记:"他"乡遇"固"知)	贝特类 (昭昭速记:"三""贝"勒)
药物副作用	横纹肌溶解综合征 说小腿肚子疼的就是横纹肌溶解综合征	—

【例 198】D

　　【解析】①胆固醇(TC)的正常值<5.18mmol/L,该患者 5.0mmol/L,胆固醇水平正常。甘油三酯(TG)正常值<1.70mmol/L,该患者为 5.9mmol/L,明显升高,诊断为高甘油三酯血症。②高甘油三酯血症,首选的降脂药物为贝特类药物如非诺贝特等(D 对),故本题选 D。(昭昭老师速记:"三""贝"勒)③他汀类降脂药物主要用于高胆固醇血症;考来烯胺可降低血浆总胆固醇和低密度脂蛋白浓度,对血清甘油三酯浓度无影响或使之轻度升高,因此,对单纯甘

油三酯升高者无效;依折麦布能选择性抑制小肠胆固醇转运蛋白,有效减少肠道内胆固醇吸收,降低血浆胆固醇水平以及肝脏胆固醇储量。④常考点知识点拓展,昭昭老师关于调整血脂的药物总结如下:

项　　目	他汀类	贝特类	烟酸类	树脂类
代表药物	辛伐他汀	非诺贝特	烟酸、阿昔莫司	考来烯胺
作用机制	HMC - CoA 还原酶抑制剂	促进 VLDL 和 TG 分解及胆固醇的逆向转运	抑制脂肪组织脂解,减少肝 VLDL 合成与分泌	与肠道内胆酸不可逆结合,阻断胆固醇重吸收
胆固醇	强	较强	强	强
甘油三酯	较强	强	强	—
适应证	①高胆固醇血症;②以胆固醇升高为主的混合性高膜血症	①高甘油三酯血症;②以甘油三酯升高为主的混合性高脂血症	①高甘酯三酯血症;②以甘油三酯升高为主的混合性高脂血症	①高胆固醇血症;②以胆固醇升高为主的混合性高脂血症
昭昭速记	"他"乡遇"故"知	"三""贝"勒	"三"五牌香"烟"	"胆"大上"树"

第 5 节　感染性心内膜炎

【例 199】B
【解析】①胸骨左缘 3 肋间 3/6 级粗糙收缩期杂音伴震颤提示主动脉瓣膜狭窄。该患者,青年女性,上感史,结合患者有主动脉瓣膜的杂音及血培养炎性,考虑感染性心内膜。心脏杂音是感染性心内膜炎导致的瓣膜赘生物所致。②赘生物可脱落,脱落后导致肺动脉栓塞,发生肺梗死。呼吸困难、胸痛,咯血是肺梗死的三联征。综上,本题诊断为感染性心内膜炎合并急性肺栓塞(B 对),故本题选 B。

【例 200】D
【解析】①青年女性,患者表现为发热、皮肤瘀点等,及出现 Osler 结节,此为感染性心内膜炎的典型表现,故诊断为感染性心内膜炎。②确诊感染性心内膜炎直接证据为细菌学检查,首选血培养,进行细菌检查,组织学和细菌学检查。超声心动图发现赘生物回声支持感染性心内膜炎(D 对),故本题选 D。

【例 201】B
【解析】①中年女性,既往拔牙及室间隔缺损病史,患者目前学培养为草绿色链球菌,考虑拔牙导致细菌血源性感染心内膜即亚急性感染性心内膜炎。②诊断感染性心内膜炎的两大法宝分别是血培养及超声心动图。经食管超声心动图是将超声探头置入食管内,从心脏的后方向前近距离探查其深部结构,避免了胸壁、肺气等因素的干扰,故可显示出清晰的图像,提高对心血管疾病诊断的敏感性和可靠性,也便于进行心脏手术中的超声监测与评价。其对感染性心内膜炎的诊断率,高达 95% 以上(B 对),故本题选 B。③血类风湿因子用来确诊有无类风湿关节炎;血清补体最常用的是 C_3 补体,C_3 增高常见于各种传染病、急性炎症和组织损伤、急性肾炎、肝癌等,C_3 降低常见于免疫复合物引起的增殖性慢性肾小球肾炎、急性链球菌感染后肾小球肾炎等;血涂片多用于疟疾等。

【例202】C

【解析】①中年男性,发热病史结合患者有心脏病病史,且超声心动图提示瓣膜有赘生物,故应诊断为感染性心内膜炎(昭昭老师提示:心内膜炎=发热+心脏杂音)。②血培养是确诊感染性心内膜炎的金标准,阳性率95%。抗生素应用前,在第一日间隔1小时采血一次,共3次。每次抽血10~20mL,培养3周(C对),故本题选C。

【例203】B

【解析】①考虑患者发病时间较长,故考虑是亚急性感染性心内膜炎。②亚急性感染性心内膜炎最常见的致病菌是草绿色链球菌(B对),故本题选B。

【例204】D

【解析】亚急性患者以青霉素为主或加庆大霉素,对不能耐受 β 内酰胺酶者,可选用万古霉素,疗程均为4~6周(D对),故本题选D。

第6节　心肌病

【例205】A

【解析】①扩张型心肌病的特征为左或右心室或双侧心室扩大,并伴有心室收缩功能减退,伴或不伴充血性心力衰竭,超声心动图显示左心室明显扩大,左心室流出道扩张,室间隔及左室后壁搏动幅度减弱。该病例中,患者表现为颈静脉怒张,双下肢水肿,说明发生了右心衰,体格检查发现心界向两侧扩大,符合扩张型心肌病的特点(A),故本题选A。②风湿性心脏病多出现心脏瓣膜受累,听诊可闻及心脏杂音;缩窄性心包炎主要表现为心排出量下降和体循环淤血等;冠心病患者表现为心前区压榨性疼痛。

【例206】D

【解析】①肥厚性心肌病表现为以心室非对称性肥厚为特点,最常见的症状是劳力性呼吸困难和乏力,超生心动图检查提示舒张期室间隔厚度15mm或与后壁厚度之比超过1.3。该患者,青年男性,气短、心前区疼痛,超声心动图示舒张期间室间隔与左室后壁厚度之比>1.5,超过1.3,故诊断为肥厚型心肌病(D对),故本题选D。②高血压性心脏损害会导致左心室肥厚,但不会导致室间隔肥厚。③风湿性心脏病有风湿性疾病的病史,如游走性大关节炎等。④病毒性心肌炎的特点是发热、心悸及心肌酶升高。

【例207】C

【解析】①肥厚性心肌病表现为以心室非对称性肥厚为特点,最常见的症状是劳力性呼吸困难和乏力,超生心动图检查提示舒张期室间隔厚度15mm或与后壁厚度之比超过1.3。该患者,青年男性,气短、心前区疼痛,超声心动图示舒张期间室间隔与左室后壁厚度之比>1.5,超过1.3,故诊断为肥厚型心肌病。高血压性心脏损害会导致左心室肥厚,但不会导致室间隔肥厚。风湿性心脏病有风湿性疾病的病史,如游走性大关节炎等。病毒性心肌炎的特点是发热、心悸及心肌酶升高。扩张型心肌病超声心动图表现为心腔均扩大,以左心室扩大为主。②患者目前出现胸骨左缘第3、4肋间可闻及3/6级收缩期喷射性杂音,此即肥厚型心肌病导致左心室流出道狭窄所致,β受体拮抗剂如美托洛尔是梗阻性肥厚型心肌病的一线治疗药物(C对),故本题选C。(昭昭老师速记:"肥肥"是我的宝"贝",长得很"美")

【例208】 D

　　【解析】 ①病毒性心肌炎是柯萨奇B组病毒感染所致,患者往往发病前有1~3周病毒感染前驱症状,患者最常见的主诉为心律失常,以房性与室性期前收缩及房室传导阻滞最为多见,听诊可闻及第三、第四心音或奔马律,实验室检查可以发现心肌酶升高,心肌、心包的组织内检出病毒组织可确诊。该病例中,患者青年女性,上感史,表现为心悸,心肌酶升高,符合病毒性心肌炎的特点,故诊断为病毒性心肌炎(D对),故本题选D。②感染性心内膜炎患者表现为发热、瘀点、贫血等;扩张型心肌病患者表现为心室扩张,室壁活动减弱,出现心力衰竭的表现;急性心肌梗死表现为胸前区的压榨样疼痛。

【例209】 D

　　【解析】 ①病毒性心肌炎是柯萨奇B组病毒感染所致,患者往往发病前有1~3周病毒感染前驱症状,患者最常见的主诉为心律失常,以房性与室性期前收缩及房室传导阻滞最为多见,听诊可闻及第三、第四心音或奔马律,实验室检查可以发现心肌酶升高,心肌、心包的组织内检出病毒组织可确诊。②该病例中,患者青年男性,上感史,表现为发热、心悸,心肌酶升高,符合病毒性心肌炎的特点,故诊断为病毒性心肌炎(D对),故本题选D。③扩张型心肌病和肥厚型心肌病的诊断主要依靠超声心动图;急性心肌梗死的诊断依赖心电图机心肌酶变化,主要表现为胸痛。

【例210】 B

　　【解析】 ①该患者目前出现喘憋,考虑为感染性心内膜炎导致瓣膜病变,于瓣膜处形成赘生物导致相应病变。最常见的侵犯的瓣膜为二尖瓣,二尖瓣赘生物形成后,导致左心房淤血,进一步导致肺静脉及肺淤血,导致渗出,出现呼吸困难。观察瓣膜的赘生物首选检查是超声心动图(B对),故本题选B。②血气分析多用于呼吸衰竭的诊断;冠脉造影多用于心肌梗死的诊断;心电图用于冠心病及心律失常等疾病诊断。

【例211】 A

　　【解析】 ①病毒性心肌炎是柯萨奇B组病毒感染所致,患者往往发病前有1~3周病毒感染前驱症状,患者最常见的主诉为心律失常,以房性与室性期前收缩及房室传导阻滞最为多见,听诊可闻及第三、第四心音或奔马律,实验室检查可以发现心肌酶升高,心肌、心包的组织内检出病毒组织可确诊。②该病例中,患者青年女性,上感史,表现为心悸,心肌酶升高,符合病毒性心肌炎的特点,故诊断为病毒性心肌炎(A对),故本题选A。③急性心肌梗死表现为胸前区的压榨样疼痛;急性肺栓塞表现为突发呼吸困难及胸痛,且患者通常伴有下肢深静脉血栓的高位因素;慢性心力衰竭最突出的表现为呼吸困难。

第7节　心脏瓣膜疾病

【例212】 A

【解析】 ①风湿性心脏病常导致二尖瓣狭窄,此时患者表现为典型的心尖部舒张期的隆隆样杂音。②二尖瓣狭窄患者出现左心房增大,右心室增大,肺动脉高压,肺动脉扩张引起相对肺动脉瓣关闭不全,在胸骨左缘第2肋间及肺动脉听诊区闻及舒张早期杂音即G-S杂音(A对),故本题选A。

【例213】 D

【解析】 ①中年女性,活动后胸闷伴呼吸困难,心尖部可闻及舒张期隆隆样杂音,此即二尖瓣狭窄的典型体征,故诊断为二尖瓣狭窄(D对),本题选D。②二尖瓣关闭不全的体征是心尖部可闻及收缩期杂音;主动脉瓣狭窄的体征是胸骨右缘第2肋间闻及收缩期杂音;主动脉瓣关闭不全的体征是胸骨右缘第2肋间闻及舒张期杂音;室间隔缺损的体征是胸骨左缘第3~4肋间收缩期杂音。

【例214】 D

【解析】 二尖瓣狭窄导致左心房的血不能进入左心室,进而发生左心房淤血,左心负荷增大,发生心房颤动(D对),故本题选D。

【例215】 D

【解析】 ①该患者突发喘憋,BP 70/40mmHg,说明发生休克,患者的血流动力学不稳定,此时不能选用抗心律室颤过的药物,因为起效慢,耽误病情;应首选同步直流电复律,及时复律,改善血流动力学(D对),故本题选D。②非同步电复律用于室颤的治疗。

【例216】 D

【解析】 心尖区或其内侧可闻及收缩中晚期非喷射样杂音,为腱索忽然被拉紧所致,根据超声检查可确定为二尖瓣脱垂(D对),故本题选D。

【例217】 C

【解析】 ①根据题干得知,心脏杂音为主动脉瓣区可闻及收缩期喷射样杂音伴震颤,此为主动脉瓣狭窄的典型体征(C对),故本题选C。②高血压病表现为头痛,而非胸痛;主动脉扩张、主动脉粥样硬化会出现血管杂音。

【例218】 D

【解析】 胸骨右缘第2肋间闻及响亮而粗糙的收缩期杂音(3/6级),是主动脉瓣狭窄的典型杂音(D对),故本题选D。

【例219】 D

【解析】 ①夜间阵发性呼吸困难,伴咳粉红泡沫痰,提示急性心力衰竭,急性心力衰竭以急性肺水肿或者心源性休克为表现形式,超声心动图可反映心室收缩和舒张功能(D对),故本题选D。②心电图多用于心律失常及冠心病的诊断;胸部CT和胸部X线片多用于了解肺炎、肺结核及肺癌等病变。

【例 220】 B

　　【解析】 ①胸骨右缘第二肋间可闻及 4/6 级收缩期喷射样杂音提示主动脉狭窄。②主动脉狭窄患者应尽早进行外科手术（B 对），故本题选 B。

【例 221】 D

　　【解析】 ①中年女性，主动脉瓣区可闻及收缩期喷射样杂音此为主动脉瓣狭窄的典型表现，诊断为主动脉瓣狭窄。②主动脉瓣置换手术的适应症：重度狭窄（＞40mmHg 重度狭窄；＜1.0cm^2 重度狭窄）。患者目前症状较重，严重影响了日常的生活和工作，主动脉平均压力阶差为 55mmHg＞40mmHg，有明确的手术指征，故最合适是实行主动脉瓣置换术（D 对），故本题选 D。

【例 222】 C

　　【解析】 ①该病例中，中年女性，风心病病史；胸骨上缘第 3 肋间为主动脉瓣听诊区，患者出现舒张期杂音，考虑主动脉瓣关闭不全。②主动脉瓣关闭不全导致左心室淤血，进而左心血量增多，导致继发二尖瓣狭窄，于是出现心尖部出现舒张期杂音，故本题诊断为主动脉瓣关闭不全伴二尖瓣相对性狭窄（C 对），故本题选 C。

【例 223】 B

　　【解析】 ①胸骨左缘第 3,4 肋间闻及叹气样舒张期杂音，为递减型，向心尖传导是主动脉瓣关闭不全的典型杂音。②在心尖区闻及隆隆样舒张早期杂音是重度反流所致，即 Austin－Flint 杂音，与二尖瓣狭窄杂音的区别在于不伴有开瓣音和第一心音亢进；股动脉可闻及枪击音为周围血管征，此为主动脉瓣关闭不全典型的体征（B 对），故本题选 B。

第 8 节　急性心包炎

【例 224】 C

　　【解析】 ①急性心包炎为心包脏层和壁层的急性炎症性疾病，常为病毒感染所致，患者出现胸骨后、心前区疼痛，常见于炎症变化的纤维蛋白渗出期，最有诊断价值的体征是心包摩擦音，呈抓刮样粗糙的高频音，位于心前区，以胸骨左缘第 3、4 肋间为明显，屏气不消失（屏气后消失的为胸膜摩擦音）。该病例中，患者有前驱感染史，出现胸痛并有典型的心包摩擦音，故诊断为急性心包炎（C 对），故本题选 C。②限制型心肌病是以舒张功能异常为特征，表现为限制性充盈障碍的心肌病；肥厚型心肌病特征为心室壁呈不对称性肥厚，常侵及室间隔，心室内腔变小，左心室血液充盈受阻，左心室舒张期顺应性下降；病毒性心肌炎发病前有 1～3 周病毒感染前驱症状，最常见的主诉为心律失常，实验室检查可以发现心肌酶升高，心肌、心包的组织内检出病毒组织可确诊。

【例 225】 B

　　【解析】 ①中年女性，心前区疼痛，胸骨左缘第 3、4 肋间可闻及抓刮样粗糙音，屏气后仍存在，此即心包摩擦音，为纤维素性心包炎的典型体征；屏气后消失的是胸膜摩擦音，为胸膜炎的典型体征（B 对），故本题选 B，不选 A。②急性肋软骨炎是病毒感染等因素引起肋软骨或认为与损伤有关，此病不属执业医师的考试范畴；急性心肌梗死表现为胸前区的憋闷感，心电图有 ST 段抬高及心肌酶升高。

【例226】C

　　【解析】①心肌梗死后数周至数月内出现,可反复发生,表现为心包炎、胸膜炎或肺炎,有发热、胸痛等症状,可能为机体对坏死物质的过敏反应。②ST段均呈<u>弓背向下型抬高</u>是心包炎的典型表现,故诊断为:<u>急性心包炎</u>(C对),故本题选C。

【例227】C

　　【解析】①心包积液是有肿瘤、特发性心包炎及肾衰竭等疾病引起的,患者由于心包内大量液体存在,导致心室壁的活动障碍,出现Beck三联征:低血压、<u>心音遥远</u>、颈静脉怒张,X线检查可见烧瓶心。该病例中,青年女性,患者有胸闷、气促,有典型的Beck三联征(动脉压低(90/80mmHg)、颈静脉怒张、心音低而遥远),故诊断为<u>心包积液</u>。②心包积液的心浊音界为烧瓶心(C对),故本题选C。(昭昭老师速记:"烧瓶"里面装"积液")③靴形多见于主动脉瓣关闭不全;梨形多见于二尖瓣关闭不全;左、右心室均肥厚时候,心界向左扩大。昭昭老师总结如下:

疾　病	胸部X线表现	昭昭老师速记
二尖瓣狭窄	梨形心	"二"个人爱吃"梨"
主动脉瓣关闭不全	靴形心	"主"啊给双"靴子"吧,阿门
扩张心肌病	普大心	"扩张"的底盘老"大"了
心包积液	烧瓶心	"烧瓶里"放"积液"
COPD	滴形心	滴滴=滴D

【例228】C

　　【解析】①患者为年轻男性,心前区疼痛,吸气时加重,且伴有畏寒发热,除aVR与V外各导联ST段抬高,最可能诊断为<u>急性心包炎</u>(C对),故本题选C。②肺梗死表现为胸痛、呼吸困难及咳血;心肌梗死表现为突发胸痛、呼吸困难且心肌酶升高。

【例229】C

　　【解析】①该患者目前出现颈静脉怒张,考虑血液回流障碍,考虑心包炎并发大量心包积液,进而导致<u>心包压塞</u>所致(C对),故本题选C。②再次肺梗死多表现为胸痛及咳血等;心肌梗死扩大范围表现为胸痛及呼吸困难;败血症表现为寒战高热+脉快。

【例230】C

　　【解析】患者血压减低,且颈静脉怒张,考虑心脏压塞所致。该例患者心包大量积液,X线检查心影显著增大,呈<u>烧瓶心</u>(C对),故本题选C。

【例231】C

　　【解析】心包压塞的治疗方式主要为<u>心包穿刺</u>,可迅速缓解症状(C对),故本题选C。

【例232】D

　　【解析】①中年女性,检查发现心浊音界向两侧扩大,最常见的疾病如心包积液及扩张型心肌病等;此外,患者出现低血压、颈静脉怒张、<u>心音遥远</u>此为Beck三联征,为心包积液特有体征,故诊断为<u>心包积液</u>。(昭昭老师提示:看见心音遥远就是心包积液)②患者目前症状较重,夜间不能平卧,严重影响了日常的生活,需要<u>紧急心包穿刺抽液</u>,即可以缓解症状又能够查找病因(D 对),故本题选 D。

第 9 节　心搏骤停和心脏性猝死

【例 233】 D

　　【解析】①判断心搏骤停的金标准是颈、股动脉搏动消失;银标准是听诊心音消失。②本题目中没有<u>大动脉搏动消失</u>,故最有助于确诊心搏骤停的临床表现是<u>心音消失</u>(D 对),故本题选 D。

【例 234】 C

　　【解析】①该患者为老年男性,突然跌倒,对刺激无反应,考虑<u>心搏骤停</u>。②诊断心脏骤停的金标准是触摸<u>大动脉的搏动消失</u>(C 对),故本题选 C。

【例 235】 D

　　【解析】患者大动脉搏动无法触及可确定为心搏骤停,即心脏性猝死(D 对),故本题选 D。

【例 236】 D

　　【解析】心搏骤停时,要立即进行胸外心脏按压。判断心脏按压是否有效,金标准是<u>触及大动脉(颈动脉或股动脉)的搏动</u>(D 对),故本题选 D。

【例 237】 A

　　【解析】①阿托品为阻断 M 胆碱受体的抗胆碱药,能解除平滑肌的痉挛、抑制腺体分泌、解除迷走神经对心脏的抑制,使心跳加快,提高房室结传导,该患者心率慢,故可用阿托品加快传导(A 对),故本题选 A。②普罗帕酮属于ⅠC 类的抗心律失常药,因其可导致致命性的室性心律失常,禁用于有器质性心脏病的患者,现在已经基本不用。③利多卡因属于ⅠB 类的抗心律失常药物,多用于室性心律失常。④胺碘酮属于Ⅲ类抗心律失常药物,几乎可以用于所有的心律失常的患者。

【例 238】 D

　　【解析】心搏骤停,因脑缺氧可致脑组织损伤,发生<u>脑水肿</u>(D 对),故本题选 D。

【例 239】 A

　　【解析】①患者为老年女性,诊断为心肌梗死,心肺复苏后的处理为防止缺氧和脑水肿。②防止脑水肿的方法有<u>降温、脱水、防治抽搐、高压氧治疗及促进早期脑血流灌注</u>,目前<u>无需抗生素治疗</u>(A 对),故本题选 A。

第三章　消化系统

第 1 节　胃食管反流病

【例 240】C

【解析】①胃食管反流病的临床表现多样,主要症状有剑突后烧灼感、反酸和胸痛等。部分患者有咽部不适、异物感、棉团感和堵塞感,可能与酸反流引起食管上段括约肌压力升高有关(C 对),故本题选 C。②反流物刺激还可引起呼吸系统疾病如咽喉炎、声嘶、哮喘、肺炎,甚至出现肺间质纤维化。

【例 241】C

【解析】①胸痛、反酸是胃食管反流病的典型表现,根据患者临床表现考虑为胃食管反流病。②内镜检查是诊断反流性食管炎最准确的方法。③如无典型内镜表现,应进一步行 24 小时食管 pH 监测、食管滴酸试验及食管测压等检查(C 对),故本题选 C。④食管吞钡 X 线检查的目的主要是排除食管癌等其他食管疾病。

【例 242】A

【解析】①中年女性,主要症状为胃灼热,考虑诊断为胃食管反流病。②胃镜检查提示浅表性胃炎,患者需行食管 24 小时食管 pH 监测检查,进而进一步确定是否为胃食管反流病(A 对),故本题选 A。

【例 243】A

【解析】①抑酸作用最强,效果最好的是质子泵抑制剂(PPI),代表药物为奥美拉唑(A 对),故本题选 A。②法莫替丁属于 H₂ 受体拮抗剂,其抗酸能力不如质子泵抑制剂;硫糖铝具有保护溃疡面,促进溃疡愈合的作用;枸橼酸铋钾属于胃黏膜保护剂。

第 2 节　慢性胃炎

【例 244】B

【解析】①患者为中老年男性,出现上腹痛,考虑胃炎。消化系统各种空腔脏器疾病最有价值的检查均为内镜＋活检。胃炎确诊首选胃镜＋活检(B 对),故本题选 B。②X 线上消化道造影是消化系统疾病的一种常用检查方法,但一般不能确诊疾病。③腹部 B 型超声是腹部实质脏器,如肝、胆、胰、脾的首选检查方法。④腹部 CT 是急性胰腺炎等最有价值的影像学检查。

【例 245】D

【解析】①患者胃镜表现为胃窦皱襞平坦,此为萎缩性胃炎的典型表现(萎缩了才会平坦)(D 对),故本题选 D。②消化性溃疡表现为规律性的腹痛,但无胃黏膜萎缩;胃黏膜脱垂症表现为胃部不适；慢性非萎缩性胃炎病理活检较萎缩性胃炎严重。

【例 246】 C

　　【解析】 抗 Hp 治疗服用药物的时间一般是 7~14 天,国内疗程一般是 7 天(C 对),故本题选 C。

【例 247】 D

　　【解析】 ①中年男性,表现为上腹痛及腹胀等消化系统症状,胃镜检查确诊为慢性萎缩性胃炎伴中至重度肠上皮化生,快速尿素酶试验阳性说明同时合并 Hp 感染。②中至重度肠上皮化生可以认为是癌前病变,最好的处理方式是近期胃镜下行黏膜切除术,避免恶变(D 对),故本题选 D。

【例 248】 D

　　【解析】 ①中年男性,表现为上腹隐痛。胃镜显示胃黏膜为中度不典型增生,无需特殊处理,只需胃镜随访,定时监测即可(D 对),故本题选 D。②重度不典型增生需要手术切除。

【例 249】 A

　　【解析】 ①中年男性,上腹痛 3 年,胃镜显示胃黏膜为重度不典型增生。②胃黏膜为重度不典型增生应在胃镜下行黏膜剥离术(A 对),故本题选 A。

【例 250】 B

　　【解析】 ①中年女性,表现为上腹部不适,上腹部轻压痛,胃镜检查示胃体皱襞稀疏,考虑 A 型慢性萎缩性胃炎(B 对),故本题选 B。②Menetrier 病是特殊类型胃炎的一种,特点为胃体、胃底皱襞粗大肥厚,扭曲呈脑回状,胃酸分泌减少,出现低蛋白血症,病因未明,无特效治疗,主要采用对症治疗。③胃癌表现为上腹部不规律性疼痛,常伴有贫血、消瘦等。④慢性淋巴性胃炎表现为胃粘膜内淋巴细胞浸润。

【例 251】 D

　　【解析】 ①慢性萎缩性胃炎分为 A 型和 B 型。②A 型胃炎为一种自身免疫性胃炎,发病部位在胃体部,因患者体内产生了针对壁细胞的抗体,抗体攻击胃体壁细胞,导致壁细胞减少,从而引发一系列的临床症状(D 对),故本题选 D。③癌胚抗原(CEA)主要是大肠癌的肿瘤标记物,结肠癌时 CEA 升高。④血胃蛋白酶原是胃体主细胞分泌的一种消化酶的前体,在胃内可被盐酸激活生成胃蛋白酶,A 型慢性萎缩性胃炎会出现胃蛋白酶减少,但不是其最有意义的检查。⑤抗线粒体抗体首次发现于原发性胆汁性肝硬化。

【例 252】 D

　　【解析】 A 型胃炎患者体内存在的壁细胞抗体引起壁细胞减少,导致盐酸和内因子分泌减少,进而引起维生素 B_{12} 吸收障碍(D 对),故本题选 D。

【例 253】 C

　　【解析】 慢性萎缩性胃炎主要病理特征是炎症、萎缩和肠化生,炎症表现为黏膜层以淋巴细胞和浆细胞为主的慢性炎症细胞浸润,活动性炎症时中性粒细胞浸润增多(C 对),故本题选 C。

【例254】D

　　【解析】①A型萎缩性胃炎系自身免疫性疾病。由于自身免疫性损伤发生在壁细胞,故病变以胃体部较重,胃体腺被破坏而萎缩,故胃泌酸功能明显降低或无酸,进而引起血清胃泌素水平增高,可能发展至胃萎缩(D对),故本题选D。②A型患者常伴恶性贫血,壁细胞抗体阳性。

第3节　消化性溃疡

【例255】B

　　【解析】①中年男性,表现为餐后痛,故诊断为胃溃疡,最好发于胃窦部(B对),故本题选B。②十二指肠溃疡主要表现为饥饿痛。

【例256】B

　　【解析】①饥饿痛即表现为疼痛→进食→缓解,是十二指肠溃疡的典型表现,结合钡餐显示十二指肠球部变形,故诊断为十二指肠球部溃疡(B对),故本题选B。②胃溃疡表现为餐后痛,即进食后疼痛;慢性胃炎的表现是消化不良;复合型溃疡是指胃和十二指肠均有活动性溃疡,多见于男性,幽门梗阻发生率较高。

【例257】D

　　【解析】①患者青年男性,饥饿性上腹痛进食后缓解,符合十二指肠溃疡的典型表现。②根除Hp的三联疗法即一种抑酸剂+两种抗生素,其中以奥美拉唑+克拉霉素+阿莫西林/甲硝唑效果最好(D对),故本题选D。

【例258】D

　　【解析】①中年女性,反复上腹痛伴反酸,诊断为十二指肠球部溃疡。快速尿素酶试验为侵入性检查方法,阳性提示Hp感染,需要进行抗感染治疗,故首选抑酸治疗和三联抗幽门螺杆菌治疗(D对),故本题选D。②单纯抗酸治疗不能有效杀灭细菌,胃黏膜保护剂及消化酶制剂、促胃肠动力药等单纯治疗方法仅用于一般治疗。

【例259】C

　　【解析】①患者青壮年男性,表现为夜间上腹痛,属饥饿痛,考虑十二指肠溃疡。治疗消化性溃疡最有效的药物是奥美拉唑(C对),故本题选C。②H_2受体阻断药雷尼替丁、西咪替丁等的抗酸能力不如奥美拉唑强。多潘立酮属于胃肠动力药。

第4节　肠结核

【例260】B

　　【解析】①肠结核一般见于中青年,腹痛多位于右下腹,好发部位为回盲部,可有腹泻、便秘交替,消瘦、贫血。肠外结核表现有低热、血沉增快。钡餐造影可见回盲部黏膜粗乱,充盈不佳,呈"跳跃征"(B对),故本题选B。②克罗恩病钡餐造影显示为跳跃征;溃疡性结肠炎的钡餐造影显示为铅管征;肠易激综合征钡餐造影显示正常。

【例261】 C

【解析】 ①青年男性＋低热、腹痛＋病变在回盲部＋跳跃征→肠结核(C 对)，故本题选 C。②克罗恩病 X 线钡餐检查可有"线样征、跳跃征"；溃疡性结肠炎 X 线钡餐检查出现"铅管征"。

【例262】 D

【解析】 ①肠结核多为肺结核所继发，患者出现结核中毒表现，如低热、盗汗、乏力、纳差等，消化道症状多侵犯回盲结合部，出现腹泻与便秘相交替。本例为青年女性患者，表现为低热、盗汗，并有典型右下腹痛，腹泻和便秘相交替，符合肠结核的典型表现(D 对)，故本题选 D。②肠易激综合征是一种以腹痛和腹部不适伴排便习惯改变为特征而无器质性病变的常见功能性肠病，临床上可表现为反复出现的腹泻或便秘，各种实验室检查无阳性结果。③结肠癌患者出现恶性肿瘤的消耗性表现，如消瘦、贫血等，其中升结肠癌主要表现为贫血，降结肠癌主要表现为肠梗阻。④溃疡性结肠炎患者主要表现为黏液脓血便及里急后重。

【例263】 C

【解析】 家族性结肠息肉病的癌变倾向性很大，结肠镜检查结果显示结肠内全部布满息肉，所以治疗方法是将整个结肠切掉，即全结肠切除、末端回肠直肠吻合术(C 对)，故本题选 C。

第 5 节　腹膜炎

【例264】 C

【解析】 ①中年女性，表现为低热、腹胀，应考虑结核。抗结核治疗未见好转，为进一步明确是否为结核，应采取腹腔镜＋腹膜活检，可发现干酪样的坏死物质，此为诊断结核性腹膜炎的金标准(C 对)，故本题选 C。②腹水常规即确定腹水的性质，明确渗出液和漏出液，以及蛋白含量、细胞含量等，但是不能确诊疾病。③血沉是反应炎症的指标，升高提示患者体内有炎症，但是不能确诊结核。④全胃肠钡餐透视是消化道空腔脏器的常用检查，是一种辅助诊断方法，但往往不能确诊。

【例265】 D

【解析】 ①青年女性，表现为低热、腹胀、腹痛等，查体腹部弥漫性压痛，揉面感。揉面感为结核性腹膜炎的典型体征，往往可提示诊断。②结核性腹膜炎最有价值的检查是腹腔镜检查＋腹膜活检，可发现干酪样的坏死物质，是诊断金标准(D 对)，故本题选 D。③结核菌素(PPD)试验(＋)只提示可能是结核，但不能确诊。④血清结核抗体只能说明患者可能感染过结核，不能说明现在正在感染。⑤血沉是反应炎症的指标，升高提示患者体内有炎症，但是不能确定结核。⑥腹水检查如结核杆菌培养，阳性率很低，故不用。

【例266】 C

【解析】 ①青年女性，表现为低热，查体腹部弥漫性压痛，有揉面感，揉面感为结核性腹膜炎的典型体征，往往提示诊断。对确诊腹腔结核最有意义的检查是腹腔穿刺(C 对)，故本题选 C。②血常规是辅助检查的常用方法，可发现淋巴细胞等升高，但无确诊价值。③血沉是反应炎症的指标，升高提示患者体内有炎症，但不能确诊结核。④肾功能及尿常规对结核性腹膜炎的意义不大。

【例267】B

【解析】①对确诊结核性腹膜炎最有意义的是腹水结核杆菌培养(B对),故本题选B。②腹部X线、CT及B超对结核的诊断价值不大,PPD试验阳性只提示可能是结核,但不能确诊。

【例268】A

【解析】结核性腹膜炎患者应采取的主要治疗措施是抗结核治疗(A对),故本题选A。

第6节　炎症性肠病

【例269】D

【解析】①克罗恩病特点是从口腔至肛门各段消化管均可受累,好发于回肠末端,其本质是一种增生性疾病,增生导致肠道呈现为铺路石和鹅卵石样外观。该患者,青年女性,结肠镜示回盲部铺路石样改变,故考虑诊断为克罗恩病(D对),故本题选D。②结肠癌典型表现是排便习惯和排便性状的改变;溃疡性结肠炎肠表现为黏液脓血便,抗生素治疗无效;细菌性痢疾表现为黏液脓血便,抗生素治疗有效。

【例270】D

【解析】①克罗恩病肠道病变特点是呈节段性或跳跃式分布,结肠镜检查见纵行溃疡,溃疡周围黏膜正常或增生呈鹅卵石样,肠腔狭窄,炎性息肉,病变肠段间黏膜外观正常。本病例中,青年男性,病变部位于回肠末端,表现为典型的纵行溃疡及溃疡间黏膜正常,故诊断为克罗恩病(D对),故本题选D。②溃疡性结肠炎及细菌性痢疾、结肠癌好发部位在乙状结肠和直肠。

【例271】A

【解析】①青年男性,表现为反复黏液脓血便,考虑溃疡性结肠炎或细菌性痢疾,二者的重要区别在于溃疡性结肠炎抗生素治疗无效,而细菌性痢疾抗生素治疗有效。该患者抗生素治疗无效,且结肠镜显示肠道多发小溃疡,故诊断为溃疡性结肠炎(A对),故本题选A。②克罗恩病病变多位于回肠末端,大便特点为糊状便,一般无黏液和脓血。③阿米巴痢疾以腹痛、腹泻开始,大便次数逐渐增加,每日可达10～15次之多,便时有不同程度的腹痛与里急后重,大便带血和黏液,多呈暗红色或紫红色,糊状,具有腥臭味。

【例272】C

【解析】①中年男性,表现为腹痛、便量多,为暗红色,有腥臭味,符合阿米巴痢疾的典型表现,故考虑诊断为阿米巴痢疾(C对),故本题选C。②细菌性痢疾和溃疡性结肠炎是黏液脓血便;肠伤寒表现为腹泻及典型的缓脉、胸前出血点(玫瑰疹)。

【例273】D

【解析】①青年男性,表现为腹泻及黏液脓血便,诊断为溃疡性结肠炎。此次结肠镜显示降结肠以下黏膜弥漫充血水肿,颗粒样改变,多发浅溃疡,故诊断为溃疡性结肠炎复发。②病变在结肠的溃疡性结肠炎轻型或中型患者,首选治疗是柳氮磺吡啶(氨基水杨酸制剂)(D对),故本题选D。③糖皮质激素多用于氨基水杨酸治疗无效及处于急性发作期的病例。

【例274】C

【解析】①溃疡性结肠炎的并发症有中毒性巨结肠、直肠结肠癌变、肠出血、肠穿孔与肠梗阻。②中毒性巨结肠多发生在暴发型或重症溃疡性结肠炎患者中,临床表现为病情急剧恶化,毒血症明显,有脱水与电解质平衡紊乱,出现鼓肠、腹部压痛,肠鸣音消失;血常规白细胞计数显著升高;X线腹部平片可见结肠扩大,结肠袋消失。③该病例中,患者有溃疡性结核病病史,且目前出现高热及明显腹胀,X线腹部平片可见结肠扩张,结肠袋消失,符合中毒性巨结肠的表现,故本题诊断为中毒性巨结肠(C对),故本题选C。

【例275】B

【解析】①青年男性,表现为右下腹痛、包块,考虑克罗恩病、阑尾炎及肠结核等好发于右下腹的疾病。克罗恩病特点是从口腔至肛门各段消化管均可受累,好发于回肠末端,其本质是一种增生性疾病,可导致右下腹包块,故考虑克罗恩病(B对),故本题选B。②否认结核病史及结核密切接触史,排除结核可能;青年男性,癌症可能性很低;阑尾炎癌很少见。

【例276】D

【解析】①消化系统所有空腔脏器疾病首选的检查均是内镜+活检,克罗恩病的确诊检查是结肠镜及活检(D对),故本题选D。②便潜血只能提示消化道出血;粪查找抗酸杆菌是确诊肠结核的检查;腹部CT多用于进一步检查。

【例277】A

【解析】①患者抗生素治疗无效,可排除感染性疾病,如慢性菌痢和阿米巴肠炎的可能。肠结核多有全身结核中毒症状,如长期不规则发热、乏力、盗汗等,消化道症状表现为腹痛、腹部肿块、腹泻与便秘交替,该患者的症状不符合上述表现,暂不考虑肠结核。②克罗恩病表现为慢性反复发作性右下腹或脐周痛,为糊状便,绝对无脓血。③溃疡性结肠炎突出表现为反复发作的黏液脓血便,抗生素治疗无效(A对),故本题选A。

【例278】D

【解析】①消化道空腔脏器疾病最有价值的检查是肠镜+活检,故急性溃疡性结肠炎最有价值的检查是结肠镜+活检(D对),故本题选D。②溃疡性结肠炎需行便常规、大便培养等检查,但目的是排除慢性细菌性痢疾、阿米巴痢疾等感染性疾病。③便潜血检查只能说明有消化道出血,对病因没有提示作用。

第7节 肠易激综合征

【例279】B

【解析】①青年男性,左下腹痛,排便后缓解,其余检查显示正常,考虑肠易激综合征(B对),故本题选B。(昭昭老师提示:看见腹痛+什么检查都正常就是肠易激综合征)②自发性腹膜炎一般有腹膜刺激征,即腹部压痛、反跳痛、肌紧张。③左半结肠癌往往有恶病质的表现。④功能性消化不良仅有消化不良表现。

【例280】D

【解析】①肠易激综合征是一种以腹痛和腹部不适伴排便习惯改变为特征而无器质性病变的常见功能性肠病,临床上可表现为反复的腹泻或便秘,各种实验室检查无阳性结果。②本题为中年男性患者,表现为腹痛及腹泻,体重无变化,且检查正常,符合肠易激综合征的典型表现(D对),故本题选D。(昭昭老师提示:看见腹痛＋什么检查都正常就是肠易激综合征)③慢性胰腺炎是指各种原因导致的胰腺局部、节段性或弥漫性的慢性进展性炎症,引起胰腺组织和胰腺功能的不可逆性损害。④功能性消化不良是指具有上腹痛、上腹胀、早饱、嗳气、食欲不振、恶心、呕吐等不适症状,经检查排除引起上述症状的器质性疾病的一组临床综合征。⑤酒精性肝硬化是长期大量饮酒所致的肝硬化,是酒精肝的终末阶段,患者出现肝功能减退及门脉高压的表现。

【例281】D

【解析】①中青年女性,稀便,无脓血,结合患者的实验室检查均为阴性,考虑诊断为肠易激综合征(D对),故本题选D。②溃疡性结肠炎表现为左下腹痛,伴黏液脓血便。③克罗恩病多表现为右下腹痛,糊状便,无黏液和脓血。④肠结核表现为低热、盗汗及右下腹痛。

【例282】B

【解析】①肠易激综合征最适合的治疗药物为匹维溴铵(B对),故本题选B。②柳氮磺砒啶及糖皮质激素用于溃疡性结肠炎和克罗恩病的治疗。③硫唑嘌呤属于免疫抑制剂。

第8节　肝硬化

【例283】C

【解析】①上腔静脉梗阻:脐上、下的血流方向均由上至下。②下腔静脉梗阻:脐上、下的血流方向均由下至上。③脐以上血流方向由下至上,脐以下血流方向由上至下,是由门静脉高压或门静脉梗阻时门静脉侧支循环通路开放所致(C对),故本题选C。

【例284】B

【解析】①中年男性,出现呕血、便血等消化道出血的表现,既往有乙型肝炎病史24年,结合患者出现腹部膨隆(大量腹水),肝、脾肿大,考虑肝炎继发肝硬化,进而导致门脉高压。门脉高压导致侧支循环建立,其中最主要的是胃底食管静脉曲张,迂曲的血管受到粗糙食物摩擦时,可引起出血(B对),故本题选B。②胆石症的主要表现是右上腹痛,向右肩部放射,Murphy征(＋)。③胃癌表现为无规律的上腹部疼痛,患者往往合并消瘦、贫血等表现。④十二指肠溃疡表现为规律性的饥饿痛,进食后缓解。

【例285】D

【解析】①中年男性,出现呕血、便血等消化道出血的表现,既往有乙型肝炎病史14年,考虑肝炎继发肝硬化,进而导致门脉高压。门脉高压导致侧支循环建立,其中最主要是胃底食管静脉曲张,迂曲的血管受到粗糙食物摩擦时,可引起出血(D对),故本题选D。②急性糜烂性胃炎多见于服用非甾体消炎药等患者,表现为腹痛,上消化道出血等表现,但出血一般较轻。③胃癌表现为无规律的上腹部疼痛,患者往往合并消瘦、贫血等表现。④胃溃疡表现为规律性的进食痛。

【例286】A

【解析】①消化道空腔脏器疾病的确诊检查是消化道内镜下活检术,胃底食管静脉曲张患者镜下可见黏膜表面蜿蜒屈曲的条索或结节状隆起及静脉紫蓝色改变（A 对），故本题选 A。②腹部 CT、MRI 多用于腹部疾病的进一步检查和诊治。③腹部 B 超多用于实质脏器疾病，如胆囊炎、胆囊结石等。

【例 287】C
　　【解析】①中年男性，有长期饮酒史，出现腹痛及腹胀，结合患者 B 超表现，考虑酒精性肝硬化（C 对），故本题选 C。②慢性胰腺炎表现为上腹痛，B 超提示胰腺钙化；胰腺癌最常见胰头癌，典型表现是进行性黄疸；慢性胆囊炎表现为右上腹痛。

【例 288】C
　　【解析】①肝硬化诊断最准确的方法是穿刺＋活检（C 对），故本题选 C。②腹部 CT、MRI 有助于腹部脏器疾病的诊断；ERCP 造影是指将十二指肠镜插至十二指肠降部，找到十二指肠乳头，由活检管道内插入造影导管至乳头开口部，注入造影剂后行 X 线摄片，以显示胰胆管的技术。

【例 289】D
　　【解析】①由肝硬化导致的昏迷，为肝性脑病（D 对），故本题选 D。②由肺部疾病如 COPD 及重症肺炎导致的昏迷为肺性脑病。

【例 290】B
　　【解析】①中年男性，既往有肝炎史，结合患者目前出现出血、肝病面容等，诊断为肝炎后肝硬化。此时患者出现发热及腹膜刺激征（腹部压痛、反跳痛及肌紧张），故考虑肝硬化合并自发性腹膜炎（B 对），故本题选 B。（昭昭老师提示：一旦出现肝硬化合并发热，往往就是自发性腹膜炎；如果出现 AFP 升高，答案为肝硬化合并肝癌；如果是肌酐、尿素氮升高，答案就是肝硬化合并肝肾综合征；如果合并血氧分压下降答案就是肝硬化合并呼吸窘迫综合征）②腹腔转移癌可出现原发病变的表现；肝硬化合并肝肾综合征多出现肾功能衰竭。

【例 291】A
　　【解析】①肝硬化最有价值的检查往往都是有创检查如送培养或活检（A 对），故本题选 A。②X 线结肠钡剂造影是肠道疾病的常见检查方法；腹部 CT 是胰腺炎等最有价值的影像学检查；立位腹部 X 线平片多用于消化道穿孔的检查，膈下可见游离气体。

【例 292】A
　　【解析】①中年男性，谷丙转氨酶升高提示肝功能异常，结合患者出现乏力、食欲缺乏等，初步诊断为肝炎后肝硬化。②患者有发热及腹膜刺激征（腹部压痛、反跳痛及肌紧张），故考虑肝硬化合并自发性腹膜炎（A 对），故本题选 A。③胆系感染的表现是黄疸、腹痛、寒战高热等；结核性腹膜炎患者表现为低热、盗汗、乏力、食欲缺乏等；细菌性痢疾患者出现黏液脓血便等。

【例 293】B
　　【解析】①肝硬化的并发症包括上消化道出血、肝性脑病、自发性腹膜炎、肝肾综合征、肝肺综合征和原发性肝癌，其中自发性腹膜炎表现为腹痛、腹水迅速增长和发热，腹水检查为渗出液，与题干相符（B 对），故本题选 B。②肝性脑病最主要的表现是神志不清；门静脉血栓形成导致肠壁水肿出现消化不良等；原发性腹膜炎表现为腹膜刺激征。

【例 294】A

　　【解析】①中年男性,既往有肝硬化病史。患者目前出现发热、腹痛,考虑肝硬化并发<u>自发性腹膜炎</u>。自发性腹膜炎的主要体征是<u>腹部压痛、反跳痛及肌紧张</u>(A 对),故本题选 A。②<u>蜘蛛痣及肝掌</u>是肝功能减退的表现。<u>腹部移动性浊音</u>是肝硬化导致大量腹水的表现。<u>脾大</u>是肝硬化导致门脉高压,进而导致脾淤血所致。

【例 295】C

　　【解析】①该中年男性处于<u>肝硬化失代偿期</u>,出现<u>呼吸困难</u>,血气分析示低氧血症,抗生素治疗无效,最可能并发了肝肺综合征,典型表现为严重肝病、肺血管扩张和低氧血症三联征(C 对),故本题选 C。②<u>肺炎</u>表现为咳嗽、咳痰,且抗生素治疗往往有效;<u>肝肾综合征</u>是肝硬化患者出现肾衰竭,肌酐等指标升高;<u>支气管哮喘</u>表现为反复发作的喘息,夜间或清晨加重,往往可以自行缓解。

【例 296】B

　　【解析】①肝硬化+腹水患者,此时患者体内的钾离子浓度 6.3mmol/L,大于 5.5mmol/L,属于高钾血症,首先应降血压,可以应用葡萄糖+胰岛素治疗等,此时不宜再应用保钾利尿剂如<u>螺内酯</u>,否则会<u>加重高血钾症</u>,甚至引起心脏骤停(B 对),故本题选 B。②10%葡萄糖酸钙 20mL 缓慢静脉注射是对抗高血钾的心脏毒性。③输注白蛋白增加胶体渗透压及控制液体量减少水摄入等都是对症治疗,可以减轻腹水。

【例 297】B

　　【解析】①利尿剂主要选用<u>螺内酯</u>(安体舒通)和速尿。螺内酯为保钾利尿药,单独用可致高血钾;速尿为排钾利尿药,单独使用时应同时服氯化钾。②目前主张联合使用螺内酯和速尿,开始用螺内酯 100mg/d,数天后加用 40mg/d 的速尿(B 对),故本题选 B。

【例 298】A

　　【解析】肝硬化大量应用速尿后容易产生<u>低钾血症</u>,可出现无力、恶心、呕吐、心律失常等表现(A 对),故本题选 A。

【例 299】D

　　【解析】①患者在肝硬化失代偿期出现低蛋白血症,并未出现贫血和凝血异常等,应该只<u>给予白蛋白静脉滴注</u>,不宜应用血浆等血液制品,以免增加感染病毒或细菌经血液传播的机会(D 对),故本题选 D。②目前输血主张成分输血;血浆中含有大量的凝血因子,肝硬化患者因为肝功能减退导致凝血因子减少,引起出血,所以肝硬化合并凝血功能异常的患者,可输入血浆来改善凝血功能。

【例 300】A

　　【解析】①乙型肝炎病史+呕血(胃底食管静脉曲张)+脾大→肝硬化。②肝硬化导致出血最可能的原因是<u>胃底食管静脉曲张破裂出血</u>(A 对),故本题选 A。

【例 301】C

　　【解析】①<u>胃底食管静脉曲张破裂出血</u>的治疗方法包括<u>垂体后叶素</u>、<u>生长抑素</u>、三腔两囊管压迫及胃镜下止血。②难治性大出血方需手术治疗,而不是一开始就需要<u>急诊手术</u>(C 对),故本题选 C。

【例302】D

【解析】①肝硬化＋发热＋全腹压痛(腹膜刺激征)→肝硬化合并自发性腹膜炎。②感染早期适当应用抗生素进行相关治疗(D对),故本题选D。②然后抽腹腔积液行细菌培养,根据药敏结果再选择合适的抗生素。昭昭老师提示:注意题干中的此类字眼"应尽快"。

【例303】D

【解析】①自发性细菌性腹膜炎是肝硬化伴腹水患者常见并发症之一,表现为短期内腹水迅速增加,对利尿剂反应差,伴腹泻、腹痛、腹胀、发热。②本题中患者出现发热、腹痛、腹胀、尿少,推测可能发生了自发性细菌性腹膜炎,因此查体应关注有无腹膜刺激征,即腹部压痛、反跳痛和肌紧张(D对),故本题选D。

【例304】B

【解析】自发性细菌性腹膜炎时腹水短期内迅速增多,对常规针对腹水的治疗(如限盐、限水、利尿、放腹水、输白蛋白)反应差,最重要的是应用有效抗生素,消除导致腹膜炎的病原菌(B对),故本题选B。

第9节　肝　癌

【例305】B

【解析】①中年男性,右季肋部不适,有长期乙肝肝硬化病史,结合患者出现肝肋下5cm,即肝出现进行性肿大,故诊断为肝癌(B对),故本题选B。②肝脓肿主要表现为红、肿、热、痛;继发性肝癌有原发疾病。

【例306】B

【解析】①中年男性,长期乙肝病史,结合患者出现右腹部膨隆,说明有肿块,且为血性腹腔积液,故诊断为肝癌(B对),故本题选B。②肝脓肿主要表现为肝区红、肿、热、痛;肝包虫病多有肝脏震颤;肝囊肿一般无表现,腹部CT表现为肝内圆形或卵圆形的透亮区。

【例307】D

【解析】①中年男性,既往有直肠癌病史,患者近期出现锁骨上淋巴结肿大,考虑直肠癌转移。②腹部B超提示肝占位,故考虑肝转移癌,肝转移癌患者AFP一般无升高(D对),故本题选D。③阿米巴肝脓肿表现为寒战、高热等,穿刺可见脓液。④肝囊肿一般无表现,腹部CT表现为肝内圆形或卵圆形的透亮区。⑤原发性肝癌表现为肝进行性肿大,AFP明显升高。

【例308】C

【解析】①中年男性,既往有肝炎病史20年,患者目前出现乏力、腹胀等表现,且移动性浊音阳性,考虑病情已经发展为肝硬化,继发门脉高压。目前患者出现肝大,考虑肝硬化继发原发性肝癌。②原发性肝癌的肿瘤学指标是甲胎蛋白(AFP)。甲胎蛋白由新生的幼稚肝细胞分泌,胎儿肝细胞没有发育(分化)完全,分泌的甲胎蛋白量很大,所以孕妇的甲胎蛋白阳性。肝癌细胞是尚未分化的肝细胞,能大量分泌甲胎蛋白(C对),故本题选C。③癌胚抗原是直肠癌等的肿瘤标记物;CA125升高多提示卵巢癌。

【例309】C

　　【解析】肝癌治疗最有效及首选的方法是手术,适用于肿瘤较小的患者,即直径在5cm以内的单发或者多发但位置局限的微小肝癌和小肝癌,此肿瘤的大小是3cm,可以切除(C对),故本题选C。

【例310】D

　　【解析】①乙型肝炎病史10年＋肝肋下3cm＋移动性浊音阳性→肝癌。②最好的肿瘤标记物是AFP(甲胎蛋白)(D对),故本题选D。

【例311】D

　　【解析】了解有无肝癌首选的检查方法是B超(肝、胆、胰、脾、肾疾病检查都首选B超)(D对),故本题选D。

【例312】D

　　【解析】①手术适用于肿瘤较小的患者,即直径在5cm以内的微小肝癌或小肝癌。②如果肿瘤直径在10cm以上则无法切除(D对),故本题选D。

第10节　肝性脑病

【例313】C

　　【解析】①中年男性,肝功能异常,考虑肝硬化。②患者目前出现昏睡等,考虑出现了肝性脑病(C对),故本题选C。(昭昭老师提示:只要是肝硬化患者,出现神志不清、昏迷等,往往提示肝性脑病)③脑血管意外患者多有高血压及高血糖等病史。④肝肺综合征即肝硬化患者同时合并低氧血症等。⑤肝肾综合征即肝硬化患者,同时合并肾功能低下。

第四章　泌尿系统

第1节　尿液检查

【例 314】 C

【解析】 ①患者尿比重较低,合并蛋白尿,尿蛋白分析 β_2 - MG 升高,考虑肾小管性尿(C 对),故本题选择 C (昭昭老师速记:"小""2""管"店)。② 昭昭老师关于不同蛋白尿的常见疾病总结如下:

蛋白尿	概　念	昭昭老师速记
生理性蛋白尿	功能性蛋白尿和体位性蛋白尿	生理功能、生理体位
肾小球性蛋白尿	选择性蛋白尿:电荷屏障受损,以白蛋白为主	"选择""电"大肤色"白"美女
	非选择性蛋白尿:分子屏障受损,以大分子蛋白为主	"非"要"大"的
肾小管性蛋白尿	小分子量蛋白质:β_2 微球蛋白为主、溶菌酶等,重吸收障碍	店小"2""管"店
溢出性蛋白尿	多发性骨髓瘤轻链蛋白(本-周蛋白),及血红蛋白、肌红蛋白等异常增多,超出了肾小管的重吸收能力	"本周"要"出"去等山"峰"
分泌性蛋白尿	髓袢升支后段及药物刺激时,分泌黏蛋白(T - H 蛋白)增多	"分泌""黏蛋白"
组织性蛋白尿	组织遭受破坏后可以释放胞质中各种酶及蛋白质,若分子量较小,肾小球滤液中浓度超过肾小管重吸收阈值,则可自尿中排出	"组织""酶"和"蛋白质"开会
假性蛋白尿	尿中混有大量血、脓、黏液等成分而导致尿蛋白定性试验呈假阳性,一般不伴肾损害	

【例 315】 C

【解析】 ①蛋白尿中以小分子蛋白为主,呈单株峰,符合多发性骨髓瘤的表现,属于溢出性蛋白尿(C 对),故本题选 C。②昭昭老师关于不同蛋白尿的常见疾病,总结如下:

蛋白尿	概　念	昭昭老师速记
生理性蛋白尿	功能性蛋白尿和体位性蛋白尿	生理功能、生理体位
肾小球性蛋白尿	选择性蛋白尿:电荷屏障受损,以白蛋白为主	"选择""电"大肤色"白"美女
	非选择性蛋白尿:分子屏障受损,以大分子蛋白为主	"非"要"大"的
肾小管性蛋白尿	小分子量蛋白质:β₂微球蛋白为主、溶菌酶等,重吸收障碍	店小"2""管"店
溢出性蛋白尿	多发性骨髓瘤轻链蛋白(本-周蛋白),及血红蛋白、肌红蛋白等异常增多,超出了肾小管的重吸收能力	"本周"要"出"去等山"峰"
分泌性蛋白尿	髓袢升支后段及药物刺激时,分泌黏蛋白(T-H蛋白)增多	"分泌""黏蛋白"
组织性蛋白尿	组织遭受破坏后可以释放胞质中各种酶及蛋白质,若分子量较小,肾小球滤液中浓度超过肾小管重吸收阈值,则可自尿中排出	"组织""酶"和"蛋白质"开会
假性蛋白尿	尿中混有大量血、脓、黏液等成分而导致尿蛋白定性试验呈假阳性,一般不伴肾损害	

【例316】C

　　【解析】①泌尿系感染分为两种:上尿路感染和下尿路感染。上尿路感染主要是肾盂肾炎,患者往往有全身症状如发热及寒战,肾区叩击痛阳性,尿中出现白细胞管型;而下尿路感染多指急性膀胱炎,主要表现为尿频、尿急、尿痛,无全身症状及白细胞管型。该病例为青年女性,发热伴寒战,同时出现血尿,尿中白细胞明显升高,考虑泌尿系感染,同时有右肾区叩击痛,故诊断为右急性肾盂肾炎。肾盂肾炎导致尿中白细胞升高,可出现白细胞管型,这也是区别于下尿路感染的重要鉴别点之一(C对),故本题选C。②透明管型多见于正常人,可发生在剧烈运动后。③蜡样管型多见于慢性肾衰竭。④颗粒管型多见于慢性肾小球肾炎。

第2节　肾小球疾病

【例317】D

　　【解析】①中年男性,主要表现为血尿,且有异形红细胞,考虑为肾小球源性血尿。②肾小球疾病的确诊有赖于肾活检(D对),故本题选D。③腹部X线平片多用于诊断尿路结石;ANCA阳性多见于急进性肾炎Ⅲ型;肾盂造影多用于肾盂癌和肾结核的诊断。

【例318】D

　　【解析】①急性肾小球肾炎控制血压应首选氢氯噻嗪(D对),故本题选D。②如果合并蛋白尿要首选ACEI,因为后者有保护肾功能的作用。

【例319】B

【解析】①老年男性,出现高血压、血尿、蛋白尿,肌酐及尿素氮明显升高,考虑肾脏疾病,结合患者出现进行性少尿,初步诊断为急进性肾小球肾炎。②急进性肾小球肾炎Ⅰ型病理特点是肾小球基底膜增厚,即 GBM 增厚;Ⅱ型病理特点是循环免疫复合物增加;Ⅲ型病理特点是抗中性粒细胞胞浆抗体阳性(B 对),故本题选 B。③急性肾小球肾炎患者不会短时间内出现少尿、无尿,肌酐和尿素氮迅速升高;IgA 肾病的突出表现是肉眼血尿,是引起血尿最常见的原因。④昭昭老师总结如下:

分 型	病理改变	昭昭老师速记
Ⅰ型急进性肾炎	抗肾小球基底膜(GBM)	"膜""Ⅰ"下
Ⅱ型急进性肾炎	免疫复合物型	2 个人"复合"
Ⅲ型急进性肾炎	抗中性粒细胞胞浆抗体(ANCA)	"Ⅲ中"全会

【例 320】D
【解析】①患者有上呼吸道感染史,尿 RBC 10～15/HP 说明有镜下血尿,考虑肾小球肾炎。②患者目前出现尿少,短时间内出现血肌酐 $500\mu mol/L$,提示肾功能急剧恶化,所以诊断是急进性肾小球肾炎(D 对),故本题选 D。

【例 321】B
【解析】①感冒后出现尿少,同时出现血尿等表现,考虑肾小球肾炎。②短时间内出现 Scr $620\mu mol/L$,说明肾功能急剧恶化,所以诊断是急进性肾小球肾炎(B 对),故本题选 B。③急性肾小球肾炎患者主要表现为血尿,前期往往有上呼吸道感染史,血中 C_3 补体明显下降;慢性肾炎病史≥3 月;肾病综合征表现为大量蛋白尿及低蛋白血症。

【例 322】D
【解析】①中年男性,肾功能短时间内出现恶化(肌酐明显升高),尿量进行性减少伴有肉眼血尿,且表现为血尿为主,故诊断为急进型肾小球肾炎(D 对),故本题选 D。②急性肾盂肾炎表现为尿频、尿急、尿痛等。③慢性肾小球肾炎急性发作,病程往往较长,持续时间≥6 周。④急性肾小球肾炎患者主要表现为血尿,前期往往有上呼吸道感染史,血中 C_3 补体明显下降。

【例 323】B
【解析】①夜尿增多,同时有高血压及蛋白尿、血尿(红细胞 3～5/HP),故诊断考虑肾小球肾炎。结合病史长达 1 年,故诊断是慢性肾小球肾炎(B 对),故本题选 B。(昭昭老师速记:"时间很重要,性别不重要",看见时间 1 年,即可诊断为慢性肾炎)②急性肾小球肾炎患者主要表现为血尿,前期往往有上呼吸道感染史,血中 C_3 补体明显下降。③慢性肾小球肾炎患者血尿、蛋白尿≥3 个月。④急进性肾小球肾炎表现为肾功能短时间内出现恶化(肌酐明显升高),尿量进行性减少伴有肉眼血尿。

【例 324】B
【解析】①患者有乏力表现,同时表现为高血压＋尿蛋白(＋)＋血尿(RBC 5～10/HP),考虑肾小球肾炎。②结合患者病史 1 年,故诊断为慢性肾小球肾炎(B 对),故本题选 B。③急性肾小球肾炎患者主要表现为血尿,前期往往有上呼吸道感染史,血中 C_3 补体明显下降。④肾病表现为大量蛋白尿及低蛋白血症。⑤狼疮肾炎多有 SLE 的表现。

【例325】 A

【解析】 ①患者有乏力表现,而且有血尿(RBC 20～30/HP)、蛋白尿及血肌酐升高,考虑肾炎,结合病史3年,故诊断为慢性肾小球肾炎(A 对),故本题选 A。②急性肾小球肾炎主要表现为血尿,实验室检查发现 C₃ 补体明显降低。③慢性间质性肾炎病变主要在肾间质。④高血压肾损害首先出现高血压,继而出现肾功能损伤。

【例326】 D

【解析】 乏力原因多为肾合成 EPO(促红细胞生成素)减少,导致 RBC 减少,故治疗应采取注射促红细胞生成素及补充造血材料(D 对),故本题选 D。

【例327】 D

【解析】 ①青年男性,主要表现为长时间(≥1 年)的血尿、蛋白尿,故考虑慢性肾病,且患者出现变形红细胞,考虑肾小球源性血尿,故诊断为慢性肾小球肾炎(D 对),本题选 D。②无症状性蛋白尿和(或)血尿指患者无水肿、高血压及肾功能损害,仅表现为肾小球源性血尿和(或)蛋白尿的一组肾小球疾病。③急性肾小球肾炎主要表现为血尿,实验室检查发现 C₃ 补体明显降低。④泌尿系统肿瘤主要表现为无痛性全程肉眼血尿。

【例328】 B

【解析】 ①患者出现血尿、蛋白尿,考虑肾小球肾炎。病史长达5年,诊断为慢性肾小球肾炎(B 对),故本题选 B。②肾血管性高血压腹部一般有血管杂音,肾动脉造影可以明确。③隐匿性肾炎是指临床上无明显症状,但表现为持续性轻度蛋白尿和(或)复发性或持续性血尿。④高血压肾损害首先出现高血压,继而出现肾功能损伤。

【例329】 D

【解析】 对于伴有糖尿病及肾功能不全的患者,血压控制标准为<130/80mmHg(D 对),故本题选 D。

【例330】 A

【解析】 慢性肾小球肾炎治疗的主要目标不是治愈肾病,而是防止或延缓肾脏病变进展(A 对),故本题选 A。

【例331】 C

【解析】 ①中年男性,主要表现为长时间(≥1 年)的血尿、蛋白尿,故考虑慢性肾病,诊断为慢性肾小球肾炎(C 对),故本题选 C。②急性肾小球肾炎主要表现为血尿,实验室检查发现 C3 补体明显降低。③肾病综合征主要表现为大量蛋白尿及低蛋白血症。④无症状性蛋白尿和(或)血尿指患者无水肿、高血压及肾功能损害,仅表现为肾小球源性血尿和(或)蛋白尿的一组肾小球疾病。

【例332】 A

【解析】 ①为了明确导致慢性肾小球肾炎的病理类型,首选的检查方法是肾病理活检(A 对),故本题选 A。②尿找肿瘤细胞多用于泌尿系统肿瘤的诊断。③肾动脉造影多用于肾动脉疾病的诊断如肾动脉狭窄。④24 小时尿钠测定指测定 24 小时尿液中的钠离子浓度,降低多见于肾上腺皮质功能亢进、库欣综合征、原发性醛固酮增多症、充血性心力衰竭等;升高多见于严重的肾盂肾炎、肾小管损伤、糖尿病、急性肾小管坏死、尿崩症、肾上腺皮质功能减退等。

【例 333】 B

　　【解析】 慢性肾小球肾炎患者,高血压同时往往合并蛋白尿,首选降压药为 ACEI 类药物,降压同时可以减少尿蛋白(B 对),故本题选 B。

【例 334】 C

　　【解析】 慢性肾小球肾炎的治疗目标不是治愈疾病,而是延缓肾脏病变进展(C 对),故本题选 C。

第 3 节　肾病综合征

【例 335】 B

　　【解析】 ①大量蛋白尿(尿蛋白(＋＋＋))＋低蛋白血症(血浆蛋白 30g/L)→肾病综合征。该患者表现为尿蛋白(＋＋＋)及血浆蛋白 30g/L 故诊断为肾病综合征(B 对),故本题选 B。②急性肾炎的典型表现是血尿。③慢性肾炎主要表现是肾功能下降且病史较长。④泌尿系感染表现为发热及尿路刺激症状。

【例 336】 B

　　【解析】 患者表现为大量蛋白尿,即尿蛋白(＋＋＋),考虑肾病综合征。尿常规白细胞 10～15/HP,＞5/HP 提示泌尿系统感染,故诊断为肾病综合征合并泌尿系统感染(B 对),故本题选 B。

【例 337】 B

　　【解析】 ①患者表现为大量蛋白尿、低蛋白血症,符合肾病综合征的表现,故诊断为原发性肾病综合征(B 对),故本题选 B。②慢性肾小球肾炎表现为血尿、蛋白尿＞3 个月;狼疮性肾炎多有原发疾病即系统性红斑狼疮(SLE)的表现;急进性肾小球肾炎表现为血尿、蛋白尿进行中加重。

【例 338】 D

　　【解析】 ①该患儿 15 岁,儿童及青少年最常见的肾病综合征病理类型是微小病变性肾病(D 对),故本题选 D。②中老年人的肾病以膜性肾病居多。(昭昭老师速记:"儿童"很"微小";"中老年人"爱"膜"子孙的头)

【例 339】 B

　　【解析】 ①糖尿病病史,同时出现大量蛋白尿(尿蛋白 3.8g/d)、镜下血尿(尿红细胞 3～5/HP)及血肌酐升高,考虑诊断为糖尿病肾病。②诊断糖尿病肾病最好的证据是糖尿病导致微血管病变,即眼底检查有糖尿病眼底病变(B 对),故本题选 B。

【例 340】 D

　　【解析】 ①患者有长时间的 2 型糖尿病病史,出现大量蛋白尿(尿蛋白 3.8g/d),血肌酐高,应考虑糖尿病肾病(D 对),故本题选 D。糖尿病肾病属于继发性肾病综合征。②急性肾小球肾炎多有上感史,血尿为主,血中 C3 补体降低;慢性肾小球肾炎表现为血尿、蛋白尿＞3 个月;原发性肾病综合征表现为大量蛋白尿及低蛋白血症。

【例 341】 C

【解析】诊断糖尿病肾病最好的证据是糖尿病导致微血管病变,即眼底检查是否有糖尿病眼底病变(C 对),故本题选 C。

【例 342】D

【解析】①原发性肾病综合征患者首选的治疗药物是糖皮质激素。治疗疗程一般是 8 周,最长可以到 12 周。②此患者口服激素 3 周后尿蛋白仍为(＋),患者目前仅服用了 3 周,疗程尚不足,应继续按照原剂量服用激素直至 8 周(D 对),故本题选 D。

【例 343】D

【解析】①患者出现大量蛋白尿＋低蛋白血症,符合肾病综合征的典型表现,故诊断为肾病综合征。②肾病综合征治疗首选糖皮质激素(D 对),故本题选 D。

【例 344】A

【解析】①患者出现大量蛋白尿(尿蛋白(＋＋＋))＋低蛋白血症(血清蛋白 15g/L),符合肾病综合征的典型表现,故诊断为肾病综合征。②肾病综合征首选药物为糖皮质激素,治疗时间是 8 周。患者目前应用泼尼松 4 周,仍有大量蛋白尿,疗程尚不足,应继续应用糖皮质激素到 8 周,最长可延长至 12 周(A 对),故本题选 A。

【例 345】C

【解析】①大量蛋白尿(尿蛋白(＋＋＋))＋低蛋白血症(血清蛋白 28g/L)是肾病综合征的典型表现,故诊断为肾病综合征。②肾病综合征依靠肾活检确诊。③肾病综合征行双肾 B 超检查,可了解肾的情况。④尿蛋白定量可明确蛋白丢失,三大营养物质代谢紊乱,可导致高血脂。⑤肾 CT 在肾外伤时首选,用于了解肾外伤情况,一般不用于肾病综合征的检查(C 对),故本题选 C。

【例 346】A

【解析】①肾活检示肾小球系膜轻度增生,系膜区可见免疫复合物沉积,最可能的诊断是系膜增生性肾小球肾炎(A 对),故本题选 A。②系膜毛细血管性肾小球肾炎活检可见经典的"双轨征"。③局灶节段性肾小球硬化活检可见肾小球毛细血管多发坏死。

【例 347】D

【解析】肾病综合征首选的治疗药物是糖皮质激素,用药时间至少 8 周,最长可延长至 12 周(D 对),故本题选 D。

【例 348】D

【解析】①青年女性,表现为大量蛋白尿(尿蛋白＞3.5g/d)及低蛋白血症(白蛋白＜30g/d),故诊断为肾病综合征。②肾病综合征的首选治疗方法是足量糖皮质激素,服用 8 周,个别患者可以延长到 12 周(D 对),故本题选 D。③如果单用糖皮质激素治疗效果不佳,可加用免疫抑制剂环磷酰胺。

【例 349】D

【解析】①大量蛋白尿(尿蛋白 5.2g/24h)＋低蛋白血症(血清蛋白 19g/L)→肾病综合征。②肾病综合征患者血液浓缩和高脂血症造成血液黏稠度增加;某些蛋白质从尿中丢失,肝代偿合成蛋白增加,引起机体凝血、抗凝和纤溶系统失衡;血小板过度激活、应用利尿剂和糖皮质激素,进一步加重高凝状态,容易形成血栓。如果患者突然出现腰痛、大量血尿或蛋白尿,均提示并发肾静脉血栓(D 对),故本题选 D。

【例 350】B

【解析】①患者临床表现为大量蛋白尿、低蛋白血症,故考虑肾病综合征。腰痛伴尿量突然减少,提示并发肾血栓栓塞(B 对),故本题选 B。②急性过敏性间质肾炎不是考试范畴;泌尿系统肿瘤表现为无痛性的肉眼血尿;新月体型肾炎患者症状会进行性加重,但是主要以血尿为主。

【例 351】A

【解析】①肾病综合征患者出现了肾血栓栓塞,明确肾血管情况最佳检查是肾血管超声(A 对),故本题选 A。②肾活检多用于肾小球疾病的检查;测尿钠排泄分数及尿渗透压多用于急性肾功能衰竭的检查;尿培养多用于尿路感染的检查。

第 4 节　尿路、男性泌尿生殖系统感染

【例 352】D

【解析】①中年女性,主要表现为泌尿系统刺激症状,如尿频、尿急、尿痛等,同时出现高热,考虑泌尿系统炎症。患者有腰痛及左肾区叩击痛,考虑上尿路感染,结合发病时间较短,故诊断为急性肾盂肾炎(D 对),本题选 D。(昭昭老师提示:仅仅是局部尿路刺激征就是急性膀胱炎,如果合并全身症状就是肾盂肾炎)②急性膀胱炎主要表现为泌尿系统刺激症状,如尿频、尿急、尿痛等,但是无腰痛及寒战、高热等全身症状。③肾肿瘤主要表现为全程无痛性肉眼血尿。④肾结核的典型表现是"病变在肾,表现在膀胱",即患者主要表现为尿频、尿急、尿痛等泌尿系统的刺激症状,IVU 可见肾盂有狭窄等改变。

【例 353】B

【解析】①尿频、尿急、尿痛+双肾区无叩击痛+尿 WBC 30～40/HP,RBC 10～15/HP,考虑急性膀胱炎。②急性膀胱炎采用 3 日疗法(B 对),故本题选 B。③上尿路感染(肾盂肾炎)的治疗时间是 2 周。

【例 354】D

【解析】①尿频、尿痛伴肉眼血尿+尿亚硝酸盐阳性+白细胞满视野,考虑急性膀胱炎。②急性膀胱炎采用 3 日疗法(D 对),故本题选 D。

【例 355】A

【解析】①大肠埃希菌所致的泌尿系感染,应首选喹诺酮类抗生素。②喹诺酮类抗生素首选诺氟沙星(A 对),故本题选 A。

【例 356】D

【解析】①尿急、尿痛+右侧肾区叩击痛阳性+寒战、高热+白细胞 20～30/HP,考虑上尿路感染,即急性肾盂肾炎(D 对),故本题选 D。②感染诊断太笼统;肾结石主要表现为肾绞痛伴血尿;膀胱炎主要表现为尿频、尿急、尿痛等。

【例 357】D

【解析】①上尿路感染可有发热、肾区痛及尿频、尿急、尿痛表现,但是不能作为确诊的主要依据。②疾病的诊断主要依据实验室检查,所以白细胞 20~30/HP,白细胞管型 0~2/LP 是诊断肾盂肾炎最好的证据(D 对),故本题选 D。

【例 358】D

【解析】尿路感染诊断的金标准是细菌培养,如果是大肠埃希菌$>10^5$/L,即可诊断为真性细菌尿(D 对),故本题选 D。

第 5 节　肾功能不全

【例 359】A

【解析】①庆大霉素属于氨基糖苷类抗生素,具有肾毒性,应用后可能会导致肾衰竭,最常见肾小管坏死(A 对),故本题选 A。②急性间质性肾炎不是的考试范畴。③急进性肾小球肾炎表现为肾功能进行性恶化,尿量进行性减少。④肾前性氮质血症多由于有效循环血量导致肾功能衰竭。

【例 360】B

【解析】①慢性肾功能不全,且 K^+ 6.5mmol/L,提示慢性肾功能不全合并高钾血症,钾离子较高很可能导致心脏骤停,引发死亡,所以此时治疗要以降低血钾为主。②静滴碳酸氢钠溶液、静注葡萄糖酸钙、停用含钾药物、静滴葡萄糖和胰岛素等都是降低钾离子的处理。③氨苯蝶啶属于保钾类利尿剂,此时应禁用(B 对),故本题选 B。

【例 361】C

【解析】①IgA 肾病＋Scr 1325μmol/L→慢性肾衰竭尿毒症期。②患者目前出现昏迷,诊断为尿毒症脑病(C 对),故本题选 C。③高血压脑病多表现为头痛;低钙血症多表现为抽搐,且要有实验室检查支持;贫血多有苍白和乏力的表现。

【例 362】A

【解析】①尿毒症患者最有效的治疗是透析治疗。肾衰的透析指征是白细胞肌酐$>$442μmol/L,血钾$>$6.5mmol/L。②该患者肌酐值 1325μmol/L,且出现昏迷,故应选择透析治疗(A 对),故本题选 A。

【例 363】C

【解析】①慢性肾衰竭患者,肾功能下降导致水钠潴留,导致高血钾及肺水肿等。②该患者,目前表现较多,但此时最危重的表现是呼吸困难(C 对),故本题选 C。

【例 364】D

【解析】①血肌酐 870.9μmol/L,应采取透析治疗。②高血压合并水肿,应控制血压并利尿而非补充血容量(D 对),故本题选 D。③T 38.1℃,高热,说明合并感染,应抗感染治疗。

【例 365】A

【解析】①中年男性,进行性少尿,尿素氮和肌酐升高,考虑肾功能不全。肾衰的透析指征是白细胞肌酐$>$442μmol/L,血钾$>$6.5mmol/L。②该患者 Scr 655.6μmol/L$>$442μmol/L,需要透析治疗(A 对),故本题选 A。

第五章 血液系统

第1节 贫 血

【例366】 B

【解析】 ①Hb 60g/L,MCV 72fl(正常80～100fl),MCHC 27%(正常32%～35%),均低于正常值,为小细胞低色素性贫血,结合患者有慢性失血病史(便血3个月,且体内的铁离子主要来源于红细胞破坏的铁),故患者丢失大量铁离子,诊断为缺铁性贫血。②缺铁性贫血组织缺铁的表现是异食癖、匙状甲、反甲等(B对),故本题选B。③皮肤瘀斑为出血性疾病的表现,多见于凝血功能异常的患者;酱油色尿、巩膜黄染多见于溶血性贫血的患者。

【例367】 B

【解析】 ①中年女性,胃大部切除术后(壁细胞主要位于胃体和胃壁,分泌盐酸和内因子),壁细胞缺乏导致盐酸和内因子不足,盐酸缺乏导致铁吸收障碍,容易引发缺铁性贫血,内因子缺乏容易导致维生素 B_{12} 吸收障碍,发生巨幼细胞贫血,结合题目中的重要题眼"月经量稍多",且检查提示血红蛋白降低比红细胞降低明显,故本例诊断为缺铁性贫血。②缺铁性贫血患者容易出现苍白、无力,皮肤干燥,毛发干燥易脱落,口腔炎,舌乳头萎缩,指甲变脆、变平或匙状甲,全身血容量增多可导致二尖瓣相对关闭不全,出现心尖部收缩期吹风样杂音。③巨幼细胞贫血由维生素 B_{12} 和叶酸缺乏所致,而维生素 B_{12} 是神经系统的重要原料,故维生素 B_{12} 缺乏可导致神经系统功能障碍,因此,行走不稳、深感觉减退属于巨幼细胞贫血的典型表现(B对),故本题选B。(昭昭老师速记:巨幼细胞贫血和缺铁性贫血的重要区分标志之一即为神经系统功能障碍)

【例368】 D

【解析】 ①红细胞体积减小及中间淡染区扩大符合缺铁性贫血的典型表现,故诊断为缺铁性贫血。②铁是合成血红蛋白的原料,铁缺乏导致红细胞内血红蛋白减少及血液中转铁蛋白减少、骨髓中铁减少。③铁减少时,负责转运铁的铁蛋白结合率降低,于是"空余"的铁蛋白可以结合更多的铁,进而导致转铁蛋白结合铁的能力增加,即总铁结合力增加(D对),故本题选D。

【例369】 C

【解析】 ①月经过多＋血红蛋白减少为主＋红细胞中心淡染区扩大,诊断为缺铁性贫血。②缺铁导致血清铁及储存铁如含铁血黄素或铁蛋白减少,铁减少时,负责转运铁的铁蛋白结合率降低,于是"空余"的铁蛋白可以结合更多的铁,进而导致转铁蛋白结合铁的能力增加,即总铁结合力升高。③铁和原卟啉结合生成血红素,血红素和珠蛋白结合生成血色素,即血红蛋白。缺铁性贫血时,铁缺乏导致原卟啉不能被利用而"堆积",致使游离原卟啉升高(C对),故本题选C。

【例370】A

【解析】①青年女性,表现为面色苍白,故诊断为贫血。②血清铁明显减少(正常值11~30μmol/L),故诊断为缺铁性贫血(A对),故本题选A。

【例371】C

【解析】①青年女性,头晕、乏力,符合贫血的一般表现,结合患者血红蛋白明显减少,且血清铁蛋白降低,故患者应诊断为缺铁性贫血(C对),故本题选C。②地中海贫血是由于遗传基因缺陷致使血红蛋白中一种或一种以上珠蛋白链合成缺如或不足所导致的贫血或病理状态。③巨幼细胞贫血除有贫血、乏力等贫血的一般表现外,还可出现神经系统症状。④骨髓增生异常综合征是源于造血干细胞的一组异质性髓系克隆性疾病,以髓系细胞分化及发育异常为特点,表现为无效造血、难治性血细胞减少、造血功能衰竭,高风险向急性髓系白血病(AML)转化。

【例372】C

【解析】①青年女性,有月经量增多病史,患者出现头晕、乏力,血红蛋白减少,故考虑为失血导致的缺铁性贫血。实验室检查显示红细胞中央淡染区扩大,此即缺铁性贫血的典型血涂片表现,故可明确诊断,应采取补充治疗,需要补充铁剂。该题目问最根本的治疗,最根本的治疗是治疗妇科疾病(C对),故本题选C。②自身免疫性溶血多用糖皮质激素治疗。巨幼细胞贫血需要补充维生素 B_{12} 及叶酸。

【例373】D

【解析】①中年女性,妊娠,表现为贫血,MCV 108fl,MCH 35pg,MCHC 33%,为大细胞性贫血,诊断为巨幼细胞贫血。②巨幼细胞贫血应测定血中叶酸和维生素 B_{12} 水平(D对),故本题选D。

【例374】A

【解析】①本例患者为青年女性,急性起病,主要表现有发热,皮肤、黏膜出血,血常规示三系减低,血小板减少性紫癜一般只有血小板减低(不选D)。②患者表现为三系减低,应考虑急性白血病等恶性疾病,但其肝、脾及淋巴结不大,胸骨无压痛,且骨髓增生极度减低,而急性白血病时骨髓增生明显甚至极度活跃(不选C)。根据骨髓增生极度减低,全片未见巨核细胞,且肝、脾及淋巴结不大,考虑再生障碍性贫血可能性大,由于患者为急性起病,病情进展快,因此诊断为急性再障(A对),故本题选A。

【例375】D

【解析】①青年男性,表现为贫血(苍白、乏力)、出血等,结合患者的骨髓检查,提示骨髓增生低下及巨核细胞明显减少,故考虑诊断为再生障碍性贫血。②再障首选雄激素治疗,以促进造血(D对),故本题选D。③糖皮质激素是自身免疫性溶血的首选治疗。DA方案是急性粒细胞白血病的首选治疗。长春新碱等属于免疫抑制剂。

【例376】C

【解析】①患者的临床症状及血液检查结果符合溶血性贫血的表现,红细胞渗透脆性增加及家族史支持遗传性球形细胞增多症的诊断(C对),故本题选C。②缺铁性贫血表现为小细胞低色素贫血,患者表现为组织缺铁如匙状甲、反甲等。③海洋性贫血多由于珠蛋白合成障碍所致。④铁粒幼细胞性贫血由于铁利用障碍导致的贫血。

【例377】 A

【解析】 ①周围血涂片球形红细胞增多＞10％是遗传性球形细胞增多症的特征(A对)，故本题选A。②周围血涂片，看细胞形态，可用于诊断小细胞贫血和大细胞贫血，以及通过了解核幼浆老或者核老浆幼。③血清铁总铁结合力升高多见于缺铁性贫血。

【例378】 C

【解析】 脾切除对遗传性球形细胞增多症有显著疗效(C对)，本题选C。

【例379】 A

【解析】 ①四肢关节痛＋Hb 70g/L＋酸溶血试验(－)→自身免疫性溶血(A对)，故本题选A。②骨髓增生异常综合征可见幼稚细胞。③脾功能亢进会出现三系细胞减少。④肾性贫血有既往肾脏疾病史。

【例380】 B

【解析】 ①贫血、黄疸、脾大是溶血性贫血的典型表现，结合患者有抗人球蛋白试验阳性，诊断为溶血性贫血(B对)，故本题选B。②巨幼细胞贫血表现为苍白、乏力及神经系统症状。阵发性睡眠性血红蛋白尿的酸溶血试验阳性，并且出现典型的血红蛋白尿。

【例381】 A

【解析】 ①抗人球蛋白试验阳性(Coombs试验)是自身免疫性溶血性贫血的典型特征(A对)，故本题选A。(昭昭老师速记："自己"认为自己很"酷(Coo)")②昭昭老师关于贫血疾病的几种实验室检查的特点总结如下：

实 验	疾 病	昭昭老师速记
抗人球蛋白试验阳性(Coombs试验)	自身免疫溶血性贫血	"自"己认为自己很"酷死"了
蔗糖水试验、酸溶血试验(Ham)试验	阵发性睡眠性血红蛋白尿(PNH)	"Ham""睡"觉前喝"糖"水
红细胞渗透性脆性实验	遗传性球形细胞增多症	"球"很"脆"
高铁血红蛋白还原试验	葡萄糖-6-磷酸脱氢酶缺乏症(蚕豆病)	"高铁"上吃"蚕豆"

【例382】 D

【解析】 ①根据患者的病史及实验室检查，首先考虑为溶血性贫血。因病史中述及食蚕豆后诱发本病，故最大可能诊断为蚕豆病。②蚕豆病首选的检查是高铁血红蛋白还原试验(D对)，故本题选D。③溶血性贫血患者血总胆红素升高，但是不能明确疾病诊断。④酸化血清溶血试验多用于诊断阵发性睡眠性血红蛋白尿(PNH)。⑤抗人球蛋白试验(Coombs试验)多用于诊断自身免疫性溶血。

【例383】 D

【解析】 ①黄疸＋贫血＋关节酸痛→溶血性贫血(D对)，故本题选D。②急性白血病表现为三系细胞减少，骨髓活检可见幼稚细胞＞20％。③急性黄疸型肝炎检查肝炎的肿瘤标记物。

④肝痛骨髓转移,首先要找到原发病灶。

【例384】 B

【解析】 Coombs试验即抗人球蛋白试验,阳性见于自身免疫性溶血性贫血(B对),故本题选B。

【例385】 C

【解析】 ①自身免疫性溶血首选的检查是免疫抑制剂。②糖皮质激素可抑制抗体产生,从而抑制免疫反应,大多数患者症状可得以缓解(C对),故本题选C。

【例386】 D

【解析】 ①Ham试验、Rous试验阳性均提示PNH(D对),故本题选D。②昭昭老师关于贫血疾病的几种实验室检查的特点总结如下:

实 验	疾 病	昭昭老师速记
抗人球蛋白试验阳性(Coombs试验)	自身免疫溶血性贫血	"自"己认为自己很"酷死"了
蔗糖水试验、酸溶血试验(Ham)试验	阵发性睡眠性血红蛋白尿(PNH)	"Ham""睡"觉前喝"糖"水
红细胞渗透性脆性实验	遗传性球形细胞增多症	"球"很"脆"
高铁血红蛋白还原试验	葡萄糖-6-磷酸脱氢酶缺乏症(蚕豆病)	"高铁"上吃"蚕豆"

【例387】 A

【解析】 ①男性患者,贫血伴黄疸,考虑溶血性贫血,实验室检查示Hb减少,细胞形态为小细胞低色素性,网织红细胞升高,符合阵发性睡眠性血红蛋白尿的表现,最有意义的检查是酸溶血试验(A对),故本题选A。②Coombs试验(+)主要用于诊断温抗体型自身免疫性溶血性贫血。③血红蛋白电泳用于诊断珠蛋白或血红素异常性溶血性贫血,如海洋性贫血。

第2节 白血病

【例388】 D

【解析】 ①患者表现为出血、贫血、感染,即三系细胞减少,同时出现胸骨压痛,考虑急性白血病。②实验室检查发现Auer小体及过氧化物酶(POX)染色阳性或强阳性,此为急性粒细胞白血病的特点,故诊断为急性早幼粒细胞白血病(D对),故本题选D。

【例389】 D

【解析】 患者血常规示白细胞中出现大量原始细胞,比例0.60,伴有血红蛋白及血小板减少,故初步诊断为急性白血病(D对),故本题选D。

【例390】 B

【解析】 急性白血病的典型体征是胸骨压痛(B对),故本题选B。

【例391】 D

【解析】 急性白血病确诊依靠骨髓细胞学检查(D对),故本题选D。

【例 392】 B

【解析】 ①患者青年男性,血小板 $23 \times 10^9/L$,明显减少,余均正常,伴有皮肤出血点和瘀斑,初步考虑为血小板减少性紫癜。②为明确诊断,应做骨髓检查,可见巨核细胞数增多或正常,有成熟障碍(B 对),故本题选 B。

【例 393】 C

【解析】 ①青年男性,表现为发热、贫血、出血,此为白血病的典型表现,结合患者的骨髓检查,原始细胞 84%,故诊断为急性白血病。②急性白血病中,可侵犯牙龈且非特异性酯酶染色阳性,阳性反应可被氟化钠抑制的是急性单核细胞白血病(C 对),故本题选 C。③急性巨核细胞白血病是急性白血病的一种,临床比较少见,以腹水和淋巴结肿大为主要表现。

【例 394】 B

【解析】 ①青年女性,出现发热、出血、贫血,胸骨压痛,外周血 WBC 升高,骨髓原始细胞 62%,符合急性白血病的典型诊断。②细胞化学染色用于协助形态学检查鉴别各类白血病(B 对),故本题选 B。

【例 395】 D

【解析】 ①青年男性患者,急性发病,全血细胞减少,外周见原始细胞,骨髓中原始细胞 $60\% > 20\%$,符合急性白血病诊断。②POX 染色部分呈弱阳性,非特异性酯酶染色阳性,可被 NaF 抑制,故 FAB 分型应为 M_5,急性单核细胞白血病(D 对),故本题选 D。

【例 396】 D

【解析】 ①中年男性,急性起病,表现为发热、出血、贫血(血红蛋白 60g/L),骨髓象原始细胞 $70\% > 20\%$,考虑诊断为急性白血病。②牙龈肿胀,过氧化物酶染色阳性,非特异性酯酶阳性,阳性反应可被氟化钠抑制,符合急性单核细胞白血病的特点,诊断为急性单核细胞白血病(D 对),故本题选 D。③急性粒细胞白血病过氧化物酶(POX)阳性。急性淋巴细胞白血病糖原染色(PAS)阳性。急性早幼粒细胞白血病表现为 Auer 小体阳性,容易并发 DIC。

【例 397】 C

【解析】 ①根据细胞化学染色结果进行鉴别,POX 染色弱阳性,非特异性酯酶(NSE)染色阳性,NaF 可抑制,符合急性单核细胞白血病的特点(C 对),故本题选 C。②急性早幼粒或粒细胞白血病实验室检查可见过氧化物酶强阳性。急性淋巴细胞白血病实验室检查可见糖原染色阳性,呈块状或颗粒状。

【例 398】 A

【解析】 ①患者表现为发热、出血、牙龈肿胀,肝、脾及淋巴结肿大,WBC 显著增高,外周血可见原始细胞,均提示急性白血病可能性大。其中牙龈肿胀多见于急性单核细胞白血病(M_5),系白血病细胞浸润引起。结合细胞化学染色结果,非特异性酯酶(NSE)强阳性,能被 NaF 抑制,过氧化物酶(POX)染色弱阳性,此亦符合急性单核细胞白血病的特点,故可明确诊断(A 对),故本题选 A。②急性粒细胞白血病 NSE 可能阳性,但 NaF 抑制不敏感,而 POX 染色多呈强阳性。③急性淋巴细胞白血病 NSE 染色和 POX 染色均阴性。④类白血病反应多由感染引起,外周血 WBC 可显著升高,但多无出血表现,外周血分类无原始细胞,NSE 及 POX 染色均阴性。

【例734】 B

【解析】 ①中年男性,十二指肠球部溃疡前壁穿孔,导致急性腹膜炎,有腹膜刺激征,即局部<u>有压痛、反跳痛及肌紧张</u>,严重呈板状腹。②溃疡的典型体征为<u>肝浊音界消失</u>,此为诊断溃疡穿孔的银标准。③溃疡穿孔导致腹膜刺激征,肠道受到激惹,出现肠麻痹,故肠鸣音应减弱或消失而非亢进(B对),故本题选B。

【例735】 C

【解析】 ①中年男性,突发上腹部疼痛,迅速波及全腹,且患者出现腹膜刺激征,<u>肝浊音界消失</u>(昭昭老师速记:肝浊音界消失是诊断消化性溃疡的银标准),故本题诊断为胃十二指肠溃疡穿孔(C对),故本题选C。②<u>急性阑尾炎</u>表现为下腹痛而非上腹痛。③<u>急性肠梗阻穿孔</u>表现为痛吐胀闭,进而出现腹膜炎症状。④<u>胆囊穿孔</u>多有胆囊基础疾病。

【例736】 B

【解析】 ①急性穿孔患者腹肌紧张,呈"板状腹",全腹有压痛和反跳痛,肠鸣音消失,肝浊音界缩小或消失。立位X线检查可发现<u>膈下游离气体</u>(B对),故本题选B。②<u>腹部诊断性穿刺</u>是有创检查,一般不作为首选检查;<u>CT</u>是诊断急性胰腺炎等疾病最有价值的影像学检查;<u>B超</u>是诊断肝、胆、胰、脾、肾等实质性脏器病变的首选检查。

【例737】 D

【解析】 ①患者中年男性,有典型的上腹痛及进食痛,故诊断为胃溃疡;呕吐频繁,考虑溃疡位于幽门管,此处溃疡形成瘢痕,易导致<u>瘢痕性幽门梗阻</u>(D对),故本题选D。胃角溃疡及胃体溃疡不会导致幽门梗阻。十二指肠溃疡的典型表现是饥饿痛。

【例738】 A

【解析】 患者呕吐频繁,提示溃疡导致瘢痕性幽门梗阻,是<u>手术的绝对适应证</u>(A对),故本题选A。

【例739】 D

【解析】 中年男性,腹痛及反酸,考虑腹部疾病。患者出现典型的夜间痛并可于进食后缓解,故诊断为<u>十二指肠球部溃疡</u>(D对),故本题选D。

【例740】 C

【解析】 ①腹部空腔脏器的诊断依靠<u>胃镜＋活检</u>,十二指肠溃疡的诊断亦是如此(C对),故本题选C。②胃液分析用于胃癌的诊断。③胃肠道钡餐是胃肠道疾病的一般常规检查,不能确诊疾病。④结肠镜适合于下消化道空腔脏器疾病的诊断。

【例741】 D

【解析】 胃溃疡最常见的病因是Hp感染,根除Hp首选的治疗方法是一种<u>抑酸剂＋两种抗生素</u>(D对),故本题选D。

【例742】 B

【解析】 胃溃疡由Hp感染引起,Hp位于<u>胃窦部</u>,所以胃溃疡的好发部位在胃窦小弯侧,穿孔部位即在溃疡的好发部位(B对),故本题选B。

【例743】 D

稳状态下使用。

【例 727】B

【解析】青年男性,腹部外伤史,患者出现意识模糊、血压 85/60mmHg,即休克,说明患者可能发生了实质脏器检查及空腔脏器的损伤,治疗方案应马上抗休克治疗的同时剖腹探查(B对),故本题选 B。

【例 728】D

【解析】①中年男性,右上腹有刀刺伤,且腹腔穿刺有不凝血,考虑肝破裂。②剖腹探查首先探查肝和脾(D对),故本题选 D。

第 3 节 急性化脓性腹膜炎

【例 729】C

【解析】①中年男性,阑尾炎切除手术病史,术后第 3 天出现寒战、高热等感染表现,考虑术后出现感染。结合患者出现右下胸痛,呼吸音减弱,右上腹压痛等,考虑诊断为膈下脓肿(C对),故本题选 C。②右侧肺炎一般表现为呼吸系统病变,如慢性咳嗽、咳痰等;右侧肺不张诊断主要依靠胸部 X 线检查;盆腔脓肿患者多出现寒战、高热、里急后重等表现。

【例 730】D

【解析】①中年男性,有急性阑尾炎穿孔病史,术后出现寒战、高热等,结合患者出现下坠感等,考虑诊断为盆腔脓肿。②盆腔脓肿的首选检查方法是直肠指检(D对),故本题选 D。

【例 731】C

【解析】①中年男性,有十二指肠溃疡穿孔病史,术后出现寒战、高热等,结合患者出现里急后重等。盆腔处于腹腔最低部位,腹腔内炎症渗出物或脓液易流入其间,而形成盆腔脓肿。盆腔脓肿临床表现包括急性腹膜炎经治疗后体温再升高、脉快,下腹部坠胀不适或钝痛,大便次数增多、黏液便及里急后重等直肠刺激症状(C对),故本题选 C。②肠间隙脓肿患者出现腹痛及发热等,但无里急后重等直肠刺激症状;膈下脓肿患者多出现胸部活动受限及胸腔积液等;急性肠炎表现为腹泻等。

第 4 节 胃、十二指肠疾病

【例 732】A

【解析】患者出现上腹部腹肌紧张,排除急性阑尾炎可能;无 Murphy 征及疼痛向右肩放射,排除急性胆囊炎可能;急性胰腺炎的腹痛发作一般不如溃疡急性穿孔者急骤,疼痛位于上腹且向背部放射,故诊断为胃溃疡急性穿孔(A对),故本题选 A。

【例 733】D

【解析】①因患者出现剧烈腹痛,呈刀割样,持续而加剧,先出现于上腹,继之逐步延及全腹,考虑上消化道急性穿孔(D对),故本题选 D。②急性胰腺炎、急性胆囊炎、急性化脓性梗阻性胆管炎都无法全面解释以上表现。

【解析】一般穿孔后8小时内手术最好(D对),故本题选D。(昭昭老师速记:6～8小时是很多医学操作的时间窗)

【例744】D

【解析】①青年男性,突发上腹痛,并出现腹膜炎表现,考虑肠道疾病导致腹膜炎。"肝浊音界消失"是消化道穿孔的典型体征,结合题意,本题诊断为胃十二指肠溃疡穿孔(D对),故本题选D。②其余三个选项也可导致急性腹膜炎,但均不会出现肝浊音界消失。

【例745】B

【解析】①诊断消化性溃疡穿孔的首选检查是立位X线腹平片,可见膈下游离气体(B对),故本题选B。②诊断消化性溃疡的金标准是诊断性腹腔穿刺,穿刺液送活检,可明确诊断。

【例746】A

【解析】决定是否手术治疗,术前最长的观察治疗时间是6～8小时以内(A对),故本题选A。

【例747】B

【解析】①中年女性,表现为上腹痛,呕吐物为宿食,不含胆汁,有胃型,属高位梗阻,说明病变部位在幽门,最常见消化性溃疡导致瘢痕性幽门梗阻(B对),故本题选B。②十二指肠憩室、十二指肠梗阻及食管裂孔疝不在考试范畴;小肠梗阻患者的呕吐物多有粪味。

【例748】B

【解析】①骨骼肌无力是低钾血症最早出现的主要临床表现,症状从四肢肌逐渐延及躯干和呼吸肌,可出现吞咽困难、进食及饮水呛咳,软瘫、腱反射减弱或消失,口苦、恶心、呕吐和肠麻痹等;心脏受累主要表现为传导和节律异常,典型的心电图改变为早期出现T波降低、变宽、双相或倒置,随后出现ST段降低、QT间期延长和U波;患者可出现低钾性碱中毒症状,但尿呈酸性(反常性酸性尿)。②该患者诊断为瘢痕性幽门梗阻,行胃肠减压,出现腹胀,肠鸣音消失,考虑为低钾所致肠麻痹(B对),故本题选B。

【例749】B

【解析】①青年男性,表现为上腹痛及空腹痛,此为十二指肠溃疡的典型表现;呕吐宿食,考虑十二指肠溃疡导致瘢痕性幽门梗阻。②瘢痕性幽门梗阻患者呕吐大量宿食,导致胃内大量电解质丢失,出现低钾低氯性碱中毒(B对),故本题选B。

【例750】A

【解析】①慢性上腹痛12年,考虑消化性溃疡。②该患者目前呕吐宿食,诊断为瘢痕性幽门梗阻。呕吐可导致胃液内大量钾离子和氯离子丢失,引起低钾低氯性碱中毒(A对),故本题选A。

【例751】D

【解析】①胃溃疡穿孔手术治疗的指征:急性弥漫性腹膜炎体征明显,体温及血象升高;有休克症状者,经紧急初步处理后须争取时机手术治疗;经过检查及询问既往病史,证明有幽门梗阻者;有明确胃溃疡病史;穿孔合并大出血者;经非手术治疗,病情不见好转,手术治疗以胃大部切除术最佳。②该患者既往有胃溃疡病史,目前出现严重腹痛,考虑发生急性弥漫性腹膜炎,符合手术指征,最佳治疗是胃大部切除术(D对),故本题选D。

【例752】A

【解析】①毕Ⅰ式胃大部切除术是在胃大部切除后将胃的剩余部分与十二指肠断端吻合,即胃十二指肠吻合术,在此原则下有多种变式,此法的优点是操作简便,吻合后胃肠道接近于正常解剖生理状态,所以术后由于胃肠道功能紊乱而引起的并发症少,主要适用于胃溃疡。但当十二指肠溃疡伴有炎症、瘢痕及粘连时,采用这种术式常有困难,有时为了避免胃十二指肠吻合口的张力过大,胃的切除范围不够,容易引起溃疡复发。所以对胃酸分泌高的十二指肠溃疡病不宜应用毕Ⅰ式胃大部切除术(A对),故本题选A。②十二指肠溃疡病人首选的术式;迷走神经干切断术应有严重的并发症已经逐步弃用了;选择性迷走神经切断术必须要加做幽门成形术防止胃潴留。

【例753】B

【解析】①十二指肠溃疡手术方式首选毕Ⅱ式胃大部切除术。毕Ⅱ式是在胃大部切除后,将十二指肠残端闭合,而将胃的剩余部分与空肠上段吻合。此法优点是胃切除的多少不因吻合张力而受限,胃体可以切除较多,溃疡复发可能性较小。由于食物和胃酸不经过十二指肠,直接进入空肠,十二指肠溃疡即使未能切除,也因不再受刺激而愈合(B对),故本题选B。②毕Ⅱ式的缺点是手术操作比较复杂,胃空肠吻合后解剖生理的改变较多,引起并发症的可能性较大,甚至可引起严重的并发症。

【例754】C

【解析】①输入段太长易扭曲、输入段太短或胃小弯侧切除过高等均可导致输入段张力过高,在吻合口处形成锐角,致使输入段内的胆汁、胰液和十二指肠液不易排出,淤积到一定量时,引起输入段剧烈蠕动,一时性克服梗阻,突然涌入残胃,导致患者呕吐大量胆汁(C对),故本题选C。②急性型术后近端空肠综合征患者常出现剧烈腹痛,伴恶心及呕吐,为不含胆汁的胃内容物,呕吐呈放射性。③吻合口梗阻及输出段梗阻患者呕吐物为含有食物的胆汁。

【例755】C

【解析】①中年男性,因消化性溃疡行毕Ⅱ式手术,患者出现胸骨后烧灼感、胆汁性呕吐和体重减轻,此即碱性反流性胃炎的三大表现,故诊断为碱性反流性胃炎。②治疗多采用保护胃黏膜、抑酸及调节胃肠道动力等综合措施,症状较重者需行 Roux－en－Y 胃空肠吻合术(C对),故本题选C。③Roux－en－Y 胃空肠吻合即远端胃大部切除后,缝合关闭十二指肠残端,在距十二指肠悬韧带 10～15cm 处切断空肠,将残胃和远端空肠吻合,距此吻合口以下 45～60cm 处,将空肠与空肠近侧断端吻合。此术式的优点是可防止术后胆胰液流入残胃,减少反流性胃炎的发生。

【例756】D

【解析】残胃癌指因良性病变施行胃大部切除术至少 5 年后发生在残胃的原发性癌,多发生在术后 10 年以上,该患者症状完全符合残胃癌诊断(D对),故本题选D。

【例757】A

【解析】Borrmann 分型:Ⅰ型结节型,Ⅱ型溃疡局限型,Ⅲ型溃疡浸润型,Ⅳ型弥漫浸润型;故本例应属于 Ⅰ 型(A 对),故本题选 A。

【例 758】D

【解析】胃癌根治术要清除胃周围淋巴结,原处的<u>腹主动脉旁淋巴结可以保留</u>(D 对),故本题选 D。

【例 759】D

【解析】癌症治疗的关键是<u>早发现、早诊断、早治疗</u>(D 对),故本题选 D。

【例 760】B

【解析】①中年男性,上腹胀、隐痛,有乏力、消瘦、大便发黑等表现,结合患者的钡餐造影表现,诊断为<u>胃癌</u>。②胃癌最常见的转移方式是<u>淋巴结转移</u>,首先转移到胃周围淋巴结如幽门上、下淋巴结等,晚期转移到左锁骨上淋巴结(B 对),故本题选 B。

【例 761】D

【解析】①老年女性,表现为上腹痛,大便隐血试验阳性,故考虑<u>胃癌</u>(D 对),故本题选 D。②<u>应激性溃疡</u>多有应激因素存在;<u>门静脉高压症</u>患者多有肝炎肝硬化病史;<u>慢性胃炎</u>发病时间较长;<u>十二指肠溃疡</u>表现为典型的饥饿痛。

【例 762】D

【解析】①胃溃疡属于良性病变,表现为规律性腹痛,即进食痛。但是该患者胃溃疡多年出现无规律腹痛,体重减轻,考虑恶变即胃癌。②胃癌确诊依靠<u>胃镜＋活检</u>(D 对),故本题选 D。<u>便潜血试验</u>用于诊断消化道出血;<u>经内镜逆行性胰胆管造影术(ERCP)</u>是指将十二指肠镜插至十二指肠降部,找到十二指肠乳头,由活检管道内插入造影导管至乳头开口部,注入造影剂后行 X 线摄片,以显示胰胆管的技术。

【例 763】D

【解析】①中年男性,上腹部不适,胃镜结果提示慢性萎缩性胃炎,黏膜病理检查提示重度肠上皮化生,恶化风险高,随访检查方法应选择<u>胃镜及活检</u>(D 对),故本题选 D。②<u>胃镜及活检</u>是诊断上消化道空腔疾病的<u>金标准</u>。

【例 764】C

【解析】①中老年女性,表现为黑便及呕血,<u>合并贫血</u>,结合患者有<u>消瘦</u>表现,考虑恶性消耗性疾病所致,故初步诊断为<u>胃癌</u>(C 对),故本题选 C。②胃炎及消化性溃疡属于良性病变,一般不会出现消瘦等表现。

【例 765】C

【解析】①老年男性,<u>上腹痛及体重下降,贫血</u>,考虑胃肠道恶性肿瘤,诊断为<u>胃癌</u>(C 对),故本题选 C。②<u>慢性胆囊炎</u>表现为右上腹痛,常见于进食油腻食物后;<u>慢性肝炎</u>的诊断依靠长期肝病史及肝炎的诊断标准;<u>消化性溃疡</u>表现为规律性腹痛。

【例 766】D

【解析】①老年男性,表现为长期上腹痛及腹胀,胃镜诊断为慢性萎缩性胃炎。结合患者有<u>体重下降、贫血貌</u>等,为恶病质消耗的表现,考虑诊断为<u>胃癌</u>(D 对),故本题选 D。②<u>肝病</u>多有肝炎实验室检查指标异常;<u>胆囊癌</u>表现为右上腹痛;<u>十二指肠溃疡伴幽门梗阻</u>典型症状为呕吐大量宿食。

【例 767】D

【解析】①中年男性,以上腹部不适为主,体重减轻合并出血,考虑恶性病变可能性大,剑突下器官为胃,故看到剑突下肿物,诊断为胃癌(D 对),故本题选 D。②慢性胃炎主要表现为上腹部不适,但一般无消化道出血,胃镜可诊断;胃溃疡主要表现为进食痛,十二指肠溃疡主要表现为饥饿痛,但一般无消化道出血。

【例 768】A

【解析】对胃癌诊断最有价值的检查是胃镜＋活检,活检发现癌细胞可明确诊断(A 对),故本题选 A。

第 5 节　小肠疾病

【例 769】A

【解析】①中年女性,持续性剧烈腹痛,伴呕吐,无肛门排气,即典型的痛、吐、胀、闭,符合肠梗阻的表现,腹腔穿刺抽出血性腹水,说明肠道管壁血运发生障碍,即绞窄性肠梗阻(A 对),故本题选 A。(昭昭老师提示:看见血性就是绞窄了)②胃、十二指肠穿孔表现为突发的上腹部疼痛,迅速波及全腹。③急性阑尾炎穿孔表现为右下腹部疼痛,伴压痛、反跳痛及肌紧张。④结核性腹膜炎多有感染结核的病史,患者出现低热、盗汗、乏力等表现,腹壁触诊有柔韧感。

【例 770】B

【解析】①根据患者有典型的腹痛、腹胀、肠鸣音亢进、有气过水声及腹部平片示腹中部小肠扩张伴阶梯状液平,诊断为小肠梗阻。但患者只有恶心、腹胀,而无呕吐表现,提示其为低位小肠梗阻(B 对),故本题选 B。②高位小肠梗阻一般仅有呕吐胃内容物的表现。③麻痹性肠梗阻多见于腹腔手术后、腹部创伤和弥漫性腹膜炎等。④乙状结肠扭转多见于年轻人剧烈运动后。

【例 771】B

【解析】①老年女性,表现为痛、吐、胀、闭,诊断为:肠梗阻(B 对),故本题选 B。②急性腹膜炎表现为腹痛及腹膜刺激征。③急性胃炎表现为胃痛及上消化道出血。④急性胰腺炎表现为持续性腹痛及血淀粉酶升高。⑤急性阑尾炎表现为转移性右下腹痛。

【例 772】D

【解析】①腹腔手术后,患者丢失大量钾,容易造成低钾血症。低钾可导致平滑肌运动收缩障碍,引起肠麻痹,从而出现无肛门排气,患者腹胀,全身感乏力,体温正常,腹部无明显压痛,听诊无肠鸣音,腹部透视可见小的气液平面等症状,均符合术后低钾血症的典型表现(D 对),故本题选 D。

【例 773】B

【解析】①患儿出现典型的临床表现,即果酱样血便、肿块、腹痛,此为肠套叠的典型三联征,故诊断为肠套叠。②肠套叠最好的检查方法是空气或钡剂灌肠,可见杯口状或弹簧状改变(B 对),故本题选 B。③腹部 B 超多用于腹部实质性脏器如肝、胆、胰、脾、肾疾病的诊断。④腹部 CT 及 MRI 多用于腹部疾病的进一步检查。

【例 774】A

【解析】①患者老年男性,有肠梗阻病史,患者出现少量肛门排气,提示症状略有缓解。②患者出现腹部均匀隆起,无压痛和反跳痛,肠鸣音减弱,考虑肠梗阻引起电解质紊乱,即出现了低钾血症,导致肠麻痹,故首选治疗是查血生化并纠正水、电解质紊乱(A 对),故本题选 A。③患者仍有肠梗阻表现,应禁食水,行胃肠减压,而非进流食;胃肠道不通畅,不可用胃肠道动力药。

【例 775】D

【解析】①肠梗阻根据有无血运障碍分为单纯性肠梗阻和绞窄性肠梗阻。②在诊断过程中必须辨明是否已发生绞窄,这一点极为重要,因为绞窄性肠梗阻导致肠道坏死及严重的腹膜炎,必须及早进行手术治疗(D 对),故本题选 D。

【例 776】C

【解析】①患者青年男性,饱餐后剧烈运动,发生典型的腹痛、呕吐、腹胀等表现,考虑小肠梗阻(C 对),故本题选 C。②老年人最常见乙状结肠扭转。③肠套叠的典型表现是果酱样血便、肿块、腹痛。④胃扭转、肠系膜血管栓塞的特点是病情严重性和临床表现不匹配。

【例 777】D

【解析】患者目前无输血指征,补液首选等渗糖盐水(D 对),故本题选 D。

第 6 节　阑尾炎

【例 778】D

【解析】①急性阑尾炎表现为典型的转移性右下腹痛,当炎症波及壁腹膜时,疼痛固定在右下腹,出现麦氏点压痛。阑尾穿孔时导致腹膜炎,患者出现腹膜刺激征,压痛、反跳痛、肌紧张。诊断穿孔的金标准是穿刺抽液,细菌送培养即可。②本病例中该患者表现为典型的转移性右下腹痛,麦氏点压痛,腹腔穿刺抽出脓性液体,故诊断为坏疽穿孔性阑尾炎。③坏疽穿孔后大肠杆菌进入腹腔,导致腹膜炎(D 对),故本题选 D。

【例 779】C

【解析】①患者 3 小时前脐周疼痛伴呕吐,继而右下腹疼痛逐渐加剧,此为典型的转移性右下腹痛,可诊断为阑尾炎。阑尾炎出现右下腹部肿块,说明已经发生周围脓肿(C 对),故本题选 C。②中青年患者,诊断为结、直肠癌的可能性较小。③克罗恩病表现为右下腹痛,往往出现糊状便,无脓血。④溃疡性结肠炎的好发部位在乙状结肠和直肠,故腹痛发生在左下腹,伴黏液脓血便。

【例 780】B

【解析】①青年男性,有典型的转移性右下腹痛,麦氏点压痛明显,故考虑急性阑尾炎。患者出现腹膜炎表现,且腹腔穿刺有脓液,提示急性阑尾炎穿孔(B 对),故本题选 B。②克罗恩病多为下腹痛,最常见的并发症是肠梗阻,而非穿孔。③肠套叠多见于儿童,可出现典型的三联征,即腹痛、血便、腹部包块。④肠伤寒患者有腹痛、缓脉及胸前出血点(玫瑰疹)。

【例781】A

【解析】①患者右下腹疼痛、肌紧张,应诊断为急性阑尾炎。老年人腹肌萎缩,反应力低下,症状体征常较病理改变为轻。腹痛不甚剧烈也不典型。由于对疼痛反应迟钝,可仅表现为腹胀、恶心,鉴别诊断有时困难,容易误诊。该例患者已发病8天,右下腹饱满压痛,很可能已发展为阑尾周围脓肿(A对),故本题选A。②阑尾穿孔后局限形成肿块者,一般预后较好。但穿孔后形成腹膜炎甚至出现肠麻痹或中毒症状者,提示炎症较严重,病情凶险,往往预后较差。患者腹部透视见少量气液平面为局限性腹膜炎引起肠麻痹所致,应注意与肠梗阻相鉴别。③急性胰腺炎表现为上腹痛。④急性胆囊炎表现为右上腹痛,Murphy征阳性。

【例782】C

【解析】①阑尾炎闭孔内肌试验,患者仰卧位,使右髋和右大腿屈曲,然后被动向内旋转,引起右下腹疼痛者,提示其阑尾位置靠近闭孔内肌(C对),故本题选C。②如果让患者左侧卧位,使右下肢后伸,右下腹疼痛者(+),即腰大肌试验阳性,说明阑尾位于腰大肌前方。

【例783】D

【解析】①急性阑尾炎时阑尾静脉中感染血栓可沿肠系膜上静脉至门静脉,导致门静脉炎,临床表现为寒战、高热、肝大、剑突下压痛、轻度黄疸等(D对),故本题选D。②阑尾炎穿孔表现为急性加重的腹膜炎表现。③胃穿孔患者多出现突发上腹部疼痛,并迅速波及全腹。④溶血性黄疸多有黄疸及慢性失血如贫血等表现。

【例784】D

【解析】①急性阑尾炎手术切除后,患者出现下腹痛及里急后重,说明并发了盆腔脓肿,首选检查是直肠指检(D对),故本题选D。②盆腔CT多为盆腔疾病的进一步检查。直肠镜用于直肠肛管疾病的诊断和治疗。

【例785】D

【解析】①青年男性,患者有急性坏疽性阑尾炎行阑尾切除术病史,目前患者出现寒战高热,提示合并感染,此时患者肛门有下坠感,里急后重,说明患者合并盆腔脓肿,多为腹腔最低点即膀胱直肠陷窝处脓肿,刺激直肠,导致里急后重。盆腔脓肿首选检查是直肠指检(D对),故本题选D。②大便培养多用于胃肠道感染性疾病的诊断。③腹部X线片对消化道穿孔有一定意义。④血常规属于一般检查,阑尾炎时白细胞等升高。

【例786】B

【解析】①诊断明确后,除抗感染和支持疗法外,针对脓肿应首选经直肠穿刺抽液定位后切开引流(B对),故本题选B。②经下腹部正中切口进入腹腔或经原麦氏切口进入腹腔,容易导致脓肿播散,如发生肠间脓肿等,故不应首选此类措施。③处理原则是经机体自然的腔道进行相应引流。

【例787】C

【解析】①阑尾炎典型症状为右下腹麦氏点压痛明显,肌紧张且有反跳痛。本例患者表现为经典的转移性右下腹腹痛,麦氏点压痛,故诊断为:急性阑尾炎(C对)故本题选C。②克罗恩病表现为右下腹痛及糊状便;肠结核表现为低热、盗汗及右下腹压痛;结肠癌表现为腹部肿块及CEA升高。

【例788】A

　　【解析】①阑尾炎属于感染性炎症,最常见的并发症是切口感染(A 对),故本题选 A。②腹膜炎、粪瘘、阑尾残株炎等也是阑尾炎的常见并发症,但是发生概率较切口感染低。

【例789】D

　　【解析】①阑尾周围脓肿虽经非手术治疗可治愈,但易复发或转为慢性阑尾炎,需及早进行阑尾切除术。②择期行阑尾切除的时间一般选择在治愈后 3 个月进行(D 对),故本题选 D。

第 7 节　直肠肛管疾病

【例790】D

　　【解析】①肛裂是指齿状线以下肛管皮肤破裂形成棱形裂口或溃疡,是一种常见的肛管疾病,好发于青壮年。肛裂临床表现为疼痛和出血,其疼痛特点为排便时突发刀割样疼痛。②该患者为青年男性,表现为大便时肛门疼痛,同时便纸上有鲜血,故诊断为肛裂(D 对),故本题选D。③内痔表现一般为无痛性便后出血;外痔表现为疼痛,肛门口可见肿物;直肠癌多见于中老年人,多有排便习惯和大便性状的改变。

【例791】C

　　【解析】①根据患者症状可明确诊断为肛门周围皮下脓肿。②非手术治疗包括联合应用抗生素、温水坐浴、局部理疗、口服缓泻剂或液状石蜡,以减轻患者排便时疼痛。③如果脓肿有波动感,说明局部脓液形成,诊断一旦明确,往往需手术切开引流(C 对),故本题选 C。

【例792】A

　　【解析】①肛门旁皮下脓肿的诊断:位于肛门两侧边缘;脓肿较小,全身症状轻微或不伴全身症状;局部疼痛,行走、坐下或受压时疼痛加重;局部肿胀、红、硬及触痛,早期波动不明显,有波动后可自行破溃形成肛瘘。②本例患者,肛门周围皮肤发红,压痛明显(A 对),故本题选 A。③内痔表现为无痛性便后出血;混合痔表现为疼痛和血便。

【例793】A

　　【解析】①血栓性外痔表现为肛周暗紫色椭圆形肿物,表面皮肤水肿,质硬,触痛明显(A对),故本题选 A。②肛门黑色素瘤不会有触痛。③内痔脱出坏死表面不光滑,边界不清楚。④直肠息肉脱出可还纳。

【例794】B

　　【解析】①中年女性,大便有不尽感,不排除直肠癌可能。②直肠癌的首选检查是直肠指检(B 对),故本题选 B。③大便潜血试验是诊断消化道有无出血的筛查试验。④结肠镜检查是检查下消化道有无病变的确诊检查。⑤直肠镜检查是检查直肠有无病变的确诊检查。

【例795】D

　　【解析】①青年男性,肛门旁出现局部红肿、疼痛、发热,提示为炎症,局部破溃流出脓液,故诊断为肛瘘。②肛瘘治疗最关键为两点:明确破溃外口和内口的位置;明确其与肛门括约肌的位置(D 对),故本题选 D。低位肛瘘首先直接切除术;高位肛瘘首选挂线疗法。

【例796】D

【解析】①直肠癌主要表现直肠的刺激症状,如里急后重,肛门下坠感,其次如直肠癌占位,使肠腔变小,故大便变细。本病例为中年男性,表现为大便次数增多、变细及里急后重,符合直肠癌的典型表现。②直肠癌的首选检查是直肠指检,可触及肿物(D对),故本题选D。③直肠癌确诊检查依靠直肠镜+活检。④腹部B超多用于肝、胆、胰、脾、肾等实质脏器疾病的检查。⑤下消化道X线钡剂造影是结肠癌的重要检查方法,对结肠癌的诊断意义不大,用于排除结、直肠多发癌和息肉病。

【例797】B

【解析】①经腹直肠癌切除术(Dixon手术)是目前应用最多的直肠癌根治术,适用于距肛门7cm以上的直肠癌。经腹会阴直肠癌根治术原则上适用于距肛门7cm以内的直肠癌。该病例中,中老年女性,距离肛门12cm,适合Dixon手术(B对),故本题选B。②经腹直肠癌切除、人工肛门、远端封闭手术适用于全身一般情况很差,不能耐受其他手术的直肠癌患者。

【例798】D

【解析】①老年女性,表现为黏液脓血便,肛门有坠胀感及里急后重,考虑为直肠炎症(溃疡性结肠炎或细菌性痢疾等)或直肠肿瘤等疾病刺激所致。患者出现大便变细,推断可能是肠道肿物导致肠腔狭窄,进而引起大便变细,此为直肠癌的典型表现,故可诊断。直肠癌首选的检查是直肠指检,具有经济、简单、方便等优点(D对),故本题选D。②乙状结肠镜活检可确诊结肠癌;腹部B超是腹部实质脏器如肝、胆、胰、脾、肾的首选检查;腹部CT是腹部疾病的进一步检查。

【例799】D

【解析】直肠癌患者出现了膀胱刺激征,说明癌症已经转移到了膀胱,即直肠癌直接侵犯膀胱(D对),故本题选D。

【例800】A

【解析】①右半结肠癌的临床表现:腹痛、贫血、腹部肿块。②左半结肠癌的临床表现:便血、黏液血便、腹痛、腹部肿块。③直肠癌的临床表现为直肠刺激症状,便意频繁,排便习惯改变,便前有肛门下坠感,伴里急后重,排便不尽感,晚期有下腹痛;肠腔狭窄症状,癌肿侵犯致肠管狭窄,初期大便变形、变细,严重时出现肠梗阻表现;癌肿破溃引起感染症状,大便带血及黏液,甚至出现血便。盲肠癌腹胀不明显,可在腹部触及包块。④该病例中,老年女性,出现里急后重,初步考虑直肠癌(A对),故本题选A。

【例801】A

【解析】①高龄患者出现腹胀,腹泻便秘交替,里急后重感,为直肠癌的临床表现。为确定诊断,应做的辅助检查包括大便潜血试验、肿瘤标志物、直肠指检、内镜检查,以及钡剂灌肠等影像学检查。②其中,直肠指检是诊断直肠癌最重要的方法,与内镜检查共同为结直肠癌最基本的检查手段(A对),故本题选A。

【例802】B

【解析】①直肠癌的治疗应以手术切除为首选方法,多数患者手术切除后可获得长期生存。因此,一旦确诊为直肠癌早期,应及早进行手术(B对),故本题选B。②化学治疗、放射治疗为辅助治疗方法,应排除。

第8节 肝脏疾病

【例 803】 D

　　【解析】 ①中年男性,长期乙肝病史,结合患者出现腹壁静脉曲张,考虑肝硬化。②肝硬化患者肝结构发生改变,出现门静脉高压。③门脉高压导致脾大及脾功能亢进,脾的主要功能是灭活细胞,脾功能亢进导致三系细胞减少,特别是血小板(D 对),故本题选 D。

【例 804】 D

　　【解析】 ①急诊手术一般可选择断流术,如贲门周围血管离断术,胃底横断术或食管下端、贲门、胃底切除术等(D 对),故本题选 D。②条件较好的患者可行急诊分流术分为选择性分流术和非选择性分流术,包括近端脾肾分流术,远端脾肾分流术,胃冠状静脉-下腔静脉分流术,肠系膜上静脉-下腔静脉分流术,脾腔、门腔静脉分流术等。③食管、胃底静脉重度曲张有出血危险或已有破裂出血史的择期手术患者,宜选择恰当的分流术,有条件时应尽可能行脾肾静脉分流术。

【例 805】 C

　　【解析】 ①中年男性,呕血病史,同时有黄疸及腹壁静脉曲张,肝略大,故考虑诊断为肝硬化。呕血为肝硬化导致胃底食管静脉曲张所致的消化道大出血(C 对),故本题选 C。②胆石症所致胆道出血多有腹部绞痛;消化性溃疡患者多有腹部典型的周期性疼痛,但无黄疸;晚期胃癌出血患者多有肿瘤消耗恶病质的表现。

【例 806】 C

　　【解析】 ①食管胃底曲张静脉破裂首选 X 线钡餐检查,可见虫蚀样、蚯蚓样改变(C 对),故本题选 C。②腹部 X 线及 B 型超声无法发现食管的疾患,而腹腔动脉造影仅能显示动脉血管的问题。

【例 807】 B

　　【解析】 ①三腔管压迫止血是治疗胃底食管静脉曲张破裂出血的最有效方法。该患者目前出现大出血,已经休克了,首选抗休克治疗。首选静脉注射垂体后叶素,如果效果不佳,可行内镜下止血治疗。②该患者首选保守治疗,不一定需要手术治疗,可暂不行手术治疗(B 对),故本题选 B。

【例 808】 D

　　【解析】 ①该患者 AFP 阴性,排除肝癌;无胆绞痛史,排除胆囊炎。②寒战高热提示为炎症,炎症最典型的改变是红、肿、热、痛,同时出现肝肿大、质中、触痛,故诊断为急性细菌性肝脓肿(D 对),故本题选 D。

【例 809】 A

　　【解析】 ①肝区疼痛＋寒战高热→细菌性肝脓肿。②肝脓肿治疗首选大剂量抗生素保守治疗,对于单个较大的直径在 2cm 以上的脓肿保守治疗很难吸收,需首选经皮穿刺置管引流(A 对),故本题选 A。

【例 810】 B

【解析】①青少年男性,表现为寒战、高热,白细胞明显升高,考虑感染性疾病。腹部B超示肝内多发液性暗区,故诊断为细菌性肝脓肿。首选的治疗方案是静脉应用抗生素(B对),故本题选B。②对于抗生素治疗效果不佳的患者或单个较大的脓肿可采用B超引导下穿刺抽脓治疗;穿刺治疗效果不佳的患者,选择脓肿切开引流术。③肝叶切除术是肝癌的治疗方法之一。

【例811】D

【解析】①中年男性,既往长期乙肝病史,结合患者出现寒战、高热及肝大(肝右肋下4cm),故诊断为细菌性肝脓肿(D对),故本题选D。②右心功能不全表现为颈静脉怒张+肝颈静脉回流征阳性;淋巴瘤表现为颈部无痛性淋巴结肿大;胆道感染表现为右上腹痛+黄疸等。

【例812】A

【解析】①患者有长期肝炎病史,需行乙肝病毒DNA检查;腹部B型超声及腹部CT对肝脓肿的定位诊断有一定的辅助诊断价值;肝穿刺活检可以确诊该疾病。②血清AFP是肝癌的肿瘤标记物之一,对于肝脓肿的意义不大(A对),故本题选A。

【例813】D

【解析】①老年女性,右上腹痛伴寒战、高热,白细胞及中性粒细胞分类升高,考虑炎症性疾病。该患者目前出现肝肿大,肝区叩击痛,符合细菌性肝脓肿的典型表现,故诊断为细菌性肝脓肿。细菌性肝脓肿首选检查为B超,可发现局部的液性暗区,但是此检查不能明确诊断(D对),故本题选D。②确诊的首选检查是穿刺活检,可发现脓液。③腹部血管造影适用于腹部血管瘤、肿瘤等疾病。④腹部X线平片多用于检查有无肠梗阻及消化道穿孔性疾病。

【例814】B

【解析】细菌性肝脓肿最常见的致病途径是细菌从胆道逆行性感染,最常见的致病菌是大肠杆菌(B对),故本题选B。

【例815】B

【解析】细菌性肝脓肿治疗的最佳方案是应用广谱抗生素治疗;如果抗生素治疗无效,需要穿刺或手术治疗(B对),故本题选B。

【例816】C

【解析】肝癌治疗最有效及首选的方法是手术,适用于肿瘤较小的患者,即直径在5cm以内的单发或者多发但位置局限的微小肝癌和小肝癌,此肿瘤的大小是3cm,可以切除(C对),故本题选C。

【例817】D

【解析】①乙型肝炎病史10年+肝肋下3cm+移动性浊音阳性→肝癌。②最好的肿瘤标记物是AFP(甲胎蛋白)(D对),故本题选D。

【例818】D

【解析】了解有无肝癌首选的检查方法是B超(肝、胆、胰、脾、肾疾病检查都首选B超)(D对),故本题选D。

【例 819】 D

【解析】 ①手术适用于肿瘤较小的患者，即直径在 5cm 以内的微小肝癌或小肝癌。②如果肿瘤直径在 10cm 以上者无法切除（D 对），故本题选 D。

第 9 节 胆道疾病

【例 820】 C

【解析】 ①中年男性，表现为右上腹痛，向右肩部放射，局部有压痛，Murphy 征阳性，符合急性胆囊炎的典型表现，故诊断为急性胆囊炎（C 对），故本题选 C。（昭昭老师速记：急性胆囊炎＝右上腹痛＋右肩部反射＋Murphy 征（＋））。②十二指肠球部溃疡表现为典型的饥饿痛，进食后缓解。③急性胃炎多见于服用 NSAIDs 及应激所引发的胃部急性胃黏膜病变。④急性胰腺炎表现为剧烈中上腹部疼痛，向腰部放射，腹部可有 Cullen 征或 Grey－Turner 征等。

【例 821】 A

【解析】 ①胆囊切除术的指征是：结石≥3cm，囊腔息肉＞1cm。②该患者 B 超发现胆囊内有一约 0.8cm 直径结石，不用手术，观察、随诊即可（A 对），故本题选 A。

【例 822】 D

【解析】 ①右上腹部阵发性绞痛伴恶心＋高热＋黄疸→急性化脓性胆囊炎（D 对），故本题选 D。②急性阑尾炎为右下腹疼痛；急性胰腺炎是中上腹痛向两侧腰背部放射；溃疡穿孔是突发的中上腹疼痛。

【例 823】 B

【解析】 ①急性胆囊炎患者右上腹或剑突下发作性疼痛，阵发性加剧。进食油腻食物后，伴恶心、呕吐、发热。体检右上腹压痛、Murphy 征阳性。该患者表现为腹痛且无黄疸，符合急性胆囊炎的特点，故诊断为急性胆囊炎（B 对），故本题选 B。②急性阑尾炎腹痛特点为转移性右下腹痛。③急性胰腺炎常突发剧烈腹痛，腹膜炎体征较为明显。④十二指肠溃疡多有周期性、季节性、节律性上腹部疼痛。

【例 824】 B

【解析】 ①中年女性，表现为右上腹痛，同时向右肩部放射，此为胆囊疾病的典型表现（B 对），故本题选 B。②阑尾炎表现为右下腹痛；十二指肠溃疡穿孔表现为突发上腹部疼痛，迅速波及全腹；急性胰腺炎表现为中上腹痛，伴向腰背部放射。

【例 825】 D

【解析】 若病情未缓解，患者出现腹部压痛、反跳痛、肌紧张等体征，结合高热症状，故诊断为胆囊疾病合并穿孔（D 对），故本题选 D。

【例 826】 D

【解析】 病情进一步加重出现黄疸，是胆囊结石进入肝总管并堵塞远端，导致胆红素排泄障碍所致，为梗阻性黄疸（D 对），故本题选 D。

【例 827】 C

　　【解析】①急性胆囊炎患者可由胆囊结石引起,右上腹或剑突下发作性疼痛,阵发性加剧。进食油腻食物后,伴恶心、呕吐、发热。体检右上腹压痛、Murphy 征阳性。该患者右上腹腹痛、向右肩部放射,符合急性胆囊炎的诊断(C 对),故本题选 C。②胃十二指肠溃疡多有周期性、季节性、节律性上腹部疼痛。③肝外胆管结石由于胆道梗阻导致胆红素排泄受阻,进而导致出现黄疸。

【例 828】 D

　　【解析】①急性胆囊炎的急诊手术适应证:经非手术治疗无效,有全身中毒症状;临床怀疑有胆囊积脓者;年老体弱的高危患者,合并心肺功能障碍、胆囊炎病情较重者;合并糖尿病的急性胆囊炎,出现胆囊周围炎症者,应在积极术前准备下急诊手术以缓解病情。②该患者出现了明显的腹膜刺激征,说明病情在加重,应立即进行手术治疗(D 对),故本题选 D。

【例 829】 B

　　【解析】继发性腹膜炎最多见的致病菌是大肠埃希菌(B 对),故本题选 B。

【例 830】 B

　　【解析】①肝外胆管结石典型的临床表现为 Charcot 三联征,即腹痛、寒战高热和黄疸。腹痛发生在剑突下及右上腹部,多为绞痛,呈阵发性发作,该患者表现为腹痛、寒战高热和黄疸,符合肝外胆管结石的典型表现,故诊断为肝外胆管结石及胆管炎(B 对),故本题选 B。②肝内胆管结石未合并肝外胆管结石,可多年无症状,发生梗阻和继发感染则出现寒战高热,甚至出现急性梗阻性化脓性胆管炎(AOSC)表现。AOSC 典型表现为 Reynolds 五联征:寒战高热、腹痛、黄疸、休克及中枢神经系统抑制表现。

【例 831】 A

　　【解析】B 超检查可发现胆管内结石及胆管扩张影像,为首选检查(A 对),故本题选 A。

【例 832】 D

　　【解析】肝外胆管结石发生胆管完全梗阻和胆管内化脓性感染,可发生急性梗阻性化脓性胆管炎(AOSC)(D 对),故本题选 D。

【例 833】 A

　　【解析】AOSC 的治疗原则是紧急手术解除胆道梗阻并引流,及早有效降低胆管内压力,通常采用胆总管切开减压、T 管引流(A 对),故本题选 A。

【例 834】 A

　　【解析】①中年男性,右上腹痛,伴有黄疸、高热及腹痛,符合典型的 Charcot 三联征表现,故诊断为急性胆管炎、肝外胆管结石。肝外胆管结石及胆管炎的首选检查是 B 超,超声能观察结石大小和部位,如合并梗阻可见肝内、外胆管扩张,胆总管远端结石可因肥胖或肠气干扰而观察不清,如果应用超声内镜(EUS)检查可不受影响,对胆总管远端结石的诊断有重要价值(A 对),故本题选 A。②腹部 X 线多用于检查肠梗阻及消化性溃疡穿孔等疾病。③磁共振胰胆管成像是无损伤的检查方法,可以发现胆管梗阻的部位,有助于诊断。④腹部 CT 是胰腺炎及肠梗阻等疾病的检查方式。

【例 835】 D

　　【解析】①肝外胆管结石出现 Charcot 三联征（腹痛、寒战高热、黄疸）说明有感染,所以诊断是肝外胆管结石并胆管炎,应行胆囊切除术。②由于患者有黄疸,还应行胆总管探查 T 管引流(D 对),故本题选 D。

【例 836】 B

　　【解析】①胆管结石病史＋寒战高热＋兴奋口渴,提示急性化脓性梗阻性胆管炎的五联征。②患者目前血压 110/96mmHg,血压尚正常,说明处于休克代偿期(B 对),故本题选 B。

【例 837】 D

　　【解析】①患者血压尚稳定,神经兴奋,说明患者处于休克代偿期,该期微循环特点是微动脉、微静脉收缩,动静脉短路开放,直接通道开放,组织灌流减少。②失代偿期出现静脉回心血量减少(D 对),故本题选 D。

【例 838】 D

　　【解析】①急性胰腺炎患者需要及时大量补液;联合应用抗菌药物抗感染治疗;治疗此疾病的关键是尽早做胆管引流;同时纠正酸碱平衡紊乱。②目前该患者暂时血压稳定可不用药物间羟胺(D 对),故本题选 D。

【例 839】 D

　　【解析】①胆管癌因胆道梗阻导致黄疸,胆红素大量蓄积于胆囊内,导致胆囊肿大(Courvi-osier 征阳性),同时出现恶性肿瘤的消耗性表现,导致体重减轻。该患者为中年女性,上腹部不适伴皮肤黄染,右肋缘下可触及肿大的胆囊底部,符合胆管癌的表现(D 对),故本题选 D。②胆管癌与胰头癌的表现很相似,两者鉴别需要依靠影像学检查。③肝癌表现为肝的进行性肿大。④胆总管结石表现为右上腹疼痛、黄疸及寒战高热。胆囊结石表现为右上腹疼痛,伴Murphy 征(＋)。

【例 840】 B

　　【解析】①中年女性,表现为无痛性黄疸,体检发现右上腹可触及肿大的胆囊,考虑胆管癌。②胆管癌首选检查是 B 超(B 对),故本题选 B。③X 线对腹部胆道疾病诊断意义不大;MRI 是进一步的检查;核素扫描多用于骨转移癌和乳腺癌方面。

第 10 节　消化道大出血

【例 841】 D

　　【解析】①青年男性,有剧烈呕吐病史,且伴有剧烈腹痛,考虑剧烈呕吐所致食管贲门黏膜撕裂引起食管贲门黏膜撕裂综合征。食管贲门黏膜撕裂综合征多见于剧烈呕吐的患者,考题中多为大量饮酒的男性或怀孕的妇女(D 对),故本题选 D。②消化性溃疡导致的出血多有消化性溃疡病史;食管胃底静脉曲张破裂出血多有肝炎、肝硬化病史;急性糜烂性胃炎出血多有饮酒、应激、服用 NSAIDs 药物等病史。

【例 842】 A

　　【解析】①患者 HBsAg(＋)20 年,长期乙肝病史考虑肝硬化。目前患者出现呕血,考虑肝硬化导致食管胃底静脉曲张破裂出血。②食管胃底静脉曲张破裂出血的首选的药物是垂体加压素。但是有心绞痛病史者不宜应用血管加压素,因为血管加压素会导致冠脉收缩,加重心绞痛(A 对),故本题选 A。③同时患有心绞痛、高血压病史的患者,首选生长抑素。

第 11 节　胰腺疾病

【例 843】C

　　【解析】①中年女性,剧烈上腹痛,向背部放射,考虑急性胰腺炎(C 对),故本题选 C。②急性胆囊炎是向右肩部放射;消化道穿孔是突发的上腹部疼痛,可迅速波及全腹;急性阑尾炎腹痛位于右下腹部。

【例 844】A

　　【解析】①青年男性,大量饮酒史,酒后出现剧烈腹痛,血淀粉酶升高及脐周围及两肋腹部皮肤青紫(Cullen 征及 Grey－Turner 征),符合急性胰腺炎的典型表现,故诊断为急性胰腺炎(A 对),故本题选 A。②急性胆囊炎的表现是右上腹痛,Murphy 征阳性;急性胃炎的表现是胃痛不适及上消化道出血等;急性肝炎的表现是低热、乏力、黄疸等。

【例 845】C

　　【解析】①根据餐后出现上腹疼痛,向左肩、腰背部放射及恶心、呕吐、腹胀,曾有胆结石史,巩膜可疑黄染,全腹压痛,以上腹部显著,伴肌紧张和反跳痛,移动性浊音阳性,初步考虑为急性胰腺炎。②腹腔穿刺检查及测定淀粉酶有诊断意义(C 对),故本题选 C。③血淀粉酶值的高低与急性胰腺炎的病情严重程度不成正比;腹部超声检查是胰腺炎的首选检查,但是不能确诊该疾病。

【例 846】B

　　【解析】①急性胰腺炎多由胆道疾病引起胰液排出受阻,导致胰腺被自身胰酶所溶解,诱发急性胰腺炎。急性胰腺炎突出的表现为左上腹痛,向左腰背部放射,疼痛较为剧烈,呈持续性剧烈腹痛。②本题为中年女性,表现为持续性剧烈腹痛,向左腰背部放射,考虑诊断为急性胰腺炎,首选检查是血淀粉酶,淀粉酶往往在数小时内升高,但其升高水平与胰腺炎的严重程度不成正比(B 对),故本题选 B。③尿淀粉酶升高的时间较晚,12～24 小时开始升高,该患者发病仅 6 小时,所以尿淀粉酶是阴性;白细胞计数一般升高,但是无特异性;胆源性胰腺炎,胆红素可升高,但无特异性。

【例 847】D

　　【解析】①中年男性,大量饮酒后出现剧烈上腹疼痛,并出现休克,脐周及背部可见大片青紫瘀斑(Cullen 征及 Grey－Turner 征),符合急性胰腺炎的典型表现,诊断为急性胰腺炎(D 对),故本题选 D。②十二指肠乳头肿瘤表现为进行性黄疸;消化性溃疡并穿孔表现为突发剧烈上腹痛伴有板状腹;急性肝脓肿表现为寒战高热及肝区叩击痛。

【例 848】B

　　【解析】①急性胰腺炎首选的检查是腹部 B 超(B 对),故本题选 B。②腹部 X 线对胰腺炎的诊断意义不大,血常规常提示贫血;CA19－9 是胰腺癌的诊断指标。

【例 849】D

　　【解析】患者已出现休克,故最重要的治疗措施是纠正休克后急诊手术(D 对),故本题选 D。

【例 850】C

　　【解析】①中年男性,大量饮酒病史,表现为剧烈腹痛,且脐周 Cullen 征(＋),血淀粉酶明显升高,考虑急性胰腺炎。②手术措施中最重要的是坏死组织清除加引流,避免引发严重的腹膜炎(C 对),故本题选 C。

【例 851】B

　　【解析】①急性胰腺炎患者多数有中度以上发热,持续 3～5 天,持续发热 1 周以上不退或逐日升高,尤其持续 2～3 周以上者,要警惕胰腺脓肿的可能。该患者左上腹部压痛明显,尿淀粉酶一直居高不下,且白细胞明显增高,很可能并发胰腺脓肿(B 对),故本题选 B。②若并发胰腺假性囊肿,主要是压迫症状,发热和白细胞增高不明显。

【例 852】D

　　【解析】①中年女性,清晨发生晕厥、出冷汗,考虑低血糖表现,结合患者 B 超显示胰腺占位,提示可能为胰岛素瘤。②胰岛素瘤最好发的部位是好发部位:胰尾＞胰体＞胰头部(D 对),故本题选 D。(昭昭老师提示:胰腺癌好发部位是胰头部)

【例 853】D

　　【解析】①进行性黄疸＋胆囊无痛性肿大→胰头癌(D 对),故本题选 D。②胆囊无触压痛可排除急性胆囊炎、胆囊结石和急性病毒性肝炎可能;而胆囊癌不会出现巩膜皮肤黄染进行性加重及胆囊肿大呈圆形。

【例 854】D

　　【解析】①老年男性,表现为进行性黄疸,符合胰头癌和胆管癌的典型表现。②胰头癌和胆总管下端癌阻塞下端胆管出现胆汁淤积,引起无痛性胆囊肿大,即 Courvoisier 征阳性。③肝门部胆管癌因为堵塞的是肝门部胆管,肝分泌的胆汁无法进入到胆囊内,故胆囊不会肿大,Courvoisier 征阴性,这是区别于胰腺癌的最显著特点。本例患者,胆囊无肿大,故诊断为肝门部的胆管癌(D 对),故本题选 D。④乏特壶腹癌及十二指肠腺癌导致的黄疸为波动性,而非进行性黄疸。

【例 855】D

　　【解析】①胰头癌时因胰头的占位性病变压迫胆管,导致胆红素排泄障碍,引起进行性黄疸和胆囊肿大,无压痛,即 Courviosier 征阳性。本题为中年男性患者,表现为黄疸及无痛性肿大的胆囊(Courviosier 征阳性),故诊断为胰头癌(D 对),本题选 D。②胆管结石主要表现为 Charcot 三联征,即黄疸、腹痛、寒战和高热。③肝癌主要表现为进行性肝大,且 AFP 一般会升高。④慢性胰腺炎主要是表现为腹痛及血淀粉酶升高。

【例 856】B

　　【解析】①老年女性,表现为皮黄染 4 个月,曾经稍有减退,说明黄疸曾经出现过波动,近 2 个月来呈进行性加重,可触及肿大的胆囊,符合壶腹癌的诊断(B 对),本题选 B。②肝门部胆管癌及胰头癌等出现的黄疸无波动性。

【例 857】 D

　　【解析】 ①中年女性,表现为进行性黄疸,考虑胆管下端癌和胰腺癌。②肝门部胆管癌因为堵塞的是肝门部胆管,肝分泌的胆汁无法进入到胆囊内,故胆囊不会肿大,即 Courvoisier 征阴性,但是胰腺癌和胆管下端癌阻塞胆管,导致胆汁进入胆囊,进而发生胆囊肿大。③该患者有胆囊肿大,故考虑诊断为:胰头癌(D 对),故本题选 D。④胆总管结石表现为波动性黄疸;肝细胞性肝癌表现为肝脏进行性肿大。

【例 858】 A

　　【解析】 胰腺炎术后淀粉酶显著增高,最可能是并发了胰漏(A 对),故本题选 A。

第 12 节　脾切除术(暂无)

第 13 节　周围血管疾病

【例 859】 D

　　【解析】 青壮年,间歇性跛行,足背动脉搏动消失,所以是血栓闭塞性脉管炎(局部缺血)(D 对),故本题选 D。

【例 860】 B

　　【解析】 ①该患者冠心病多年,双下肢症状急性发作,最可能考虑为血栓进入股动脉,造成股动脉血流阻塞,引起双下肢急性缺血,故诊断为髂股动脉栓塞(B 对),故本题选 B。②血栓闭塞性脉管炎、动脉粥样硬化性动脉闭塞多为慢性起病;患者无糖尿病病史故排除糖尿病性动脉闭塞。

【例 861】 D

　　【解析】 ①血栓闭塞性脉管炎是一种少见的慢性复发性中、小动脉和静脉的节段性炎症性疾病,下肢多见,表现为患肢缺血、疼痛、间歇性跛行、足背动脉搏动减弱或消失和游走性表浅静脉炎,严重者有肢端溃疡和坏死,本病多见于青壮年,常有吸烟史。该病例中,中年女性,左下肢疼痛及麻木,既往有吸烟史,考虑血栓闭塞性脉管炎(D 对),故本题选 D。②动脉硬化性闭塞症多见于中老年人,既往有糖尿病、高血压等疾病,表现与血栓闭塞性脉管炎相似。③下肢静脉曲张表现为下肢肿胀,压痛等,动脉可扪及。④多发性动脉炎为主动脉及其主要分支的慢性进行性非特异性炎变,常引起不同部位的狭窄或闭塞。本病多发生于青年女性;多发动脉炎为主动脉及其主要分支的慢性进行性非特异性炎变,常引起不同部位的狭窄或闭塞。

【例 862】 A

　　【解析】 ①Buerger 试验又称肢体抬高试验,闭塞性脉管炎的患者,肢体远端缺血。当患侧肢体抬高时,肢体疼痛加重,即 Buerger 试验(+)。该患者,青年男性,右下肢疼痛,考虑闭塞性脉管炎(A 对),故本题选 A。②TrendenBurg 试验用于检查大隐静脉瓣膜功能;Lasegue 试验用于检查腰椎间盘突出症;Perthes 试验用于检查深静脉是否通畅。③昭昭老师将周围血管疾病的检查,总结如下:

英　文	意　义	昭昭老师速记
Buerger 试验	闭塞性脉管炎	B＝闭
Trendelenburg 试验	大隐静脉瓣膜功能试验	T 大，阳性就是曲张
Perthes 试验	深静脉通畅试验	深 S
Pratt 试验	交通静脉瓣膜功能试验	交 t
Homans 征	下肢深静脉血栓形成	下"海（H）""死 S"

【例 863】B

【解析】①坚持戒烟是血栓闭塞性脉管炎的治疗关键。本病预后很大程度上取决于是否坚持戒烟（B 对），故本题选 B。②其余三种关于血栓闭塞性脉管炎的选项的描述是正确的。

【例 864】D

【解析】①下肢静脉曲张表现为下肢浅静脉扩张、迂曲、下肢沉重、乏力感，可出现足踝部轻度肿胀及足靴区皮肤营养变化：色素沉着、皮炎、湿疹等。该患者目前表现为下肢静脉迂曲、酸胀感，右足靴区出现颜色变化，大隐静脉瓣膜功能试验阳性，故诊断为单纯性下肢静脉曲张（D 对），故本题选 D。②下肢深静脉血栓形成：中央型即髂－股静脉血栓形成，表现为髂窝、股三角区的疼痛和压痛，患肢体温身高，而周围型包括股静脉血栓形成，主要特征是大腿疼痛，小腿血栓形成，表现为小腿剧痛，Homans 征阳性；血栓性浅静脉炎是位于人体体表的可视静脉的急性非化脓性炎症，常伴有血栓形成，病变主要累及四肢浅静脉。

【例 865】B

【解析】①中年男性，腹部手术术后，患者出现右下肢肿胀，动脉搏动正常，考虑可能为下肢静脉血栓，导致静脉回流障碍引发肢体肿胀。②下肢静脉血栓的一般处理是卧床休息，抬高患肢，适当应用利尿剂，以减轻肢体肿胀；给予祛聚药物如阿司匹林、右旋糖酐、双嘧达莫；抗凝治疗如使用低分子肝素、肝素；溶栓治疗静脉滴注链激酶、尿激酶。③血栓禁用止血药物，否则会进一步加重血栓（B 对），故本题选 B。

【例 866】D

【解析】①静脉血栓病变主的临床特点为患肢局部肿痛、皮下可扪及有压痛的条索状物或伴有病变远端浅表静脉曲张等静脉回流受阻现象。②该病例中，中年女性，足月顺产后 2 周。患者表现为左下肢肿胀，考虑静脉回流障碍，考虑下肢深静脉血栓形成。体征：左股静脉走行区有明显压痛，故诊断为下肢髂骨静脉血栓形成（D 对），故本题选 D。

【例 867】C

【解析】①老年男性，直肠癌切除术后第四天。患者表现为左下肢肿胀，考虑静脉回流障碍，同时在股三角区出现压痛，考虑下肢深静脉血栓形成（中央型）（C 对），故本题选 C。②血栓性浅静脉炎是位于人体体表的可视静脉的急性非化脓性炎症，常伴有血栓形成，是一种血管血栓性疾病，病变主要累及四肢浅静脉。③动脉栓塞主要由于栓子阻塞血管导致。④大隐静脉曲张主要由于静脉瓣膜功能障碍及管壁薄弱导致静脉曲张。

【例868】 D

　　【解析】 ①根据题干,该病例中,患者既往病史有右下肢静脉扩张,故诊断为：右下肢静脉扩张。②大隐静脉瓣膜功能试验(＋)提示大隐静脉瓣膜功能不良,这也是导致大隐静脉曲张的重要病因；深静脉通畅试验(－)提示下肢深静脉是通畅的,故本题诊断为：单纯性下肢静脉曲张(D对),故本题选D。③下肢深静脉血栓形成最主要的临场表现是一侧下肢肿胀；血栓形成浅静脉炎是位于人体体表的可视静脉的急性非化脓性炎症,常伴有血栓形成,病变主要累及四肢浅静脉；动脉瘘不属医师的考试范畴。

第四章 泌尿系统

【例 869】 A

【解析】①对诊断肾结核最有意义的是静脉尿路造影(IVU),可见肾盏边缘不光滑如虫蚀状(A 对),故本题选 A。(昭昭老师提示:IVU 用于两大疾病——肾结核和肾盂癌)②肝胆胰脾肾疾病首选检查 B 超;肾 CT 多用于肾外伤和肾肿瘤的诊断;肾动脉造影多用于检查肾动脉狭窄等疾病。

【例 870】 B

【解析】肾造瘘术适用于晚期肾结核,膀胱挛缩合并对侧肾严重积水伴尿毒症,不能耐受肾切除者,先行积水侧肾造瘘,待肾功能有所恢复,病情缓解后行结核肾切除(B 对),故本题选 B。(昭昭老师提示:只要看到严重的肾积水,不管什么疾病先造瘘,这个类似于我们讲过的肠梗阻,如果堵了,先疏通,然后再谈别的)

【例 871】 D

【解析】①膀胱扩大术适用于结核性膀胱挛缩,切除患肾,再经 3～6 个月抗结核治疗炎症愈合后,无尿道狭窄,肾功能及膀胱三角区明显异常者,可行膀胱扩大术。②该患者,既往有肾结核病史,并已经切除肾脏及进行抗结核治疗,症状在缓解。但是患者目前出现尿频加重,考虑膀胱挛缩。③患者目前静脉尿路造影显示膀胱挛缩,膀胱挛缩适合行膀胱扩大手术(D 对),故本题选 D。

【例 872】 D

【解析】①左肾积水提示下尿路受阻,伴有疼痛,多为结石所致。②小结石腹部 X 线平片、B 超难以发现,此时可行静脉肾盂造影,明确上尿路有无充盈缺损,了解有无结石。③如果仍未能发现结石,需要进一步行逆行肾盂造影,了解局部有无充盈缺损,有无结石,所以最有意义的检查是逆行肾盂造影(D 对),故本题选 D。

【例 873】 D

【解析】①了解该患者分肾功能首选的检查方法是放射性核素肾显像,静脉尿路造影(IVU)也可辅助了解肾功能(D 对),故本题选 D。②KUB 和 B 超用于了解有无结石。③CT是泌尿系统损伤和肿瘤最有意义的检查方法。

【例 874】 A

【解析】①肾和输尿管同时发生结石,首先要处理输尿管结石,然后再处理肾结石。②左侧输尿管结石 1.0cm×0.8cm,直径较大,大于 0.6cm,所以应用体外冲击波碎石(ESWL)(A 对),故本题选 A。

【例 875】 D

【解析】①B 超见左肾重度积水,IVU 检查显示左肾显影不清晰,说明可能是肾盂结石导致上尿路梗阻,发生肾积水。结合患者的年龄 18 岁,有腰痛,诊断为左肾盂结石。②尿路结石最常用的检查方法是 B 超,而本题考查的重点是明确病变部位,因此逆行肾盂造影最准确(D 对),故本题选 D。

【例 876】D

　　【解析】严重肾积水,首选引流,即左肾造瘘,减轻肾积水,恢复肾功能,下一步才是取石(D 对),故本题选 D。

【例 877】A

　　【解析】①肾盂内 1.3cm 单发结石＋右肾轻度积水,结石直径小于 2.0cm 而大于 0.6cm,首选的治疗方法是 ESWL,即体外冲击波碎石(A 对),故本题选 A。②不同部位的尿路结石,昭昭老师总结如下:

结石直径	肾结石	输尿管上段结石	输尿管中下段结石
＜0.6cm	药物治疗	药物治疗	药物治疗
0.6～2.0cm	ESWL(体外冲击波碎石)	ESWL	URL(输尿管镜取石)
＞2.0cm	PCNL(经皮肾镜取石术)	LUL(腹腔输尿管镜取石)	LUL

【例 878】B

　　【解析】①右肾轻度积水可选择体外碎石,但患者肾盂输尿管交界处狭窄,碎石可能会导致严重的并发症,是 ESWL 的禁忌证。②该患者因为肾盂输尿管交界处狭窄,所以手术方案是开放手术取石＋肾盂输尿管成形(B 对),故本题选 B。

【例 879】D

　　【解析】①右肾疼痛＋血尿→尿路结石,KUB 进一步证实为输尿管结石。②肾绞痛发作时,应对症处理,用药物解除绞痛症状,择期再行相应的碎石术(D 对),故本题选 D。

【例 880】C

　　【解析】尿流中断和排尿终末痛是膀胱结石的典型表现(发热＋腰痛是上尿路结石的典型表现),原因为结石在膀胱内可能随体位改变堵住了尿道出口,此患者可能为输尿管结石脱落进入膀胱(C 对),故本题选 C。

【例 881】D

　　【解析】①因结石直径较小为 0.6cm,所以不采用手术治疗,待其自然排出就好(D 对),故本题选 D。②结石直径如果大于 2.0cm 需要行膀胱镜取石。

【例 882】A

　　【解析】①肾盂结石大小 2.0cm×1.5cm,直径≤2cm,只有轻度肾积水,无体外冲击波碎石的禁忌证,所以首选体外冲击波碎石(ESWL)(A 对),故本题选 A。②不同部位的尿路结石,昭昭老师总结如下:

结石直径	肾结石	输尿管上段结石	输尿管中下段结石
<0.6cm	药物治疗	药物治疗	药物治疗
0.6~2.0cm	ESWL(体外冲击波碎石)	ESWL	URL(输尿管镜取石)
>2.0cm	PCNL(经皮肾镜取石术)	LUL(腹腔输尿管镜取石)	LUL

【例883】D

【解析】膀胱区有2.0cm椭圆形浓密影+排尿困难→膀胱结石,典型表现是尿流中断,改变体位后好转(D对),故本题选D。

【例884】D

【解析】膀胱结石的主要典型症状为排尿突然中断,疼痛放射至远端尿道及阴茎头部,伴有排尿困难及膀胱刺激症状,且患者曾有肾绞痛病史,结石可能性最大(D对),故本题选D。

【例885】D

【解析】①患儿主要表现为排尿困难,体位改变时又可排尿,此即膀胱结石的典型表现(D对),故本题选D。②神经源性膀胱是指控制排尿功能的中枢神经系统或周围神经受损而引起膀胱尿道功能障碍。③前尿道结石主要表现为腹痛及血尿。④尿道狭窄、尿道瓣膜不在考试范畴。

【例886】D

【解析】①老年男性+排尿困难+前列腺增大,考虑良性前列腺增生(D对),故本题选D。②最大尿流率10mL/s,说明尿路不畅,尿道梗阻,尿流率小于15mL/s者首选的治疗方法是经尿道前列腺切除术。

【例887】D

【解析】①前列腺增生患者尿道梗阻,尿流率小于15mL/s者首选的治疗方法是经尿道前列腺切除术。②该患者最大尿流率10mL/s,说明尿路不畅,具备手术指征(D对),故本题选D。

【例888】C

【解析】①老年男性,进行性排尿困难,检查发现前列腺Ⅱ度肿大,故考虑诊断为良性前列腺增生。②目前患者出现尿潴留,故首选的治疗方法是前列腺切除术,即经尿道前列腺切除术(C对),故本题选C。

【例889】B

【解析】①老年男性,排尿困难,尿线细,射程短,排尿时间延长,考虑前列腺增生,突发不能自行排尿,下腹区胀痛难忍为急性尿潴留。②急性尿潴留患者应首选导尿术(B对),故本题选B。

【例890】A

【解析】①老年男性+排尿困难+B超提示前列腺增大→良性前列腺增生,体温升高+WBC 30~50/HP,说明并发感染。②患者目前存在肾积水+血BUN及Ccr升高,说明肾功能异常,所以治疗应先进行膀胱造瘘,治疗积水,减轻症状,同时抗感染治疗,待肾功能好转后,择期再行相应前列腺治疗,如药物、手术等(A对),故本题选A。

【例891】 D

　　【解析】 ①患者腰部受伤后出现腰痛＋血尿(RBC 5～10/HP),考虑肾挫伤(D对),故本题选D。②肾部分裂伤及肾全层裂伤血尿会更多;肾蒂损伤常因大出血发生休克。

【例892】 B

　　【解析】 腰部外伤＋无肉眼血尿＋镜下血尿(红细胞满视野),考虑肾挫伤(B对),故本题选B。

【例893】 B

　　【解析】 ①中年男性,明确腰部外伤史,同时出现血尿,考虑肾外伤。肾外伤患者最好严格卧床2周,禁下床活动。该患者第5日下床,目前出现腰部肿块同时伴有休克表现,考虑肾破裂伤导致失血性休克。为了解包块来源,首选检查是B超,可以发现肾有无裂伤(B对),故本题选B。②放射性核素肾图是一种将含有放射性核素的示踪剂或显像剂经静脉注入泌尿生殖系统,通过体表探测发出的γ射线来测定脏器功能或显示脏器形态的检查方法,常用来检测尿路梗阻、测定分肾功能等。③KUB常用于检查泌尿系统有无结石。④血常规用于了解血红蛋白情况。

【例894】 A

　　【解析】 该患者目前出现休克表现,故应立即抗休克治疗的同时施行手术(A对),故本题选A。

【例895】 D

　　【解析】 ①肾外伤考虑重度肾损伤或肾蒂断裂,出现血压持续下降达80/45mmHg,血红蛋白及血细胞比容继续降低,考虑休克。②休克患者首先抗休克治疗(D对),故本题选D。

【例896】 B

　　【解析】 骑跨伤常可导致尿道球部损伤,骨盆骨折常可损伤膜部(B对),故本题选B。(昭昭老师速记:"气球"→骑跨伤损伤球部;"骨膜"→骨盆骨折损伤膜部)

【例897】 D

　　【解析】 ①球部属于前尿道,膜部属于后尿道。②骑跨伤常可导致尿道球部损伤,骨盆骨折常可损伤膜部(D对),故本题选D。(昭昭老师速记:"气球"→骑跨伤损伤球部;"骨膜"→骨盆骨折损伤膜部)

【例898】 A

　　【解析】 ①青年男性,骑跨伤病史,患者目前出现会阴部疼痛,考虑会阴部外伤。患者尿道出血,不能自行排尿,考虑骑跨伤导致尿道球部损伤,进而引起相应症状(A对),故本题选A。②骨盆骨折容易导致尿道膜部损伤,即后尿道损伤。

【例899】 B

　　【解析】 ①骑跨伤可致尿道球部损伤。②阴囊肿大青紫提示尿液外溢到了组织间隙,此时需要引流,并行尿道断端吻合术(B对),故本题选B。

【例900】 B

【解析】①下尿路损伤多发生在骨盆骨折及会阴骑跨伤。②骨盆骨折通常导致膀胱及后尿道损伤,临床上出现膀胱损伤往往是在膀胱充盈时,而组成后尿道的前列腺尿道由耻骨前列腺韧带固定于耻骨联合后下方,膜部尿道穿过并固定于尿生殖膈,因此骨盆骨折极易损伤后尿道(B 对),故本题选 B。

【例 901】C

【解析】骨盆骨折易发生后尿道损伤,且导管不能插入,考虑尿道连续性被破坏(C 对),故本题选 C。

【例 902】C

【解析】①骨盆骨折伴有后尿道损伤,一般不宜插入导尿管,避免加重局部损伤及感染。②尿潴留者可行耻骨上膀胱穿刺,吸出膀胱内尿液。早期处理通常在病情稳定后,局麻下做耻骨上高位膀胱造瘘术(C 对),故本题选 C。

【例 903】D

【解析】①老年男性+全程血尿→泌尿系肿瘤。B 超显示左肾有实质占位,所以诊断是肾癌。②明确肿物性质首选腹部 CT 平扫+增强(D 对),故本题选 D。③尿细胞学检查多用于泌尿系肿瘤的检查;肾动脉造影多用于肾动脉狭窄等疾病的诊断;静脉尿路造影可进一步明确上尿路结石;如果静脉尿路造影未发现结石,又高度考虑结石存在,可选择有创的逆行性肾盂造影。

【例 904】A

【解析】①右肾下极有 2cm×2cm 占位病变+CT 可诊断右肾下极恶性肿瘤→肾癌。②左肾形态和功能正常,肾癌首选的治疗方法是根治性右肾切除(A 对),故本题选 A。如果左肾功能不正常,应当选择保守一点的手术方式,即肾部分切除术。

【例 905】D

【解析】①IVP 见左肾盂内有不规则充盈缺损,说明左肾盂有占位,考虑结石或肾盂癌;患者同时有左侧输尿管口喷血表现,是肾盂癌的典型表现(D 对),故本题选 D。②肾结核表现为顽固性膀胱刺激症状,但抗生素治疗无效。③肾癌表现为无痛性的肉眼血尿,B 超或 CT 可发现占位。

【例 906】D

【解析】①肾盂癌早期最重要的症状为无痛性肉眼血尿(D 对),故本题选 D。②少数患者因肿瘤阻塞肾盂输尿管交界处,可出现腰部不适、隐痛及胀痛,偶可因凝血块或肿瘤脱落物引起肾绞痛。因肿瘤增长或梗阻引起积水出现腰部包块者少见。尚有少部分患者有尿路刺激症状。晚期患者出现贫血及恶病质。

【例 907】D

【解析】①中年男性,表现为全程无痛性肉眼血尿,考虑泌尿系肿瘤。静脉尿路造影提示肾盂充盈缺损,考虑肾盂局部占位性病变,故本题诊断为肾盂癌(D 对),故本题选 D。②肾盂肾炎主要表现为尿路刺激症状,即尿频、尿急、尿痛等。③肾结石主要表现为腹痛和血尿。④肾结核主要表现为膀胱刺激症状如尿频、尿急、尿痛等,抗生素治疗无效。

【例908】C

【解析】儿童出现腹部包块,首先考虑肾母细胞瘤(C对),故本题选C。

【例909】D

【解析】①患者中年男性,以间歇无痛性肉眼血尿为主要就诊症状,初步诊断为膀胱肿瘤(D对),故本题选D。②尿路感染主要表现为尿频、尿急、尿痛;前列腺增生症早期表现为尿频,后期表现为进行性排尿困难;泌尿系结核多表现为顽固性膀胱刺激症状,抗生素治疗无效;膀胱结石多表现为排尿过程中尿流突然中断。

【例910】A

【解析】①B型超声简便易行是膀胱肿瘤最初筛选的方法(A对),故本题选A。②膀胱肿瘤确诊的依据是膀胱镜+活检。

【例911】D

【解析】①中年女性,表现为全程无痛性肉眼血尿,考虑泌尿系统肿瘤。B超见膀胱右侧壁占位性病变,故诊断为膀胱肿瘤(D对),故本题选D。②膀胱结石典型表现为体位改变时排尿中断。③急性膀胱炎一般无血尿,主要表现为泌尿系统尿路刺激症状,即尿频、尿急、尿痛等。④膀胱异物不是考试范畴。

【例912】D

【解析】膀胱肿瘤确诊的依据是膀胱镜+活检(D对),故本题选D。

【例913】C

【解析】①间歇性无痛性血尿+膀胱内有1.5cm×1.0cm新生物,有蒂,考虑膀胱癌。②膀胱癌首选的检查是B超,确诊检查是膀胱镜+活检(C对),故本题选C。

【例914】B

【解析】①目前肿物较小,有蒂部,未侵犯肌层,属于T_1期,最常用的治疗方法是经尿道膀胱肿瘤电切(TURBt)(B对),故本题选B。②如果肿瘤较大,行膀胱部分切除术或根治性膀胱全切术。

【例915】D

【解析】①无痛性肉眼血尿,考虑泌尿系统肿瘤。膀胱镜检查诊断为膀胱腺癌。②膀胱腺癌呈"浸润性生长",出现浸润性生长应首选根治性膀胱切除(D对),故本题选D。

【例916】D

【解析】①老年男性+排尿困难+ PSA 24ng/mL,明显升高→考虑前列腺癌。②前列腺增生或前列腺癌确诊最可靠的方法是前列腺穿刺活检术(D对),故本题选D。

【例917】D

【解析】①老年男性合并进行性排尿困难,考虑前列腺癌。②核素全身骨扫描示骨盆及腰椎系统反射性浓聚区,提示发生骨盆转移,此时已经失去手术时机,只能选择内分泌治疗,首选双睾丸切除+抗雄激素药物+放射治疗(D对),故本题选D。

【例918】A

【解析】①老年男性,血清PSA升高,结合前列腺穿刺活检结果,可以确诊为前列腺癌。

②目前患者出现腰骶部疼痛,以及放射性核素骨显像见腰椎转移病灶,提示腰椎转移。③发生远处转移,所以该患者分期为 T_4 期(A 对),故本题选 A。④昭昭老师关于前列腺癌的分期和治疗总结如下:

T_1 期	①T_{1a}:偶发肿瘤体积<所切除组织体积的 5%,直肠指检正常	随诊观察
	②T_{1b}:偶发肿瘤体积>所切除组织体积的 5%,直肠指检正常	根治性前列腺切除术(T_{1b}~T_2 期) (昭昭老师速记:如果看上去这个分期很麻烦是吧,只需要背住这个 T_{1b}~T_2 期手术治疗就可以)
	③T_{1c}:单纯 PSA 升高,穿刺活检发现肿瘤,直肠指检及经直肠超声正常	
T_2 期	①T_{2a}:肿瘤局限在前列腺包膜内并<单叶 1/2	
	②T_{2b}:肿瘤局限在前列腺包膜内并>单叶 1/2	
	③T_{2c}:肿瘤侵犯两叶,但仍局限在前列腺内	
T_3 期	①T_{3a}:肿瘤侵犯并突破前列腺一叶或两叶包膜	内分泌治疗为主,可行睾丸切除术+非类固醇类抗雄激素制剂 (昭昭速记:一旦转移就内分泌治疗)
	②T_{3b}:肿瘤侵犯精囊	

【例 919】D

【解析】晚期前列腺癌采取内分泌治疗,即药物去势+抗雄激素制剂(D 对),故本题选 D。

【例 920】D

【解析】①鞘膜积液指鞘膜囊内积聚的液体增多而形成囊肿,查体睾丸有波动感。睾丸炎通常由细菌和病毒引起,表现为发热及睾丸肿胀和疼痛。②睾丸炎表现为睾丸的红肿热痛及功能障碍。③睾丸扭转发病急骤,多于睡眠中发病,一侧睾丸和阴囊出现剧烈疼痛。④睾丸肿瘤多见于 20~40 岁人群,典型表现是睾丸肿胀或变硬,透光试验阴性。⑤该病例为青年男性,主要表现为阴囊肿大、质硬、沉重感,符合睾丸肿瘤的特点(D 对),故本题选 D。

第五章   骨外科

第 1 节   骨折概论

【例 921】B
　　【解析】①战士参加野营拉练,属于长时间及长距离的训练,腓骨局部长期反复受到几十万次甚至几百万次的轻微外力,易导致骨折,称为疲劳骨折(积累性损伤)。疲劳骨折最常见的部位是腓骨中下 1/3 及第 2、3 跖骨(B 对),故答案选 B。②直接暴力指暴力直接作用于骨折部位导致骨折,如车祸所致骨折。间接暴力指暴力通过传导使肢体远处发生骨折,如肱骨髁上骨折。病理性骨折指骨折前存在骨质损伤,一次轻微的外伤即可导致骨折,如骨髓炎等。

【例 922】C
　　【解析】①分析该患者的受伤机制,该患者左手着地,手为受力部位,但是发生骨折的区域却在肘关节附近,说明受伤时的暴力沿前臂传导至肘部,故为间接暴力(C 对),故本题选 C。②昭昭老师关于其余几种骨机制的总结如下:

类　型	机　制	常见部位
直接暴力	暴力直接作用在作用部位	—
间接暴力	暴力通过传导、杠杆、旋转和肌肉收缩使肢体受力部位的远处发生骨折 (昭昭老师速记:不是受力部位,而是力传导)	肱骨髁上骨折、桡骨远端骨折及髌骨骨折等
积累性劳损	长期、反复、轻微的直接或间接外力可致使肢体某一特定部位骨折	第 2、3 跖骨和腓骨中下 1/3 处
病理性骨折	由于骨折本身病变如骨髓炎、骨肿瘤导致骨质破坏,一次轻微外力即可发生骨折	—

【例 923】B
　　【解析】①青年男性,有左大腿明确外伤史,X 线示左股骨皮质连续性中断,故可诊断为左股骨骨折。②骨折的专有体征是畸形、反常活动、骨擦音及骨擦感,出现上述专有体征即提示骨折(B 对),故本题选 B。③疼痛、肿胀、发红、活动障碍是骨折的一般表现,而不是特有体征。

【例 924】A
　　【解析】①老年女性,跌倒后易发生骨折。骨折首选 X 线片检查(A 对),故本题选 A。②CT 在诊断腰椎间盘突出症时首选。MRI 用于腰椎间盘突出症时观察神经血管受压情况及早期的股骨头坏死。膝关节半月板及交叉韧带损伤也首选 MRI。昭昭老师将各种常用检查方法总结如下:

检 查	适用疾病
X 线	①所有的骨折;②所有的脱位
CT	①观察粉碎性骨折各个骨折片;②腰椎间盘突出症时观察突出的椎间盘
MRI	①脊髓和神经;②早期股骨头坏死;③膝关节半月板和交叉韧带
核素骨扫描	转移癌(女性乳腺癌、男性前列腺癌转移)
B 超	软组织肿物

【例 925】B

【解析】①外伤史,检查内上髁处有骨擦感,属于骨折的专有体征,可以诊断为骨折。骨折首选的检查是 X 线片(B 对),故本题选 B。②核素骨扫描多用于转移癌的诊断。③B 型超声在运动系统多用于软组织肿瘤的检查。④CT 在了解粉碎性骨折方面及腰椎间盘突出方面有重要的诊断价值。

【例 926】D

【解析】①局部畸形＋反常活动可以判断有骨折,此时的处理是包扎伤口,妥善固定及迅速转运,其中最为重要的是妥善固定,以避免骨折端对周围软组织的二次损伤(D 对),故答案选 D。②创口包扎减少伤口出血及感染的发生。现场一般不进行消毒、缝合等处理,应该转运到医院后,在适当情况下进行。

【例 927】A

【解析】①骨折的复位分为解剖复位和功能复位。解剖复位即完全复位;功能复位指达到一定的标准且不影响患侧肢体的功能。②功能复位的标准是:成人下肢短缩不能超过 1cm;旋转移位和分离移位必须完全纠正,与关节活动方向一致的成角可以接受,但是与关节活动方向垂直的成角必须完全纠正。③下肢的活动方向是前后,所以可以接受向前的成角(A 对),但是不能接受向内侧或者外侧的成角,故本题选 A。④功能复位的标准,昭昭老师总结如下:

长 度	成人下肢短缩＜1cm,儿童下肢短缩＜2cm
骨折端对位对线	骨干骨折对位至少达到 1/3,干骺端骨折对位至少达到 3/4,前臂双骨折对位对线均好(昭昭老师速记:如果只看分母,这就是 1234)
必须完全纠正	分离移位,旋转移位(昭昭老师速记:分的、转的必须纠正,无回旋余地)
成角	与关节活动方向一致的成角可以接受,与关节活动方向垂直的成角不能接受(昭昭老师速记:对于下肢而言,可以接受的成角是向前的成角)

【例 928】B

【解析】①青年男性,小腿骨折病史,患者目前出现小腿肿胀,且伴有神经血管受压的明显表现,考虑诊断为骨筋膜室综合征(B 对),故本题选 B。②静脉血栓时患侧肢体远端肿胀,对足背动脉没有影响。③脂肪栓塞者多出现呼吸困难等表现。④神经及血管损伤都是单一表现,不会有剧痛。

【例 929】D

【解析】骨筋膜室综合征的有效治疗是<u>早期切开减压</u>,如果切开不及时,晚期可导致缺血性肌挛缩(D 对),故本题选 D。

【例 930】D

【解析】①该患者,中年男性,根据病史及表现,诊断为:开放性骨折。骨折<u>骨外露</u>时间较长易并发<u>感染</u>(D 对),故本题选 D。②胫腓骨<u>中段</u>骨折的并发症更常见的是<u>骨筋膜室综合征</u>;胫腓骨<u>下段</u>骨折更容易合并<u>骨折延迟愈合或不愈合</u>。

第 2 节　上肢骨折

【例 931】A

【解析】①儿童,外伤史,患者表现为<u>右上肢活动障碍,头偏向右侧</u>,考虑右侧上肢带骨骨折,即<u>锁骨骨折</u>(A 对),故本题选 A。②正中神经损伤患者会出现桡侧三个半手指感觉障碍及大鱼际区麻木等表现(不选 B)。③桡骨小头半脱位多有上肢牵拉史,表现为肘关节的疼痛、活动受限(不选 C)。④肘关节脱位特征表现为肘后三角关系异常(不选 D)。

【例 932】B

【解析】①胸骨柄至右肩峰连线即锁骨体表投影,<u>锁骨中点压痛</u>,伴活动受限,考虑<u>锁骨骨折</u>(B 对),故本题选 B。②肩关节脱位的典型体征是 Dugas 征(＋)。肱骨外科颈骨折合并腋神经损伤多有三角区麻木、三角肌无力。肩胛骨骨折表现为肩胛部的疼痛及活动受限。

【例 933】C

【解析】①肱骨外科颈骨折时,臂不能外展、<u>三角肌</u>表面皮肤麻木为<u>腋神经</u>损伤的表现(C 对),故本题选 C。(昭昭老师速记:和小"3"在外面过"夜")②桡神经损伤表现为垂腕、垂指。尺神经损伤表现为"爪形手"。正中神经损伤出现"猿手"。(昭昭老师速记:"迟""早""中""原""闹""炊"烟)

【例 934】D

【解析】①肱骨大结节与肱骨干交界处即为<u>肱骨外科颈</u>。②该病例中,高龄患者,X 线显示左肱骨大结节与肱骨干交界处可见多个骨碎块,诊断为<u>肱骨外科颈粉碎性骨折</u>。③根据题目信息,患者表现为骨折侧肢体瘫痪,且骨折线对位尚可,故可采取保守治疗,即<u>三角巾悬吊</u>(D 对),故本题选 D。

【例 935】A

【解析】80 岁高龄,合并高血压、肺心病,提示全身情况差,是手术的相对禁忌证(不选 B、C、D),所以应保守治疗,首选<u>三角巾悬吊</u>(A 对),故本题选 A。

【例 936】A

【解析】①骨折复位有两种即解剖复位和功能复位。功能复位的标准之一就是<u>骨干骨折</u><u>对位达 1/3 即可</u>。②该病例中,患者 75 岁高龄,结合外伤史及 Dugas 征阴性,X 线证实为<u>肱骨外科颈骨折</u>。该患者骨折<u>对位 2/3 且有嵌入</u>,提示为稳定型骨折,故应选择保守治疗,首选<u>三角巾悬吊</u>(A 对),故本题选 A。

【例 937】A

【解析】①老年女性,右肩部外伤史,患者出现右肩疼痛,X线片显示右侧肱骨外科颈骨皮质连续性中断,故诊断为肱骨外科颈骨折。②题干提示,患者骨折无明显移位,故首选保守治疗,治疗方案为三角巾悬吊(A 对),故本题选 A。③石膏外固定和小夹板外固定不作为首选,因其不容易控制骨折部位的活动。

【例 938】A

【解析】①肱骨中段有桡神经沟,此处骨折很容易损伤桡神经。②桡神经损伤后的典型表现是垂腕(A 对),故本题选 A。

【例 939】D

【解析】①中年男性,诊断为肱骨干骨折,X线提示骨折端分离,在复位标准中,骨折端分离是不能够接受的,会导致骨折不愈合(D 对),故本题选 D。②桡神经损伤的表现是垂腕。肩关节强直及肘关节僵直是骨折后长期未进行功能锻炼导致的一系列晚期并发症。损伤性骨化多见于肘关节周围。

【例 940】D

【解析】①儿童,有外伤史,根据 X 线表现及典型体征肘后三角正常,可诊断为肱骨髁上骨折。②伸直型肱骨髁上骨折,骨折线的方向由前下向后上,骨折块容易刺破前方的神经、血管。最容易损伤的神经是正中神经;最容易损伤的血管是肱动脉(D 对),故本题选 D。

【例 941】D

【解析】①前臂对旋转功能很重要,双骨折要求对位、对线必须良好,若保守治疗失败,则需手术治疗恢复骨折的对位和对线(D 对),故本题选 D。②外固定如小夹板及石膏外固定,骨牵引等均不能恢复前臂的对线和对位。不能等待骨折愈合后再手术,否则会增加患者痛苦及花费。

【例 942】A

【解析】①前臂和小腿很容易发生骨筋膜室综合征,患者出现神经及动脉受压的表现(A 对),故本题选 A。②前臂感染多见于开放性损伤后。尺神经损伤多见于肱骨内上髁骨折。正中神经损伤多见于肱骨髁上骨折。桡神经损伤多见于肱骨中下 1/3 骨折。

【例 943】C

【解析】①桡骨远端骨折,骨折远端向掌侧移位为 Smith 骨折(C 对),故本题选 C。桡骨远端骨折,骨折远端向背侧移位为 Colles 骨折。②昭昭老师将骨折常考的英文字母总结如下:

英　文	特　点	昭昭老师速记
Colles 骨折	"银叉样"、"枪刺样"畸形	打仗有"雷"有"枪""叉"
Smith 骨折	骨折远端向掌侧及尺侧移位	"掌"掴"Smith"
Monteggia 骨折	尺骨干上 1/3 骨折合并桡骨小头脱位	孟子老师"上""尺"子打"头",打的求"饶"
Galeazzi 骨折	桡骨干下 1/3 骨折合并尺骨小头脱位	孟氏骨折学会了,全部反过来就是盖世骨折
Jefferson 骨折	第 1 颈椎的骨折	"Jefferson"跳舞全国"第 1"
Chance 骨折	脊柱椎体水平状撕裂骨折	"Chance"是"水平"的

【例 944】 B

　　【解析】①Colles 骨折发生机制为手掌着地,骨折远端向背侧移位,典型表现是"枪刺样"、"银叉样"畸形(B 对),故本题选 B。②昭昭老师将骨折常考的英文字母总结如下:

英　文	特　点	昭昭老师速记
Colles 骨折	"银叉样"、"枪刺样"畸形	打仗有"雷"有"枪""叉"
Smith 骨折	骨折远端向掌侧及尺侧移位	"掌"掴"Smith"
Monteggia 骨折	尺骨干上 1/3 骨折合并桡骨小头脱位	孟子老师"上""尺"子打"头",打的求"饶"
Galeazzi 骨折	桡骨干下 1/3 骨折合并尺骨小头脱位	孟氏骨折学会了,全部反过来就是盖世骨折
Jefferson 骨折	第 1 颈椎的骨折	"Jefferson"跳舞全国"第 1"
Chance 骨折	脊柱椎体水平状撕裂骨折	"Chance"是"水平"的

【例 945】 D

　　【解析】①老年女性＋"枪刺样"畸形诊断为 Colles 骨折。②Colles 骨折最适合的固定方法是手法复位＋小夹板固定(D 对),故本题选 D。如果合并神经、血管损伤则要选择切开复位内固定术。

第 3 节　下肢骨折

【例 946】 D

　　【解析】①老年女性,有摔伤史,X 线提示右股骨颈头下骨皮质连续性中断,故诊断为股骨颈骨折。②股骨颈骨折线与两髂嵴连线之间的夹角是 Pauwels 角。Pauwels 角＞50°,属于不稳定性骨折,内收型骨折。Pauwels 角＜30°属于稳定性骨折,外展型骨折。(昭昭老师速记:男人外面找小 3,破坏家庭稳定性)③该患者 Pauwels 角为 60°,属于内收型骨折(D 对),故本题选 D。

【例 947】 D

　　【解析】①股骨颈骨折线与两髂嵴连线之间的夹角是 Pauwels 角。Pauwels 角＞50°,属于不稳定性骨折,内收型骨折。Pauwels 角＜30°属于稳定性骨折,外展型骨折。(昭昭老师速记:男人外面找小 3,破坏家庭稳定性)该患者 Pauwels 角为 60°,属于内收型骨折(D 对),故本题选 D。昭昭老师总结如下:

角　度	稳定或不稳定	内收或外展
Pauwels 角＜30°	稳定性骨折	外展型骨折
Pauwels 角＞50°	不稳定性骨折	内收型骨折

②股骨颈骨折临床上常按骨折损伤程度分为四型(Garden 分型法):Ⅰ型为不完全骨折;Ⅱ型为完全骨折但无移位;Ⅲ型为骨折有部分移位,股骨头外展,股骨颈段轻度外旋及上移。Ⅳ型为骨折完全移位,股骨颈段明显外旋和上移。Ⅰ型、Ⅱ型者因为骨折断端无移位或移位程度较轻,骨折损伤程度较小,属于稳定型骨折;Ⅲ型、Ⅳ型者因骨折断端移位较多,骨折损伤较大,属

于不稳定骨折。

【例948】C

　　【解析】①髋关节<u>后</u>脱位表现为屈曲、<u>内收、内旋</u>畸形;髋关节<u>前</u>脱位表现为屈曲、<u>外展、外旋</u>畸形(昭昭老师速记:前外外,后内内)。②老年患者,右髋部有摔伤史,右下肢有短缩、外旋畸形,符合股骨颈骨折的典型表现,故诊断为<u>股骨颈骨折</u>(C对),故本题选C。③股骨粗隆间骨折表现为屈曲、短缩、外旋畸形,但外旋角度较大,可达90°。

【例949】A

　　【解析】①所有<u>骨折和脱位</u>首选检查均为<u>X线</u>(A对),故本题选A。②CT用于粉碎性骨折检查。③MRI检查用于早期的股骨头坏死及神经脊髓损伤的检查。④核素骨扫描主要用于转移癌的检查。

【例950】D

　　【解析】①由于局部血运供应的特点,股骨颈骨折<u>最容易并发股骨头缺血坏死</u>(D对),故本题选D。②股骨干骨折容易合并脂肪栓塞综合征。③髋关节后脱位容易合并坐骨神经损伤。④股骨粗隆间骨折容易合并髋关节内翻畸形。

【例951】C

　　【解析】①老年男性,年龄＞65岁,诊断为股骨颈骨折。目前患者左髋关节病变严重、股骨头变形,说明发生了<u>股骨头缺血坏死</u>,故应行手术治疗,最恰当的治疗是<u>人工关节置换术</u>(C对),故本题选C。②下肢皮牵引多用于保守治疗。切开复位钢板内固定是治疗骨干骨折的一种方式。闭合复位内固定多用于患者年龄较小、无明显移位的股骨颈骨折。

【例952】A

　　【解析】①老年患者,年龄＞65岁,X线片显示<u>头下型</u>股骨颈骨折,较容易合并<u>股骨头缺血坏死</u>,故首选的方法是<u>人工关节置换术</u>(A对),故本题选A。②右下肢皮牵引多用于保守治疗。石膏固定及休息制动容易导致一系列的并发症,目前已经逐步弃用。个别患者全身情况差,存在手术的禁忌证,可行卧床牵引治疗。

【例953】C

　　【解析】①老年女性,髋部外伤史,X线片显示右股骨颈基底部骨皮质连续性中断,诊断为右股骨颈基底部骨折。Pauwels角25°,属于<u>稳定型股骨颈骨折</u>,结合患者有高血压、肺心病、糖尿病及心功能差,存在手术的禁忌证,故应保守治疗,采取<u>下肢中立位皮牵引6～8周</u>(C对),故本题选C。②闭合复位内固定多用于患者年龄较小、无明显移位的股骨颈骨折。切开复位内固定较少应用,因其创伤较大,近年来多用微创股骨颈闭合髓内钉内固定术。转子间截骨矫正力线多用于髋关节局部畸形的治疗。人工关节置换术多用于内收型、不稳定型、Pauwels角＞50°的股骨颈骨折。

【例954】C

　　【解析】①青年男性,有明确外伤史,左大腿中段异常活动,此为骨折的专有体征,故诊断为<u>左股骨干骨折</u>。②足背动脉搏动细弱说明骨折同时合并有血管损伤。骨折合适神经血管损伤是骨折的手术指征之一。此时的治疗是<u>切开复位内固定同时修补损伤的神经和血管</u>(C对),故本题选C。

【例955】 C

【解析】①婴儿有左大腿异常活动,是骨折的专有体征,故诊断为股骨干骨折。②股骨干骨折确定诊断首选的检查是X线片(C对),故本题选C。

【例956】 D

【解析】①新生儿股骨干骨折治疗首选治疗方法是将伤肢用绷带固定于胸腹部(D对),故本题选D。②成人的股骨干骨折如合并神经血管损伤,首选治疗是切开复位内固定。③小于3岁的儿童股骨干骨折治疗是下肢垂直悬吊皮牵引。④小夹板外固定及石膏固定较为困难,且对力线把控能力差,故很少使用。

【例957】 B

【解析】①胫骨中下1/3骨折,由于骨折局部的血运较差,很容易发生不愈合或延迟愈合(B对),故本题选B。②其余选项也是影响骨折愈合的因素,但不是最重要的因素。

【例958】 D

【解析】①腓总神经绕过腓骨颈后走行于小腿的前外侧,故腓骨颈骨折时,很容易并发腓总神经损伤,出现典型的马蹄内翻足表现,即患者足不能背伸和外旋。该患者,有腓骨颈骨折,目前出现足不能背伸,此为腓总神经损伤的典型表现(D对),故本题选D。②坐骨神经损伤表现为损伤侧的肢体全部活动及感觉丧失。胫前肌损伤表现为踝关节背伸受限。胫后神经损伤表现为小腿后方肌群运动障碍及足底感觉麻木。

【例959】 D

【解析】①右胫腓骨下段粉碎性骨折,有骨外露,骨外露超过6小时伤口极易感染。该患者骨外露已经24小时,故最容易发生的并发症是感染(D对),故本题选D。②坠积性肺炎多见于长期卧床的患者。胫腓骨下段周围无明显的神经血管走行,故其损伤少见。骨筋膜室综合征多见于小腿闭合性骨折而非开放性骨折。

【例960】 D

【解析】①青年男性,明确外伤史,出现软组织严重挫伤、胫骨断端外露,故诊断为胫骨开放性骨折。②首先应清创手术,因患者骨折已经12小时(内固定的时间是6~8小时以内),内固定很容易引发感染,故不宜行内固定治疗,应选择外固定,包括石膏外固定和外固定架固定。外固定架固定较石膏外固定更稳定,且更有利于皮肤等软组织的修复(D对),故答案选D。

第4节 脊柱和骨盆骨折

【例961】 D

【解析】①中年男性,明确高处坠落史,出现腰痛伴活动受限,考虑腰椎骨折。腰椎的爆裂骨折,骨折块向后方移位可压迫后方神经,导致双下肢感觉、运动异常,故应明确有无神经损伤,最有意义的检查是双下肢感觉及运动情况(D对),故本题选D。②棘突及椎旁压痛不能说明患者是否有骨折。③直腿抬高试验是腰椎间盘突出症的典型体征。④腰部过伸试验是髋关节结核的检查方法之一。

【例962】 D

【解析】腰椎骨折首选检查是 X 线,具有经济、简单的特点(D 对),故本题选 D。

【例 963】C

【解析】①MRI 可清晰显示神经情况,明确神经损伤时应首选(C 对),故本题选 C。②CT 可清晰显示骨折块的位置,判断骨折块移位方向时首选。

【例 964】A

【解析】①怀疑脊柱骨折病人,搬运中应采用平托或滚动法(A 对),故本题选 A。②严禁一人抱头,一人抱脚。

【例 965】B

【解析】①粉碎性骨折首选 X 线,若要进一步了解骨折块的移位方向,首选 CT(B 对),故本题选 B。②MRI 显示脊髓和神经更清楚。③ECT 成像是一种具有较高特异性的功能显像和分子显像,除显示结构外,着重提供脏器与组织的功能信息。④脊髓造影适用于腰段椎管占位性病变、椎间盘突出、椎管狭窄症、椎管畸形、脊柱退行性病变等。

【例 966】C

【解析】①骨折可引起局部外伤、水肿等,首选甘露醇脱水治疗及激素抑制炎性反应,以减轻水肿(C 对),故本题选 C。②抗生素主要是抗感染治疗,有感染证据时才可应用。③止痛剂、防止褥疮为一般的对症治疗。

【例 967】A

【解析】①患者属于高位截瘫,X 线片显示 $C_{4\sim5}$ 骨折脱位,首选治疗是颈托固定(A 对),故本题选 A。②颈托固定后,若患者呼吸症状改善,等待观察即可。若呼吸症状仍未明显改善,则需要气管切开行气管插管。

【例 968】C

【解析】①青年男性,高处坠落史,骨盆分离和挤压试验阳性,会阴部瘀斑,是骨盆骨折的典型体征,根据选项,应诊断为耻骨骨折(C 对),故本题选 C。②髋关节脱位最常见后脱位,主要表现是屈曲、内收、内旋畸形。尾骨骨折及骶骨骨折表现为局部压痛及叩击痛等。

【例 969】D

【解析】①中年女性,明确的车祸致伤史,出现骨盆分离和挤压试验阳性,故诊断为骨盆骨折。②骨盆骨折容易合并腹腔脏器损伤,确诊的最佳方法是腹腔穿刺抽液,若抽出不凝血则考虑有实质脏器损伤;若抽出肠内容物,考虑肠破裂(D 对),故本题选 D。③X 线用于了解骨盆有无骨折,该题考点在于腹腔脏器的伤情诊断,不应选择 X 线检查。

【例 970】D

【解析】①患者膀胱胀满,橡皮导管插入一定深度未引出尿液,提示尿道断裂的可能性大。②尿道断裂是骨盆骨折的常见并发症,其中最常见尿道膜部断裂(D 对),故本题选 D。
(昭昭老师速记:"骨""膜")

第5节　关节脱位

【例971】D

【解析】①方肩及Dugas征阳性是肩关节脱位的典型体征（D对），故本题选D。(昭昭老师速记:防微"杜""渐(肩)")②锁骨骨折、肱骨解剖颈骨折、肱骨外科颈骨折、肩锁关节脱位都不会出现杜加征。

【例972】D

【解析】①中年女性,右肩外伤史,出现右侧肩胛盂处空虚感,Dugas征阳性,是肩关节脱位的典型体征,故诊断为肩关节脱位。(昭昭老师速记:防微"杜""渐(肩)")②肩关节脱位首选的治疗方法是手法复位,复位方式为麻醉下Hippocrates法复位(D对),故本题选D。(对比记忆:髋关节脱位首选的检查方法是Allis法)。③若手法复位失败,可选择切开复位。三角巾悬吊固定多用于肱骨外科颈骨折及锁骨骨折的保守治疗。

【例973】C

【解析】①患者为儿童,有上肢被牵拉史,由于幼儿桡骨小头不稳定,易造成脱位(C对),故本题选C。(昭昭老师提示:看见牵拉就是桡骨小头半脱位)②肘关节脱位的典型体征是肘后三角关系改变,桡骨头骨折及尺骨鹰嘴撕脱骨折可见局部压痛,X线可鉴别。肌肉牵拉伤表现为局部浅表组织肿胀疼痛,X线可见骨质正常。

【例974】D

【解析】①小于5岁的儿童因为肱桡关节的环状韧带发育不全,容易脱位,最常见的脱位原因是上肢被牵拉。该病例,4岁儿童,明确的上肢被牵拉史,患儿出现肘关节功能障碍,考虑左桡骨头半脱位(D对),故本题选D。(昭昭老师提示:看见牵拉就是桡骨小头半脱位)②肘关节脱位多见于暴力损伤,典型表现是肘后三角关系改变。肱骨髁上骨折多见于10岁以内的儿童,表现为局部骨折的专有表现,如畸形、异常活动等,多合并神经、血管的损伤。肱骨内上髁及外上髁骨折多出现局部压痛及骨擦感等。

【例975】D

【解析】①3岁女童,上肢被牵拉史,患者出现肘关节局部疼痛,桡骨近端压痛,考虑桡骨小头半脱位。②桡骨小头半脱位首选手法复位,复位后患儿肯用患手取物说明复位成功,无须制动固定,但须告诉家属避免再次暴力牵拉(D对),故本题选D。

【例976】D

【解析】①髋关节前脱位的体征是屈曲、外展、外旋畸形。髋关节后脱位的畸形是屈曲、内收、内旋畸形。(昭昭老师速记:前外外,后内内)②该病例,中年女性,右下肢外伤史,出现典型的屈曲、内收、内旋畸形,故诊断为髋关节后脱位。坐骨神经位于髋关节的后方,后脱位时股骨头容易压迫坐骨神经致其损伤(D对),故答案选D。②髋关节前脱位,股骨头向前方脱位容易导致前方的股神经或闭孔神经受损。

【例977】C

【解析】①髋关节前脱位的体征是屈曲、外展、外旋畸形。髋关节后脱位的畸形是屈曲、内收、内旋畸形。(昭昭老师速记：前外外，后内内)②该病例中，中年男性，明确外伤史，患者出现屈曲、内收、内旋畸形，为典型的髋关节后脱位表现(C 对)，故答案选 C。③股骨颈骨折的表现是屈曲、外旋、短缩畸形。股骨干骨折的表现是大腿中段的疼痛、畸形。髋关节前脱位表现为屈曲、外展、外旋畸形。

【例 978】D
【解析】①髋关节前脱位的体征是屈曲、外展、外旋畸形。髋关节后脱位的畸形是屈曲、内收、内旋畸形。(昭昭老师速记：前外外，后内内)②该病例中，中年女性，左髋外伤史，出现典型的屈曲、外展、外旋畸形，故诊断为髋关节前脱位(D 对)，故本题选 D。③股骨颈骨折典型表现是屈曲、外旋、短缩畸形。骨盆骨折多有典型的骨盆挤压和分离试验阳性。

【例 979】D
【解析】①髋关节前脱位的体征是屈曲、外展、外旋畸形。髋关节后脱位的畸形是屈曲、内收、内旋畸形。(昭昭老师速记：前外外，后内内)该病例中，青年男性，明确的外伤史，出现患侧肢体屈曲、内收、内旋畸形，故诊断为髋关节后脱位。②骨折和脱位首选 X 线检查(D 对)，故本题选 D。

【例 980】C
【解析】髋关节后脱位应在 24～48 小时以内考虑手法复位，复位方法选择 Allis 法(髋关节脱位的手法复位)(C 对)，故本题选 C。

【例 981】C
【解析】①髋关节向后方脱位时，早期由于股骨头容易压迫坐骨神经，导致坐骨神经损伤。②晚期由于脱位导致股骨头的血运障碍，容易出现股骨头坏死(C 对)，故本题选 C。

第 6 节　膝关节周围韧带损伤和半月板损伤

【例 982】B
【解析】①外侧回旋挤压试验阳性，侧方应力试验阴性提示半月板损伤。②半月板损伤首选检查是 MRI 检查；半月板损伤确诊关节镜检查(B 对)，故本题选 B。③膝关节穿刺抽液检查用于膝关节积液的检查和诊断。④膝关节切开探查术属于开放性探查，不是最好的方法。

【例 983】A
【解析】①抽屉试验前移增加表示前交叉韧带断裂；后移增加表示后交叉韧带断裂(A 对)，故本题选 A。②过伸过屈试验检查的是半月板。③浮髌试验关节积液。④内外翻试验检查侧副韧带。

【例 984】D
【解析】①处理出血最简便、有效的方法是局部包扎或缝合止血(D 对)，故本题选 D。②以止血钳夹住血管或气囊止血带止血多用于大动脉的出血。冷冻止血及外用止血药应用较少。

【例 985】C
【解析】①无菌创伤，首先应清创，有骨折和脱位者，必须复位固定(C 对)，故本题选 C。恢复骨折的连续性后,再处理神经、肌腱、血管损伤。②手外伤的急救处理,不能仅简单包扎,要行清创术,清创后再缝合。神经和肌腱可以留待二期处理,但是血管必须一期处理。

【例986】D

　　【解析】①中指呈伸直位,考虑左中指屈指肌腱损伤;感觉障碍,考虑指两侧固有神经损伤;手指苍白发凉,考虑指动脉开放性损伤(D对),故本题选D。

【例987】A

　　【解析】该患者的治疗方案应先清创,一期吻合肌腱、神经和血管(如果损伤较重,肌腱和神经可二期修复)(A对),故本题选A。

【例988】C

　　【解析】若患者术后48小时突然出现中指色泽发白,凉,皮温较健侧低2.5℃,提示动脉异常,可能是吻合处的血管堵塞,需要立即手术探查吻合的指动脉(C对),故本题选C。

第8节　周围神经损伤

【例989】C

　　【解析】①肱骨髁上骨折可损伤很多神经,患者出现夹纸试验阳性,提示尺神经损伤(C对),故本题选C。②桡神经损伤典型的表现是虎口区麻木伴垂腕。③正中神经损伤的表现是手掌侧三个半手指,伴有拇指对掌功能障碍。④腋神经损伤多出现三角肌区的麻木及三角肌无力,导致肩关节不能外展。⑤昭昭老师总结各种神经损伤的临床表现如下:

神经损伤	表现和诊断	昭昭老师速记
尺神经损伤	①爪形手; ②尺神经损伤=手部外伤史+Froment征阳性+夹纸试验阳性	骨科干活需要"尺"子"F"子;写作业有"尺"子和"纸"
正中神经损伤	①拇指对掌功能障碍; ②正中神经损伤=手部外伤史+猿手	"正中"张三丰"猴"拳一"掌"
桡神经损伤	①手背虎口区感觉障碍; ②桡神经损伤=手部外伤史+垂腕	看见"老虎","垂"着头求"饶"
腓总神经损伤	①腓骨头骨折、膝关节周围的石膏打紧了; ②腓总神经损伤=外伤史+马蹄内翻足(足外翻、跖屈功能障碍)	"腓总"做"马"车

【例990】D

　　【解析】①右手小指掌背侧及环指尺侧感觉障碍是尺神经损伤的表现(D对),故本题选D。②肌皮神经损伤后出现屈肘无力及前臂外侧部分皮肤感觉的减弱。③右手掌侧三个半手指麻木提示正中神经损伤。④右手背侧桡侧两个半手指麻木提示桡神经损伤。

【例 991】C

【解析】①正中神经支配手掌桡侧 3 个半手指的感觉及示、中指远节感觉,拇对掌肌等,损伤导致对掌功能障碍和手的桡侧半感觉障碍。该患者拇指对掌功能和手的桡侧半感觉障碍,食、中指远节感觉消失,此为正中神经损伤的典型表现(C 对),故本题选 C。②腓总神经损伤的典型表现是马蹄内翻足。③桡神经损伤的典型表现是垂腕。④臂丛由第 5~8 颈神经前支和第 1 胸神经前支大部分组成,分支出正中神经、尺神经、桡神经、肌皮神经、腋神经、胸长神经等,损伤后可出现前胸、后背及上肢广泛性的功能障碍。⑤昭昭老师总结各种神经损伤的临床表现如下:

神经损伤	表现和诊断	昭昭老师速记
尺神经损伤	①爪形手; ②尺神经损伤=手部外伤史+Froment 征阳性+夹纸试验阳性	骨科干活需要"尺"子"F"子;写作业有"尺"子和"纸"
正中神经损伤	①拇指对掌功能障碍; ②正中神经损伤=手部外伤史+猿手	"正中"张三丰"猴"拳一"掌"
桡神经损伤	①手背虎口区感觉障碍; ②桡神经损伤=手部外伤史+垂腕	看见"老虎","垂"着头求"饶"
腓总神经损伤	①腓骨头骨折、膝关节周围的石膏打紧了; ②腓总神经损伤=外伤史+马蹄内翻足(足外翻、跖屈功能障碍)	"腓总"做"马"车

【例 992】C

【解析】①腓总神经分为腓浅神经、腓深神经等。腓浅神经行于腓骨长肌与腓骨短肌之间,分出肌支支配上述两肌,两肌收缩引起足外翻;腓深神经穿过腓骨长肌起端,进入前肌群,伴随胫前血管下降,沿途分出肌支支配小腿前肌群等,肌群收缩导致足背伸。②腓总神经损伤导致腓浅神经和腓深神经支配的腓骨长、短肌及胫骨前肌等功能障碍,患者不能背伸及外翻足趾,进而导致患者足下垂及内翻,故本题选 C。③小腿疼痛及活动障碍可见于多种疾病,如骨折、炎症、肿瘤等。④足背动脉触诊不清多见于老年人动脉硬化闭塞症及骨折导致的血管损伤。⑤膝关节屈伸障碍多见于坐骨神经损伤。

【例 993】C

【解析】①患者为青年男性,有明确的外伤史,出现足跖屈、内翻、内收功能障碍,说明腓总神经损伤(C 对),故本题选 C。②腓肠神经由腘窝内腓总神经发出的腓肠外侧皮神经和发自胫神经的腓肠内侧皮神经汇合而成,分布于小腿后区,只支配感觉,不支配运动。③足底内侧神经主要分布于足底,支配足底感觉。④胫神经支配小腿后侧屈肌群。

第 9 节　运动系统慢性疾病

【例 994】D

　　【解析】①50 多岁左右女性患者,出现肩部疼痛,主要表现为左肩疼痛伴明显的活动受限,符合肩周炎的典型表现,诊断为肩周炎(D 对),故本题选 D。②肩关节脱位表现为局部方肩畸形及 Duags 征阳性。肩关节骨折有局部疼痛、瘀斑及功能障碍,X 线可鉴别。肩关节肿瘤出现肩关节局部肿物,可能出现夜间静息痛。

【例 995】D

　　【解析】①中年男性,50 岁,主要表现为肩关节局部活动受限,符合肩关节周围炎的典型表现,故可诊断肩周炎(D 对),故本题选 D。②颈椎病的主要症状是上肢的麻木和疼痛。

【例 996】C

　　【解析】①50 岁左右女性患者,主要表现为左肩疼痛伴明显的活动受限,符合肩周炎的典型表现,诊断为肩周炎。②肩周炎主要的治疗方案是每日进行功能锻炼。如果缓解较差,可给予非甾体消炎药止痛,疼痛较重的给予激素局部封闭治疗,也可行相应的理疗。③肩周炎很少行关节手术治疗(C 对),故本题选 C。

【例 997】D

　　【解析】①中年女性,右肘外侧疼痛,出现典型 Mills 征,即伸肌腱牵拉试验:嘱患者肘伸直、握拳、屈腕,前臂旋前,发生肘外侧疼痛为阳性,或患者前臂旋前位,做对抗外力的旋后运动,发生肘外侧疼痛为阳性,可见于肱骨外上髁炎,也称为网球肘。②多在患者屈腕时发生,与肘关节活动无关,故本病治疗应限制腕关节活动(D 对),故本题选 D。对于严重疼痛,影响患者日常生活工作者,首选治疗是局部封闭治疗。

【例 998】D

　　【解析】①注意题干的关键词"弹响",弹响指是狭窄性腱鞘炎的典型表现,故可诊断狭窄性腱鞘炎(D 对),故本题选 D。②神经瘤表现为局部触压时伴有放射痛。腱鞘囊肿表现为局部肌腱表面突出圆形或椭圆形、质地较软的肿块,不伴有弹响。滑囊炎表现为局部疼痛及肿胀。

【例 999】C

　　【解析】①中年女性,拇指疼痛伴弹响,即典型的弹响指,诊断为狭窄性腱鞘炎(C 对),故本题选 C。②风湿性关节炎表现为大关节游走性疼痛。③类风湿关节炎表现为多发的小关节疼痛、肿胀、活动受限。④骨性关节炎表现为大关节疼痛、肿胀。

【例 1000】D

　　【解析】①患者出现头痛和头晕,是典型的椎动脉型颈椎病的表现(D 对),故本题选 D。②神经根型颈椎病多表现为上肢受累。③脊髓型颈椎病多表现为四肢受累。④交感神经型颈椎病多表现为头晕、恶心、呕吐等,但是与头部的活动多无关。⑤昭昭老师总结各型颈椎病的特点如下:

分　型	特　点	治　疗
神经根型	①最常见的分型,表现为颈肩痛,向上肢放射; ②牵拉试验(Eaton 征)及压头试验(Spurling 征)阳性 (昭昭老师速记:看见"上肢"受累,就是"神经根型")	非手术治疗:牵引、按摩等
交感神经型	①交感神经兴奋表现,如头痛、头晕、心跳加速; ②交感神经抑制表现,如眼花、流泪、鼻塞等	
椎动脉型	眩晕、猝倒、头痛、视觉障碍、神经检查阴性 (昭昭老师速记:看见"头晕、猝倒",就是"椎动脉型")	
脊髓型	四肢乏力,行走、持物不稳,脊髓受压表现。病理征阳性 (昭昭老师速记:看见"下肢"受累,就是"脊髓型")	手术治疗,禁忌按摩、牵引
食管型	椎体前方有较大而尖锐的骨赘增生,从而压迫食管产生吞咽不适	有压迫症状就手术治疗

【例 1001】 C

【解析】 ①患者有典型的四肢功能障碍表现,病理征阳性,结合患者的典型 X 线表现,符合典型的脊髓型颈椎病诊断(C 对),故本题选 C。②外伤性颈髓损伤出现受损部位以下的感觉和运动均丧失,颈椎 MRI 可鉴别。颈椎脱位诊断主要依靠临床表现及 X 线检查。

【例 1002】 A

【解析】 ①中年女性,出现典型的颈痛,伴向右上肢的放射痛,故诊断为神经根型颈椎病。神经根型颈椎病可出现压头试验、牵拉试验阳性(A 对),故本题选 A。②交感神经型颈椎病患者多出现头晕、恶心、呕吐等交感神经症状。③椎动脉型颈椎病多出现患者头部在某种姿势时出现头晕及猝倒。④脊髓型颈椎病患者因为脊髓受压,出现上运动神经受损表现,多出现下肢肌张力高,行走困难等。⑤昭昭老师总结各型颈椎病的特点如下:

分　型	特　点	治　疗
神经根型	①最常见的分型,表现为颈肩痛,向上肢放射; ②牵拉试验(Eaton 征)及压头试验(Spurling 征)阳性 (昭昭老师速记:看见"上肢"受累,就是"神经根型")	非手术治疗:牵引、按摩等
交感神经型	①交感神经兴奋表现,如头痛、头晕、心跳加速; ②交感神经抑制表现,如眼花、流泪、鼻塞等	
椎动脉型	眩晕、猝倒、头痛、视觉障碍、神经检查阴性 (昭昭老师速记:看见"头晕、猝倒",就是"椎动脉型")	
脊髓型	四肢乏力,行走、持物不稳,脊髓受压表现。病理征阳性 (昭昭老师速记:看见"下肢"受累,就是"脊髓型")	手术治疗,禁忌按摩、牵引
食管型	椎体前方有较大而尖锐的骨赘增生,从而压迫食管产生吞咽不适	有压迫症状就手术治疗

第10节 股骨头坏死

【例1003】 B

【解析】 ①老年女性,右髋部疼痛史,短距离行走后即出现髋部疼痛,髋部活动明显受限,故考虑髋关节疾病。X线检查示右髋关节间隙消失,关节边缘骨质增生,股骨头变扁,头臼失去正常对合关系,考虑诊断为右股骨头坏死(四期)。②病变已严重影响患者的日常生活和工作,故首选治疗是人工全髋关节置换术,即同时置换股骨头和髋臼(B对),故本题选B。人工股骨头置换术为半髋关节置换术,仅置换股骨头,而不置换髋臼,对于该患者不适用。③关节清理术及关节镜手术用于髋关节滑膜炎、轻度骨关节炎的患者。股骨截骨术适用于先天性髋关节发育不良的患者。

【例1004】 A

【解析】 ①老年女性,表现为髋关节痛,股骨头可见弧形透明带,此为股骨头缺血性坏死的典型表现,故可诊断(A对),故本题选A。②髋关节结核患者多有典型的低热、盗汗等表现。③类风湿关节炎多侵犯小关节,如掌指关节等,伴晨僵>1小时。④强直性脊柱炎可出现大关节如膝关节、髋关节疼痛,血液检查 HLA－B27 阳性。

【例1005】 A

【解析】 ①MRI 是诊断股骨头缺血性坏死的非创伤性早期诊断方法(A对),故本题选A。②B超多用于软组织肿物的检查。③关节液检查为有创检查,不作为首选。④结核菌素试验辅助诊断关节结核。

【例1006】 A

【解析】 ①该患者年龄>60岁,且腹股沟疼痛明显,故首选人工髋关节置换术(A对),故本题选A。②关节镜下滑膜切除术用于症状较轻的骨关节炎患者。③理疗保守治疗用于早期股骨头缺血及年龄较小的患者。

第11节 椎间盘突出

【例1007】 D

【解析】 ①患者猛抬重物后腰部出现剧烈疼痛并向右下肢放射,最大可能是腰椎间盘突出压迫坐骨神经所致(D对),故本题选D。②腰椎骨折出现局部疼痛,X线可鉴别。腰椎滑脱多有翻身痛,X线片可见腰椎局部不稳定。腰部肌筋膜炎表现为腰椎局部的疼痛,位置表浅。

【例1008】 D

【解析】 ①该患者表现为典型的腰痛伴坐骨神经痛,直腿抬高试验及加强试验阳性,符合腰椎间盘突出症的表现,故诊断为腰椎间盘突出症。②定位诊断,足趾跖屈力减退及踝反射异常,此为 L_5～S_1 椎间盘突出压迫 S_1 神经根所致(D对),故本题选D。③$L_{4～5}$ 椎间盘突出压迫 L_5 神经根导致足背及小腿外侧麻木,拇趾无力。$L_{3～4}$ 椎间盘突出压迫 L_4 神经根出现小腿内侧麻木及膝反射减弱。$L_{1～2}$、$L_{2～3}$ 椎间盘活动度小,较少发生突出。④昭昭老师关于腰椎间盘突出的定位诊断总结如下：

表 现	$L_{3\sim4}$	$L_{4\sim5}$	$L_5\sim S_1$
压迫神经根	压迫 L_4 神经根	压迫 L_5 神经根	压迫 S_1 神经根
感觉异常	不考	足背麻木	足外缘麻木
肌力下降	膝无力	拇背伸无力	小腿三头肌无力(腓肠肌无力)
反射改变	膝反射减弱	无	踝反射减弱
昭昭老师速记	四喜(4膝)	5＝无；"吾辈"应努力	在"外面"1"头扎进"怀"里；刘亦"菲""怀(踝)"了"1"个

【例 1009】B

　　【解析】①中年女性,表现为腰腿痛,直腿抬高试验及加强试验阳性,符合腰椎间盘突出症的表现,故诊断为腰椎间盘突出症。②外踝及足背外侧皮肤感觉减弱,踝反射消失,此即 $L_5\sim S_1$ 椎间盘突出压迫 S_1 神经根所致(B 对),故本题选 B。

【例 1010】B

　　【解析】①该患者出现典型的腰腿痛伴左下肢放射痛,符合腰椎间盘突出症表现,故诊断为腰椎间盘突出症。②腰椎间盘突出症明确诊断首选检查是 CT,了解椎间盘突出的节段(B 对),故本题选 B。

【例 1011】D

　　【解析】小腿及足外侧麻木,足趾跖屈力及跟腱反射减弱,考虑 $L_5\sim S_1$ 椎间盘突出,压迫 S_1 神经根(D 对),故本题选 D。

【例 1012】C

　　【解析】①腰椎间盘突出症最有价值的诊断方法是 CT,可以确定突出节段及了解椎间盘的大小(C 对),故本题选 C。②X 线用于筛查;核素骨扫描用于转移癌的检查;肌电图用于神经肌肉病的诊断。

【例 1013】B

　　【解析】①中年男性,明确腰部外伤史,患者出现典型腰腿痛,直腿抬高试验阳性,符合腰椎间盘突出症的诊断标准,故可诊断为腰椎间盘突出症。②腰椎间盘突出症时突出的椎间盘压迫神经,MRI 在神经及脊髓显像中较为清楚,故首选腰椎 MRI(B 对),故本题选 B。③X 线片用于一般筛查。CT 用于定位诊断。核素骨扫描多用于转移癌的检查。

【例 1014】A

　　【解析】①中年男性,患者出现典型腰腿痛,直腿抬高试验阳性,符合腰椎间盘突出症的诊断标准(A 对),故本题选 A。②腰肌劳损表现为腰部酸痛,但不伴有下肢症状。③腰椎肿瘤表现为进行性疼痛,多无缓解期。④腰椎结核出现全身结核中毒症状,即低热、盗汗、乏力等。

【例 1015】D

　　【解析】患者出现小腿外侧和足背感觉减退,踇背伸肌力减退,此为 L_5 神经根受压的典型表现,$L_{4\sim5}$ 椎间盘突出压迫 L_5 神经根所致(D 对),故本题选 D。

【例 1016】B

【解析】①初次发作的腰椎间盘突出症首选治疗方案是卧床休息、牵引理疗等(B 对),故本题选 B。②如果保守治疗失败或出现马尾神经综合征的表现,需要手术治疗,手术方式为髓核摘除术。③单纯椎板减压手术主要针对腰椎管狭窄患者。④抗结核药物治疗是治疗腰椎结核的重要方法。

【例 1017】D

【解析】①中年男性,患者出现典型腰腿痛,直腿抬高试验阳性,符合腰椎间盘突出症的诊断标准(D 对),故本题选 D。②腰部棘上韧带炎表现为腰椎局部疼痛,一般无下肢症状。③腰椎结核出现全身低热、盗汗等表现。④腰椎骨髓炎会有寒战、高热等表现。

【例 1018】B

【解析】①腰椎间盘突出症首选诊断方法是 CT 检查,可判断突出的间隙,以及观察椎间盘的大小(B 对),故本题选 B。②腰椎 X 线用于筛查。③腰椎 MRI 主要用于了解神经、脊髓受压的情况。④ECT 主要用于甲状腺、骨骼等部位肿瘤的检查,尤其常用于骨转移性肿瘤的检测。⑤肌电图多用于检查神经肌肉病变。

【例 1019】C

【解析】①腰椎间盘突出症首选保守治疗,如果保守治疗失败,再行手术(C 对),故本题选 C。②牵引、按摩、理疗等均属于保守治疗。

第 12 节　骨与关节感染

【例 1020】B

【解析】①儿童,寒战、高热病史,右膝关节出现红、肿、热、痛,考虑感染性疾病。分层穿刺见软组织内与骨膜下大量积脓,结合病情已经 3 周,故诊断为慢性化脓性骨髓炎急性发作(B 对),故本题选 B。②慢性骨髓炎很难治愈,X 线表现无明显硬化,排除硬化性骨髓炎。Brodie's 骨脓肿指由低毒力细菌感染所致的骨脓肿,好发于长骨干骺端,骨质呈粗糙圆形侵蚀,侵蚀部分充满脓液或结缔组织。

【例 1021】C

【解析】①儿童,高热病史,出现患侧肢体疼痛,结合白细胞明显升高,考虑感染性疾病。核素扫描显示右胫骨上端有浓聚区,故诊断为右胫骨近端急性骨髓炎(C 对),故本题选 C。②风湿性关节炎多发生于大关节,呈游走性,不残留畸形。膝关节结核多表现为全身低热、盗汗、乏力等。恶性骨肿瘤多出现局部肢体明显肿胀,局部压痛,X 线可见骨骼改变。

【例 1022】B

【解析】①急性血源性骨髓炎诊断最有力的证据是局部分层穿刺,发现脓液(B 对),故本题选 B。②右股骨下端皮温增高及右股骨下端肿胀,膝关节屈伸受限等均提示可能是炎症,但不能确诊。局部血管充盈怒张多见于恶性肿瘤。

【例 1023】C

【解析】①青年男性,开放性骨折病史,患者目前出现脓性分泌物,说明存在感染,并发死骨和窦道,提示为慢性骨髓炎(C 对),故本题选 C。②骨结核患者有低热、盗汗、乏力等表现。骨肿瘤患者有典型的 X 线表现。缺血性骨坏死多见于股骨颈骨折等。

【例 1024】C

【解析】①根据患者典型表现,可初步诊断为慢性骨髓炎。治疗原则是抗感染治疗,应用敏感抗生素;石膏外固定保护患肢,避免发生病理性骨折,以及手术治疗。手术治疗目的是引流脓液、减轻中毒症状;当新生包壳完全形成时,可以切除死骨,否则会导致病理性骨折。②该患者诊断为慢性骨髓炎,首先应行抗感染治疗,而非抗结核治疗;X 线见死骨,且无包壳形成,不能手术刮除病灶及摘除死骨,否则会导致病理性骨折;穿刺抽脓不能彻底引流脓液。为了充分引流,减轻患者局部中毒症状,可行切开引流术(C 对),故本题选 C。

【例 1025】A

【解析】①青年男性,骨髓炎病史,患者目前局部仍有窦道流脓。X 线检查示大块死骨及新生骨,符合慢性骨髓炎的典型表现,故诊断为慢性骨髓炎。②慢性骨髓炎的治疗:如果包壳未形成,不考虑彻底病灶清除植骨术,因为可能会导致病理性骨折;如果包壳已形成,可以行病灶清除术,清除死骨,有利于疾病治疗(A 对),故本题选 A。③持续应用抗生素是治疗慢性骨髓炎的方法之一,使用时间一般是 6 周左右,间断使用会导致耐药。抗生素的使用原则是大剂量、联合使用,但不是最主要的治疗。窦道刮除术只能起到对症治疗的效果。

第 13 节 骨与关节结核

【例 1026】B

【解析】①青年女性,表现为背痛,胸椎后凸畸形,X 线示第 6、7 胸椎间隙变窄,椎旁软组织阴影膨隆,考虑脊柱结核所致椎间盘破坏,引起椎间隙狭窄,进一步病变导致椎旁软组织阴影(B 对),故本题选 B。②胸椎转移癌多见于有原发病灶的患者。③胸椎血管瘤的脊柱 CT 和 MRI 可以发现。④化脓性脊椎炎表现为局部的红肿热痛及功能障碍。

【例 1027】D

【解析】①骨结核多发于脊柱,患者可表现为低热、盗汗、乏力、纳差,X 线常可发现骨质破坏,无骨质增生。腰椎结核可有特征性的拾物试验阳性,腰椎骨质破坏晚期导致脓肿沿腰大肌下行,形成典型的椎旁脓肿,严重者脓肿继续下移,可到达髋部形成冷脓肿,故当髋部触及类似的肿块时应考虑脊柱结核。②该病例为中年女性,低热,患者影像学检查提示腰大肌阴影增宽,提示腰椎结核所致椎旁脓肿可能性大;椎间隙狭窄,椎体骨质破坏是结核导致骨破坏的典型表现;左腹股沟肿物考虑脓肿沿着腰大肌下行,在髋部形成脓肿(D 对),故本题选 D。③骨髓炎表现为红、肿、热、痛及功能障碍。骨巨细胞瘤 X 线表现为肥皂泡和乒乓球样改变。转移性骨肿瘤有原发病灶,如肺癌、乳腺癌等。

【例 1028】A

【解析】①患者中年男性,出现典型的腰背部疼痛,有盗汗等结核中毒症状,X 线出现结核破坏的典型表现,即腰椎间隙狭窄,腰大肌阴影增宽,故诊断为腰椎结核。②腰椎结核患者首选抗结核药物治疗(A 对),故本题选 A。如果手术,需术前至少服用抗结核药物 2 周,一般是 4～6 周。

第 14 节   骨关节炎

【例 1029】B

【解析】①中老年女性,表现为大关节肿痛,晨僵 15 分钟,小于 1 小时,结合患者体征为双膝关节摩擦音阳性,故考虑诊断为骨关节炎(B 对),故本题选 B。②风湿关节炎多见于大关节,呈游走性,不残留关节畸形。③强直性脊柱炎主要表现为下腰痛及四肢大关节痛,一般伴有 HLA－B27 阳性。④未分化结缔组织病表现较为复杂。

【例 1030】D

【解析】①老年男性,膝关节疼痛为主,双手出现 Herberden 结节,此为骨关节炎的典型表现。骨关节炎多见于中老年人,主要以关节软骨磨损为主要病变,最常发生于四肢大关节,如膝关节、髋关节及远端指间关节(D 对),故本题选 D。②痛风性关节炎患者多出现血尿酸升高。③风湿性关节炎表现为"舔过关节,咬住心脏",即关节出现一过性红、肿、热、痛,但不残留关节畸形。④类风湿关节炎多发生在四肢小关节,如掌指关节、近侧指间关节、腕关节等。

【例 1031】B

【解析】①中老年女性,表现为双膝关节疼痛,结合患者的 X 线表现提示关节软骨磨损,骨质增生,符合骨性关节炎的表现(B 对),故本题选 B。②类风湿关节炎多表现为多发、全身、对称的小关节肿痛及畸形,晨僵＞1 小时。③骨质疏松症多出现全身骨痛。④强直性脊柱炎主要表现为下腰痛及四肢大关节痛,一般伴有 HLA－B27 阳性。

【例 1032】C

【解析】①该患者为老年女性,右膝关节明显畸形,关节间隙狭窄,属于重度骨关节炎,故最佳治疗方案是手术治疗,首选人工膝关节置换术(C 对),故本题选 C。②制动和理疗用于症状较轻的早期骨关节炎患者。③关节融合术多用于症状十分严重、无法行人工关节置换术的患者。④镇痛治疗首选非甾体抗炎药。

第 15 节   骨肿瘤

【例 1033】D

【解析】①根据 X 线表现,杵状肿块边缘清楚,即外生骨疣,诊断为骨软骨瘤(D 对),故本题选 D。②骨肉瘤为恶性肿瘤,表现为骨质局部破坏,X 线表现为骨膜反应如日光射线,Codman 三角等。骨巨细胞瘤 X 线表现为肥皂泡、乒乓球样改变。软骨肉瘤诊断需要依靠病理组织活检。

【例 1034】B

　　【解析】①骨肿瘤的诊断主要依靠 X 线。该患者 X 线表现为偏心性生长的骨吸收病灶, 皮质向外膨隆,变薄,无骨膜反应,符合骨巨细胞瘤的表现(B 对),故本题选 B。②骨纤维异样增殖症 X 线表现为磨砂玻璃样改变。

【例 1035】D

　　【解析】①骨肿瘤的诊断主要依靠 X 线表现,此题表现为肥皂泡样改变,无骨膜反应,符合骨巨细胞瘤典型表现(D 对),故本题选 D。②骨纤维异样增殖症 X 线表现为磨砂玻璃样改变。 ③骨髓瘤表现为多发骨质破坏,颅骨可呈穿凿样改变。④骨肉瘤的 X 线表现为典型骨膜反应,如日光射线及 Codman 三角。

【例 1036】B

　　【解析】肿瘤确诊依靠穿刺活检(B 对),故本题选 B。

【例 1037】C

　　【解析】①骨肉瘤 X 线检查可见 Codman 三角和日光射线征(C 对),故本题选 C。②骨肉瘤多发生在股骨远端及胫骨近端等长管状骨周围;骨巨细胞瘤多呈膨胀性生长。

【例 1038】B

　　【解析】①青年男性,出现典型的恶性肿瘤表现,如消瘦、乏力;X 线出现 Codman 三角,此为骨肉瘤的典型表现,故诊断为骨肉瘤(B 对),故本题选 B。②骨结核表现为低热、盗汗等。 ③骨软骨瘤属于良性肿瘤,X 线表现为带蒂的疣状突起。④骨巨细胞瘤属于交界性肿瘤,X 线表现为肥皂泡样改变。

【例 1039】C

　　【解析】①骨肉瘤属于恶性肿瘤,容易早期发生血行转移,故治疗方案是术前化疗加保肢术(C 对),故本题选 C。②刮除植骨多用于骨巨细胞瘤的治疗。③抗结核治疗用于骨结核。 ④慢性骨髓炎需抗感染治疗。

【例 1040】D

　　【解析】骨肉瘤属于恶性肿瘤,容易早期发生血行转移,故治疗需要术前化疗加根治性手术和术后放疗(D 对),故本题选 D。

【例 1041】D

　　【解析】①骨肉瘤多发于儿童,属于恶性肿瘤,可出现局部剧痛,表面皮肤静脉怒张,X 线表现可见典型的日光射线及 Codman 三角。②该患者为儿童,出现左膝肿痛,且有夜间痛,X 线发现局部日光放射状骨膜反应,符合骨肉瘤的典型 X 线表现,故诊断为骨肉瘤(D 对),故本题选 D。③昭昭老师提示:骨肿瘤的诊断是历年考试的重点,主要考查根据典型的 X 线表现来确诊疾病。骨囊肿一般无明显肿胀,X 线可见圆形或椭圆形的透亮区。骨巨细胞瘤的典型 X 线表现为肥皂泡及乒乓球样改变。骨髓炎表现为红、肿、热、痛及功能障碍。

【例 1042】C

　　【解析】肿瘤的确定诊断为组织活检(C 对),故本题选 C。

【例1043】D

　　【解析】骨肉瘤属于恶性肿瘤,治疗选择化疗＋保肢治疗(D对),故本题选D。

【例1044】D

　　【解析】①患者既往有乳癌病史,此次发现股骨骨质破坏,考虑转移癌,即乳癌骨转移(D对),故本题选D。②最常见的转移癌,女性为乳腺癌,男性为前列腺癌。

第16节　先天畸形(暂无)